Tanja N. Fehm, Markus Fleisch, Jan-Steffen Krüssel (Hrsg.)
Fertilitätserhalt in der Gynäkoonkologie

Tanja N. Fehm, Markus Fleisch,
Jan-Steffen Krüssel (Hrsg.)

Fertilitätserhalt in der Gynäkoonkologie

—

DE GRUYTER

Herausgeber

Prof. Dr. med. Tanja M. Fehm
Universitätsfrauenklinik UKD
Moorenstraße 5, 40225 Düsseldorf
E-Mail: tanja.fehm@med.uni-duesseldorf.de

Prof. Dr. med. Markus Fleisch
Landesfrauenklinik, Perinatalzentrum Level 1
Heusnerstraße 40, 42283 Wuppertal
E-Mail: Markus.Fleisch@helios-kliniken.de

Prof. Dr. med. Jan-Steffen Krüssel
Universitätsklinikum Düsseldorf
UniKiD – Universitäres Interdisziplinäres
Kinderwunschzentrum Düsseldorf
Moorenstraße 5, 40225 Düsseldorf
E-Mail: kruessel@unikid.de

ISBN: 978-3-11-042517-8
e-ISBN (PDF): 978-3-11-042263-4
e-ISBN (EPUB): 978-3-11-042275-7

Library of Congress Cataloging-in-Publication data
A CIP catalog record for this book has been applied for at the Library of Congress.

Bibliografische Information der Deutschen Nationalbibliothek
Die Deutsche Nationalbibliothek verzeichnet diese Publikation in der Deutschen Nationalbibliographie; detaillierte bibliografische Daten sind im Internet über http://dnb.d-nb.de abrufbar.

Einbandabbildung: ktsimage / iStock / thinkstock
Datenkonvertierung/Satz: Satzstudio Borngräber, Dessau-Roßlau
Druck und Bindung: CPI books GmbH, Leck
♾ Gedruckt auf säurefreiem Papier
Printed in Germany

www.degruyter.com

Vorwort

Sehr geehrte Leserin, sehr geehrter Leser,
Krebserkrankungen sind im reproduktiven Alter eher selten. Da jedoch der Kinderwunsch zunehmend später umgesetzt wird, ist die Zahl der Patientinnen, die trotz einer Krebsbehandlung den Fertilitätserhalt wünschen, kontinuierlich steigend. Dies gilt insbesondere für das Mammakarzinom. Je nach Diagnose, Prognose und onkologischem Behandlungskonzept stehen unterschiedliche Verfahren zur Verfügung. Dies verlangt eine intensive Zusammenarbeit und Absprache zwischen den behandelnden Onkologen und dem Reproduktionsmediziner. Hierbei sollte die onkologische Sicherheit mit den Möglichkeiten des Fertilitätserhalts abgeglichen werden. Zusätzlich gilt es, ethische und medicolegale Aspekte sowie die Lebensumstände der Patientin miteinzubeziehen. Dieses Buch soll als Grundlage für die interdisziplinäre Betreuung von Patientinnen mit Wunsch nach Fertilitätserhalt dienen.

In den ersten beiden Abschnitten werden von namhaften ReproduktionsmedizinerInnen die Grundlagen, die Historie und Methoden des Fertilitätserhalts vorgestellt. In den letzten beiden Abschnitten werden aus Sicht der onkologischen TherapeutInnen die Gonadotoxizität sowie die Möglichkeiten des Fertilitätserhalts unter Berücksichtigung der jeweiligen gynäkoonkologischen Krebserkrankung diskutiert. Zusätzlich wurde dem Thema Fertilitätserhalt bei hämatologischen Neoplasien, rheumatologischen Erkrankungen sowie pädiatrischen Krebserkrankungen in diesem Buch Rechnung getragen. Um sich ein Gesamtbild zu ermöglichen, ist auch den medicolegalen und ethischen Aspekten ein breiter Raum gewidmet worden. An dieser Stelle sei auch allen Autoren gedankt, die mit ihren Beiträgen dieses Buch ermöglicht haben.

Wir hoffen, dass dieses Buch Ihnen eine informative und wertvolle Hilfestellung in der alltäglichen Beratungssituation bietet.

Die Herausgeber,
Düsseldorf, Mai 2017

Inhaltsverzeichnis

Vorwort —— V
Autorenverzeichnis —— XIII
Abkürzungsverzeichnis —— XIX

1   Grundlagen und Historie der Fertilitätsprotektion —— 1
Alexandra P. Bielfeld
1.1   Grundlagen der Fertilitätsprotektion —— 1
1.1.1   Einleitung —— 1
1.1.2   Auswirkungen der Behandlungsoptionen Chemotherapie/
             Radiatio auf die Ovarfunktion —— 2
1.1.3   Therapieoptionen zum Fertilitätserhalt —— 3
1.1.4   Zusammenfassung —— 7
1.1.5   Literatur —— 7
Frank Nawroth
1.2   Historische Entwicklung der Fertilitätsprotektion —— 9
1.2.1   Einleitung —— 9
1.2.2   Historie ausgewählter fertilitätsprotektiver Methoden —— 10
1.2.3   Zusammenfassung —— 12
1.2.4   Literatur —— 12
Michael von Wolff
1.3   *Ferti*PROTEKT Netzwerk e. V. —— 13
1.3.1   Gründung und Aufbau des Netzwerkes *Ferti*PROTEKT —— 13
1.3.2   Die zukünftigen Ziele von *Ferti*PROTEKT Netzwerk e. V. —— 15
1.3.3   Literatur —— 16

2   Methoden des Fertilitätserhalts —— 19
2.1   Kryokonservierung Oozyten —— 19
Dunja Maria Baston-Büst
2.1.1   Kryokonservierung von unbefruchteten Oozyten —— 19
Andreas Schüring
2.1.2   Kryokonservierung von fertilisierten Oozyten —— 22
2.2   Kryokonservierung Ovar —— 28
Jana Liebenthron
2.2.1   Entnahme und Kryokonservierung —— 28
Ralf Dittrich, Laura Lotz, Matthias W. Beckmann
2.2.2   Retransplantation von Ovarialgewebe —— 37
Bettina Toth
2.3   GnRH-Analoga —— 44
2.3.1   Literatur —— 46

Frank-Michael Köhn und Hans-Christian Schuppe
2.4   Fertilitätserhalt beim Mann —— 47
2.4.1   Einleitung —— 47
2.4.2   Effekte von Chemotherapie und Radiatio auf die
           Spermatogenese —— 49
2.4.3   Gewinnung von Spermien bei onkologischen Patienten —— 50
2.4.4   Aufklärung und Abrufraten von Kryospermadepots —— 50
2.4.5   Kryokonservierung von Spermien – technische Aspekte —— 51
2.4.6   Fertilisierungspotential von kryokonservierten Spermien —— 53
2.4.7   Genetische Risiken durch Verwendung von Spermien
           onkologischer Patienten —— 53
2.4.8   Rechtliche Aspekte —— 54
2.4.9   Literatur —— 54
2.5   Fertilitätserhalt bei Kindern und Jugendlichen —— 56
Anja Borgmann-Staudt und Magdalena Balcerek
2.5.1   Bei Mädchen —— 57
Sabine Kliesch
2.5.2   Bei Jungen —— 64
2.6   Grenzbereiche des Fertilitätserhalts —— 69
Heribert Kentenich
2.6.1   Eizellspende, Leihmutterschaft —— 69
Sören von Otte
2.6.2   Fertilitätserhalt durch Social Freezing —— 78
Markus C. Fleisch
2.7   Zukunftsentwicklung im Fertilitätserhalt —— 98
2.7.1   Uterus-Transplantation —— 98
2.7.2   Arbeiten zum Konzept „Künstliche Gebärmutter" —— 100
2.7.3   Literatur —— 101
Maja Caroline Lehmann, Helmut Frister
2.8   Medicolegale Aspekte des Fertilitätserhalts —— 101
2.8.1   Rechtsquellen —— 101
2.8.2   Was gilt, was nicht? – Rechtliche Rahmenbedingungen
           für die im Zusammenhang mit dem Fertilitätserhalt notwendigen
           Maßnahmen —— 102
2.8.3   Haftung im Fall von Beschädigung oder Zerstörung des
           Kryogutes —— 107
2.8.4   Schlussbemerkung —— 107
2.8.5   Literatur —— 108

Miriam Rodewald, K. Hancke, Jens Huober
3   Gonadotoxizität zytostatischer Therapien —— 109

4   **Fertilitätserhalt unter Berücksichtigung**
         der jeweiligen onkologischen Erkrankungen — **117**
Barbara Lawrenz
4.1   Fertilitätsprotektion bei Mammakarzinom — **117**
4.1.1   Besonderheiten bei der Mammakarzinom-
         Erkrankung junger Frauen — **117**
4.1.2   Beratung, Inanspruchnahme und Benefit von fertilitätsprotektiven (FP)
         Maßnahmen bei Patientinnen mit Mammakarzinom — **118**
4.1.3   Schwangerschaft nach Mammakarzinom — **119**
4.1.4   Fertilitätsprotektive Maßnahmen — **119**
4.1.5   Kryokonservierung von befruchteten Eizellen/Embryonen — **122**
4.1.6   Kryokonservierung von Oozyten — **122**
4.1.7   *In-vitro*-Maturation — **122**
4.1.8   Laparoskopie zur Entnahme und Kryokonservierung von Ovargewebe
         mit der Option der Re-Transplantation — **123**
4.1.9   Gabe von Gonadotropin-Releasinghormon (GnRH-a) zum Schutz der
         Ovarien — **124**
4.1.10   Literatur — **125**
4.2   Ovarialmalignome (epithelial/nonepithelial) — **128**
Markus Fleisch und Franziska Stevens
4.2.1   Fertilitätserhaltende Chirurgie bei epithelialen
         Ovarialmalignomen — **128**
Beate Rautenberg, Roxana Schwab und Annette Hasenburg
4.2.2   Fertilitätserhalt bei nicht epithelialen Ovarialmalignomen — **139**
Tanja M. Fehm
4.3   Borderline-Tumoren des Ovars — **146**
4.3.1   Inzidenz und Definition — **146**
4.3.2   Unterteilung der Borderlinetumore — **147**
4.3.3   Diagnostik — **148**
4.3.4   Therapiemanagement des Borderlinetumors — **148**
4.3.5   Fertilitätserhaltende Maßnahmen beim Borderlinetumor — **148**
4.3.6   Schwangerschaftsraten nach fertilitätserhaltender Operation — **151**
4.3.7   Borderlinetumor und IVF-Therapie — **151**
4.3.8   Komplettierungsoperation — **152**
4.3.9   Literatur — **152**
Peter Hillemanns
4.4   Zervixkarzinom — **154**
4.4.1   Zervikale intraepitheliale Neoplasie Grad (CIN) 3 — **155**
4.4.2   Mikrokarzinom der Cervix uteri (FIGO-Stadium IA1) — **156**
4.4.3   Mikrokarzinom der Cervix uteri (FIGO-Stadium IA2) — **156**
4.4.4   Frühes Zervixkarzinom (FIGO-Stadium IB1 unter 2 cm) — **157**
4.4.5   Zervikales Adenokarzinom und Fertilitätserhalt — **157**

4.4.6   Operative Verfahren zum Organerhalt bei Zervixkarzinom —— 157
4.4.7   Neoadjuvante Chemotherapie und Fertilitätserhaltende
           Chirurgie —— 158
4.4.8   Neue Optionen zum Fertilitätserhalt —— 159
4.4.9   Literatur —— 159
Clemens Tempfer
4.5   Fertilitätserhalt bei Frauen mit Endometriumkarzinom
           und Uterussarkom —— 161
4.5.1   Fertilitätserhalt bei Endometriumkarzinom —— 161
4.5.2   Fertilitätserhalt bei Uterusarkom —— 167
4.5.3   Literatur —— 168
Eva-Maria Grischke
4.6   Trophopblasttumoren —— 170
4.6.1   Blasenmole (Hydatidiforme Mole, HM) —— 171
4.6.2   Therapie der villösen Trophoblasterkrankungen unter Berücksichtigung
           des Kinderwunsches —— 172
4.6.3   Bedeutung der operativen Therapie —— 173
4.6.4   Antikonzeption und Planung weiterer Schwangerschaften —— 174
4.6.5   Literatur —— 174
Thomas Ulrych und Rainer Haas
4.7   Fertilitätserhalt bei Patientinnen mit hämatologischen
           Neoplasien —— 175
4.7.1   Einleitung —— 175
4.7.2   Epidemiologie —— 176
4.7.3   Gonadotxizität von Zytostatika —— 178
4.7.4   Teratogenität von Zytostatika —— 180
4.7.5   Morbus Hodgkin als Paradebeispiel für einen therapeutischen
           Paradigmenwechsel —— 180
4.7.6   Prävention der POF durch medikamentöse Therapie —— 181
4.7.7   Targeted therapy —— 182
4.7.8   Literatur —— 185
Rebecca Fischer-Betz
4.8   Fertilitätserhalt aus rheumatologischer Sicht —— 187
4.8.1   Systemischer Lupus erythematodes —— 187
4.8.2   Rheumatoide Arthritis —— 192
4.8.3   Reproduktionsmedizinische Verfahren —— 192
4.8.4   Literatur —— 193
Rüdiger Wessalowski
4.9   Fertilitätserhalt aus kinderonkologischer Sicht —— 195
4.9.1   Einleitung —— 195
4.9.2   Epidemiologie —— 197
4.9.3   Interdisziplinäre Therapiekonzepte —— 198

4.9.4   Risiken der Chemotherapie für den Fertilitätserhalt bei Kindern und
           Jugendlichen —— **200**
4.9.5   Risiken der Strahlentherapie für den Fertilitätserhalt bei Kindern und
           Jugendlichen —— **203**
4.9.6   Risiken von chirurgischen Maßnahmen bei Tumoren im Bereich
           des unteren Urogenitaltraktes —— **206**
4.9.7   Zusammenfassung —— **211**
4.9.8   Literaturverzeichnis —— **212**
Claudia Wiesemann und Stephanie Bernstein
4.10   Ethische Aspekte der Kryokonservierung von Eizellen oder
           Ovarialgewebe bei fertilitätsbedrohender Therapie —— **214**
4.10.1   Dürfen oder müssen Methoden des Fertilitätserhalts Patientinnen
           angeboten werden? —— **215**
4.10.2   Wie sollte das Angebot fertilitätserhaltender Maßnahmen aus ethischer
           Perspektive ausgestaltet sein? —— **221**
4.10.3   Literatur —— **224**

Vera Kreuzer
5   **Weiterführende Informationen** —— **227**

Register —— **229**

Autorenverzeichnis

Kapitel 1.1
Prof. Dr. med. Alexandra P. Bielfeld
Frauenklinik UniKiD
Moorenstraße 5, 40225 Düsseldorf
E-Mail: bielfeld@unikid.de

Kapitel 1.2
Prof. Dr. med. Frank Nawroth
amedes experts Hamburg
Mönckebergstraße 10, 20095 Hamburg
E-Mail: Frank.Nawroth@amedes-group.com

Kapitel 1.3
Prof. Dr. med. Michael von Wolff
Universitätsfrauenklinik Inselspital Bern
Effingerstraße 102, 3010 Bern, Schweiz
E-Mail: Michael.vonWolff@insel.ch
Kapitel 2

Kapitel 2.1.1
Dr. med. Dunja Baston-Büst
Frauenklinik UniKiD
Moorenstraße 5, 40225 Düsseldorf
E-Mail: baston-buest@unikid.de

Kapitel 2.1.2
Priv.-Doz. Dr. med. Andreas Schüring
Universitätsklinikum Münster, Kinderwunschzentrum
Albert-Schweitzer-Campus 1, 48149 Münster
E-Mail: Andreas.Schuering@ukmuenster.de

Kapitel 2.2.1
Dr. rer. nat. Jana Liebenthron
Universitätsklinikum Bonn, Frauenklinik
Sigmund-Freud-Straße 25, 53127 Bonn
E-Mail: Jana.Liebenthron@ukb.uni-bonn.de

Kapitel 2.2.2
Prof. Dr. rer. nat. Ralf Dittrich
Universitätsklinikum Erlangen, Frauenklinik
Universitätsstraße 21–23, 91054 Erlangen
E-Mail: ralf.dittrich@uk-erlangen.de

Kapitel 2.3
Prof. Dr. med. Bettina Toth
Universitätsklinikum Heidelberg, Frauenklinik
Im Neuenheimer Feld 440, 69120 Heidelberg
E-Mail: bettina.toth@med.uni-heidelberg.de

Kapitel 2.4
Prof. Dr. med. Frank-Michael Köhn
Andrologicum München
Burgstraße 7, 80331 München
E-Mail: info@andrologicum.com
Prof. Dr. med. Hans-Christian Schuppe
UKGM, Sektion Konservative Andrologie
Gaffkystraße 14, 35385 Gießen
E-Mail: Hans-Christian.Schuppe@derma.med.uni-giessen.de

Kapitel 2.5.1
Prof. Dr. med. Anja Borgmann-Staudt
Dr. med. Magdalena Balcerek
Charité, Universitätsmedizin Berlin, Klinik für Pädiatrie m. S. Onkologie/Hämatologie
Augustenburger Platz 1, 13353 Berlin
E-Mail: anja.borgmann@charite.de; Magdalena.Balcerek@charite.de

Kapitel 2.5.2
Prof. Dr. med. Sabine Kliesch
Abteilung für Klinische und Operative Andrologie, Centrum für Reproduktionsmedizin und
Andrologie, WHO-Kooperationszentrum zur Erforschung der männlichen Reproduktion,
EAA-Ausbildungszentrum
Universitätsklinikum Münster
Albert-Schweitzer-Campus 1, Geb. D11, 48149 Münster
E-Mail: Sabine.Kliesch@ukmuenster.de

Kapitel 2.6.1
Prof. Dr. med. Heribert Kentenich
Fertility Center Berlin
Spandauer Damm 130, 14050 Berlin
E-Mail: kentenich@fertilitycenterberlin.de

Kapitel 2.6.2
Priv.-Doz. Dr. med. Sören von Otte
Universitäres Kinderwunschzentrum
Arnold-Heller-Straße 3, 24105 Kiel
E-Mail: svonotte@gmx.de

Kapitel 2.7
Prof. Dr. med. Markus Fleisch
Landesfrauenklinik, Perinatalzentrum Level 1
Heusnerstraße 40, 42283 Wuppertal
E-Mail: Markus.Fleisch@helios-kliniken.de

Kapitel 2.8
Maja Caroline Lehmann, Prof. Dr. Helmut Frister
Lehrstuhl für Strafrecht und Strafprozessrecht
Heinrich-Heine-Universität Düsseldorf
Universitätsstraße 1, 40225 Düsseldorf
E-Mail: maja.lehmann@hhu.de; frister@uni-duesseldorf.de

Kapitel 3
Dr. med. Miriam Rodewald,
Prof. Dr. med. Katharina Hancke,
Prof. Dr. med. Jens Huober
Universitätsfrauenklinik Ulm
Prittwitzstraße 43, 89075 Ulm
E-Mail: miriam.rodewald@uniklinik-ulm.de; katharina.hancke@uniklinik-ulm.de;
jens.huober@uniklinik-ulm.de

Kapitel 4.1
Priv.-Doz. Dr. med. Barbara Lawrenz
Universitätsfrauenklinik Tübingen
Calwer Straße 7, 72076 Tübingen
E-Mail: barbara.lawrenz@web.de

Kapitel 4.2.1
Prof. Dr. med. Markus Fleisch
Landesfrauenklinik, Perinatalzentrum Level 1
Heusnerstr. 40, 42283 Wuppertal
E-Mail: Markus.Fleisch@helios-kliniken.de
Dr. med. Franziska Stevens
Frauenklinik UKD
Moorenstraße 5, 40225 Düsseldorf
E-Mail: Franziska.Stevens@med.uni-duesseldorf.de

Kapitel 4.2.2
Prof. Dr. med. Annette Hasenburg, Dr. med. Beate Rautenberg,
Dr. med. Roxanna Michaela Schwab
Universitätsfrauenklinik
Hugstetter Straße 55, 79106 Freiburg
E-Mail: annette.hasenburg@uniklinik-freiburg.de; beate.rautenberg@uniklinik-freiburg.de;
roxana.schwab@uniklinik-freiburg.de

Kapitel 4.3
Prof. Dr. med. Tanja M. Fehm
Universitätsfrauenklinik UKD
Moorenstraße 5, 40225 Düsseldorf
E-Mail: tanja.fehm@med.uni-duesseldorf.de

Kapitel 4.4
Prof. Dr. med. Peter Hillemanns
Universitätsfrauenklinik
Carl-Neuberg-Straße 1, 30625 Hannover
E-Mail: frauenklinik@mh-hannover.de

Kapitel 4.5
Prof. Dr. med. Clemens Tempfer
Universitätsfrauenklinik der Ruhr-Universität Bochum
Marien Hospital HerneHölkeskampring 40, 44625 Herne
E-Mail: clemens.tempfer@marienhospital-herne.de

Kapitel 4.6
Prof. Dr. med. Eva-Maria Grischke
Universitätsklinikum Tübingen, Frauenklinik
Calwerstraße 7, 72076 Tübingen
E-Mail: eva-maria.grischke@med.uni-tuebingen.de

Kapitel 4.7
Prof. Dr. med. Rainer Haas
Klinik für Hämatologie, Onkologie und Klinische Immunologie
Moorenstraße 5, 40225 Düsseldorf
E-Mail: Haas@med.uni-duesseldorf.de

Kapitel 4.8
Priv.-Doz. Dr. med. Rebecca Fischer-Betz
Universitätsklinikum Düsseldorf (UKD)
Poliklinik und Funktionsbereich für Rheumatologie
Hiller Forschungsinstitut
Moorenstraße 5, 40225 Düsseldorf
E-Mail: Rebecca.Fischer@med.uni-duesseldorf.de

Kapitel 4.9
Prof. Dr. med. Rüdiger Wessalowski
Kinderklinik UKD
Moorenstraße 5, 40225 Düsseldorf
E-Mail: Wessalowski@med.uni-duesseldorf.de

Kapitel 4.10
Prof. Dr. Claudia Wiesemann*, Stephanie Bernstein
Institut für Ethik und Geschichte der Medizin
Universitätsmedizin Göttingen
Humboldtallee 36, 37073 Göttingen
*E-Mail: sbernst@gwdg.de

Kapitel 5
Dr. med. Vera Kreuzer
Frauenklinik UniKiD
Moorenstraße 5, 40225 Düsseldorf
E-Mail: kreuzer@unikid.de

Abkürzungsverzeichnis

ABVD	Doxorubicin, Bleomycin, Vinblastin und Dacarbazin
AFC	*Antral Follicle Count*
AH	atypische Hyperplasie
AMH	Anti-Müller-Hormon
aPl	Antiphospholipid-Antikörper
ART	reproduktionsmedizinische Technik
ASCO	Amerikanische Gesellschaft für Klinische Onkologie
AWMF	Arbeitsgemeinschaft der Wissenschaftlichen Medizinischen Fachgesellschaften e.V.
BEACOPP	Bleomycin, Etoposid, Adriamycin, Cyclophosphamid, Oncovin, Procarbazin, Prednison
BMI	Body Mass Index
BOT	Borderline-Tumor des Ovars
BRCA	*Breast Cancer Gen*
CCSS	*Childhood Cancer Survivor Study*
CDC	*Center of Disease Control*
CED	Cyclophosphamid-Äquivalenzdosis
CEF/CAF	Cyclophosphamid, Epirubicin/Adriamycin, 5-Fluorouracil
CHOP	Cyclophosphamid, Doxorubicin, Vincristin, Prednison
CI	Confidence Interval
CIN	zervikale intraepitheliale Neoplasie
CMF	Cyclophosphamid, Methotrexat, 5-Fluorouracil
CML	myeloische Leukämie
CR	Komplettremission
CT	Computertomographie
CYC	Cyclophosphamid
DIR	Deutsches IVF-Register
DMSO	Dimethylsulfoxid
DPEM	*disorderly proliferated endometrium*
EC	Endometriumkarzinom
EGFR	*Epithelial Growth Factor Receptor*
EH	Endometriumhyperplasie
EP	Östrogen- und Progesteronsubstitution
EPCAM	*Epithelial Cellular Adhesion Molecule*
ESD	effektive Sterilisationsdosis
ESHRE	Europäische Gesellschaft für Reproduktionsmedizin
ESS	endoemtriales Stromasarkom
ETT	Trophoblasttumor *Epithelioid trophoblastic tumor*
FIGO	*Fédération Internationale de Gynécologie et d'Obstétrique*
FSH	follikelstimulierendes Hormon
GEKID	Gesellschaft der epidemiologischen Krebsregister in Deutschland e.V.
GnRH	*Gonadotropin releasing Hormone*
GnRHa	*Gonadotropin-releasing-Hormone*-Agonist
GnRHant	*Gonadotropin-releasing-Hormone*-Antagonist
GOG	*Gynecologic Oncology Group*
GTN	*Gestational trophoblastic neoplasias*
HBOC	hereditäres Brust- und Eierstockkrebssyndrom
hCG	humanes Choriongonadotropin

HL	Hodgkin-Lymphom
HM	hydatidiforme Mole
HR	Hazard Ratio
ICSI	intrazytoplasmatische Spermieninjektion
IMRT	*Intensity-modulated Radiation Therapy*
IUP	Intrauterinpessar
IVF	*In-vitro*-Fertilisation
IVM	*In-vitro*-Maturation
KZT	Keimzelltumor
LD	Letale Dosis
LH	Luteinisierendem Hormon
LMS	Leiomyosarkom
LWK	Lendenwirbelkörper
MMF	Mycophenolsäure
MOPP	Mechlorethamin, Vincristin, Procarbazin, Prednison
MPA	Medroxyprogesteronacetat
MRKH	Mayer-Rokitansky-Küster-Hauser
mTOR	*mechanistic Target of Rapamycin*
NHL	Non-Hodgkin-Lymphom
NSAR	nicht-steroidale Antiphlogistika
OECD	*Organisation for Economic Cooperation and Development*
OHSS	ovarielles Überstimulationssyndrom
PCOS	polyzystisches Ovarsyndrom
PCR	*Polymerase Chain Reaction*
PEB	Cisplatin, Etoposid plus Bleomycin
PET	Emmissionstomographie
PNET	primitiver neuroektodermaler Tumor
POF	*premature ovarian failure*
PR	Partialremission
PSN	Plazentabettknötchentumor, engl. *placental side nodule*
PSTT	Plazentabetttumor, engl. *placental site trophoblastic tumor*
RA	Rheumatoide Arthritis
RKI	Robert Koch-Institut
RMS	Rhabdomyosarkom
RPLND	retroperitoneale Lymphknotendissektion
RT	*Real-time*
SART	*Society for Assisted Reproductive Technology*
SCID	*Severe Combined Immunodeficiency*
SLE	Systemischer Lupus erythematodes
TBI	Ganzkörperbestrahlung
TESE	testikuläre Spermienextraktion
TKI	Tyrosinkinaseinhibitor
TOS	Therapieoptimierungsstudie
VEGF	*Vascular Endothelial Growth Factor*

1 Grundlagen und Historie der Fertilitätsprotektion

Alexandra P. Bielfeld

1.1 Grundlagen der Fertilitätsprotektion

1.1.1 Einleitung

Noch immer ist eine Krebserkrankung die häufigste Todesursache sowohl in ökonomisch schlecht aber auch in gut entwickelten Ländern und damit neben der individuellen persönlichen Tragödie eines der bedeutendsten Probleme des Gesundheitswesens. Schätzungen zufolge, wird das Vorkommen von Krebserkrankungen weltweit weiter ansteigen, da die Weltbevölkerung nicht nur numerisch zunimmt, sondern im Schnitt auch älter wird. Gerade im Bereich der wirtschaftlich weniger gut entwickelten Länder nimmt die Populationsdichte rasant zu, die bereits jetzt schon 82 % der Weltbevölkerung ausmacht. Gekoppelt mit einem in diesen Ländern häufig auftretenden Verhaltensschema, welches Nikotinkonsum, ungesunde Ernährung und körperliche Inaktivität favorisiert steigt das Risiko für Krebserkrankungen in wirtschaftlich schlechter entwickelten Ländern noch weiter an. Diese Belastungsverlagerung zu Ungunsten der Entwicklungsländer hat dazu geführt, dass 57 % aller Krebserkrankungen und 65 % aller Todesfälle durch eine Krebserkrankung dort auftreten. Im Jahr 2012 gab es weltweit, geschätzt durch die *International Agengy for Research and Cancer*, 14,1 Millionen neu aufgetretene Krebserkrankungen und 8,2 Millionen Todesfälle auf Grund einer bekannten Krebserkrankung [1]. Eine Studie aus den USA zeigt, dass die Krebsinzidenz bei Frauen seit Jahren stabil ist, interessanterweise bei Männern in den letzten Jahren (von 2009–2012) pro Jahr um 3,1 % gesenkt werden konnte, was auf den rapiden Rückgang der Prostatakarzinominzidenz zurückgeführt wurde. Seit 1991 konnte die Anzahl der Todesfälle durch eine Krebserkrankung um 23 % gesenkt werden, was bedeutet, dass 1,7 Millionen Todesfälle bis zum Jahr 2012 weniger aufgetreten sind. Dass die Anzahl der Überlebenden nach einer Krebserkrankung seit Jahren kontinuierlich steigt liegt zum einen daran, dass durch eine Verbesserung der apparativen Technik und Vorsorgeuntersuchungen eine meist frühere Erkennung der Erkrankung möglich wird und auf der anderen Seite durch intensive Forschung die Behandlungsoptionen ebenfalls verbessert wurden [2]. Gerade auch bei der Behandlung von malignen Erkrankungen im Kindes- und Jugendalter wurden immense Fortschritte bei der Diagnostik und Therapie gemacht, so dass mittlerweile die 5-Jahres-Überlebensrate bei 80 % liegt und damit auch insgesamt gute Heilungschancen bestehen. Hauptsächlich erkranken Kinder an Leukämie, Lymphomen, Tumoren des Zentralnervensystems, embryonale Tumoren, Sarkomen des Knoches und der Weichteile sowie Keimzelltumoren. Numerisch bedeutet dies, dass die jährliche Inzidenzrate maligner Erkrankungen bei Kindern und Jugendlichen im Alter von 0–19 Jahren bei 186,6 pro 1 Million Kindern liegt. Umgerechnet bedeutet dies, dass

DOI 10.1515/9783110422634-005

eines von 285 Kinder die Diagnose maligne Tumorerkrankung vor dem 20. Lebensjahr erhält und – was die Wichtigkeit der fertilitätserhaltenden Maßnahmen gerade in dieser Altersgruppe herausstellt – dass einer von 530 jungen Erwachsenen im Alter zwischen 20 und 39 Jahren Überlebender einer Krebserkrankung ist [3]. Aber gerade die optimierten, teils sehr aggressiven Radio-Chemotherapien, die zu den stark gestiegenen Überlebensraten führen, gehen oftmals mit einer massiven Einschränkung der Fertilität bis zum kompletten Verlust der Gonadenfunktion einher [4]. Dies ist jedoch genau die Patientengruppe, die sich nach der Behandlung ihrer malignen Erkrankung und oftmals vielen Jahren remissionsfreien Lebens, gerne für die Gründung einer Familie entscheiden würde. Daher ist es höchst wichtig, bei Diagnose einer malignen Erkrankung nicht nur die zunächst lebensrettende Therapie, sondern auch Maßnahmen zum bestmöglichen Erhalt der Fertilität zu planen und den Patienten anzubieten. Denn auch wenn sich Patienten nach adäquater Aufklärung über mögliche Maßnahmen gegen fertilitätsprotektive Interventionen entscheiden, konnte gezeigt werden, dass alleine die Beratung schon als psychologisch hilfreich empfunden wird.

1.1.2 Auswirkungen der Behandlungsoptionen Chemotherapie/ Radiatio auf die Ovarfunktion

Eine der Kernfragen in der Beratung bezüglich fertilitätserhaltender Optionen ist das potentielle Ausmaß der Gonadenschädigung. Dies hängt natürlich zum einen von der geplanten Behandlung (Chemotherapie/Radiatio oder eine Kombination von beiden) ab, aber auch ganz wesentlich, gerade bei Frauen, vom Alter der jeweiligen Patientin. Dies ist darin begründet, dass eine jüngere Patientin in der Regel eine noch deutlich größere Eizellreserve als eine ältere Patientin hat, so dass der relative Verlust von Eizellen bei der älteren Patientin meist gravierender ist. Dies liegt daran, dass die physiologische Erschöpfung der Eizellreserve, die im Durchschnitt mit 38 Lebensjahren die maximale Rate erreicht, dann nur noch etwa 10 % der bei Menarche vorhandenen Eizellen bietet [5]. In Bezug auf die Chemotherapie ist es so, dass jede Art der Chemotherapie gonadotoxisch ist, es aber unterschiedliche Schweregrade zwischen den diversen Chemotherapeutika gibt. Zudem gilt, dass eine radikale Chemotherapie schwerwiegendere Effekte auf die Fertilität hat als eine adjuvante Therapie. Ebenso haben kombinierte Therapieprotokolle einen höheren Einfluss als solche mit einem einzigen Agens. Weitere negative Prädiktoren sind die Länge der Chemotherapiegabe sowie ein erhöhter Body-Mass-Index (BMI). Für das Mammakarzinom, die häufigste Karzinomerkrankung bei Frauen weltweit, ist bekannt, das die Amenorrhö-Inzidenz nach Gabe einer systemischen Kombinationstherapie, die Cyclophosphamid, Methotrexat und 5-Fluorouracil beinhaltet, bei Patientinnen die jünger als 40 Jahre sind bei 61 % liegt, während Patientinnen die über 40 Jahre alt sind mit 95 % eine deutliche höhere Inzidenz aufweisen [6]. Im Vergleich dazu ist beim Einsatz von Adriamycin in

Kombination mit Cyclophosphamid lediglich in 34 % der Fälle mit einer Amenorrhö zu rechnen. Obwohl das Risiko für eine prämature Ovarialinsuffizienz durch eine systemische Therapie mitunter nicht so hoch ist, darf nicht vergessen werden, dass sich an eine initiale Chemotherapie bei Patientinnen mit östrogensensitiven Tumoren eine häufig langjährige endokrine Therapie anschließt, die die ovarielle Reserve weiter reduzieren kann. Ein besonders hohes Risiko für die Entwicklung einer prämaturen Ovarialinsuffizienz (*premature ovarian failure*, POF) haben Patientinnen mit einer malignen hämatologischen Tumorerkrankung, da in Vorbereitung für die Knochenmarkstransplantation eine kombinierte Hochdosis-Radio-Chemotherapie angewendet wird, die einen massiven Einfluss auf die ovarielle Reserve hat [7].

Neben der Chemotherapie ist die Strahlentherapie ebenfalls maßgeblich an der Schädigung der Gonaden beteiligt. Dabei hat sich in den letzten Jahren als geschätzte Letaldosis, bei der sich die Follikelanzahl um die Hälfte der Ausgangsanzahl reduziert (LD50), eine Dosis von 2Gy etabliert [8]. Dass das Versagen der ovariellen Funktion durch Strahlentherapie ebenfalls altersassoziiert ist, wurde schon in den 1970er-Jahren beschrieben [9]. Allerdings konnte kürzlich durch den Einsatz von Computertomographietechnik kombiniert mit einem mathematischen Modell differenzierter gezeigt werden, welche Bestrahlungsdosen in Abhängigkeit vom Patientenalter in über 97 % aller untersuchten Patienten zum POF führen werden. Die jeweilige Strahlendosis, die als effektive Sterilisationsdosis (ESD) berechnet wurde, nahm mit steigendem Patientenalter ab. Der Vorteil dieser Methode ist, dass für jeden Patienten an Hand des Alters und der Bestrahlungsdosis eingeschätzt werden kann, ab welchem Lebensalter ein durch die Therapie initiiertes POF eintreten wird [10]. Die klinische Anwendung dieses Modells soll Ärzten in der Beratungssituation daher abzuschätzen helfen, wie groß das reproduktive Fenster für die Patienten ist und welche Maßnahmen dementsprechend ergriffen werden sollten.

1.1.3 Therapieoptionen zum Fertilitätserhalt

Die Therapieoptionen zum Erhalt der Fertilität über eine systemische oder lokale Therapie hinaus stellten sich je nach Geschlecht und Alter der betroffenen Patienten sehr unterschiedlich dar. Bei männlichen Jugendlichen und Erwachsenen ist die Kryokonservierung von ejakulierten Spermien durch Masturbation die einfachste und kostengünstigste Methode um eine spätere Vaterschaft zu ermöglichen. So gewonnene und kryokonservierte Spermien können, nach momentanem Kenntnisstand, sogar nach unbegrenzter Lagerungszeit für Maßnahmen der assistierten Reproduktion verwendet werden. Bei Männern mit Azoospermie, die keine Spermien im Ejakulat aufweisen, können durch eine operative Freilegung des Hodens mit anschließender, nach Möglichkeit mikrochirurgischer Spermienextraktion, Spermatozoen entnommen und für spätere Behandlungen mittels assistierter Reproduktion kryokonserviert werden. Für präpubertäre Jungen, deren Spermatogenese noch nicht ausgereift ist, kann derzeit nur im individuellen Heilversuch die operative Hodenbiopsie zur Kryokonservierung angeboten werden, in der Hoffnung, mittels der darin erhaltenen Stammzellen zu einem späteren Zeitpunkt reife Spermien zu generieren [11, 12].

Die Möglichkeiten für Mädchen und Frauen werden in den nachfolgenden Paragraphen beschrieben.

1.1.3.1 Konservativ, medikamentöse Ovarprotektion

Bis heute ist nicht letztendlich geklärt, ob eine medikamentöse Zusatzbehandlung mit *Gonadotropin releasing Hormone* (GnRH)-Agonisten (GnRHa) oder -Antagonisten (GnRHant) einen protektiven Effekt auf die Eierstöcke ausübt. Die Theorie, die initial zum Einsatz des GnRHa geführt hat, beschreibt, dass die resultierende hypopyhsäre *Down*-Regulation zur temporären Ruhigstellung des Eierstocks und damit zur reduzierten Sensitivität des Gewebes gegenüber toxischen Substanzen führt. Grundsätzlich kann angenommen werden, dass schnell proliferierende Zellen, wie die Granulosazellen besonders sensitiv den toxischen Substanzen gegenüber sind. Die Hypothese wird gestützt durch die Tatsache, dass die Eierstöcke präpubertärer Mädchen weniger anfällig für toxische Einflüsse sind als die von erwachsenen Frauen. Auf der anderen Seite spricht gegen die Wirksamkeit, dass die Aktivierung eben jener sich schnell entwickelnder Primordialfollikel gonadotropinunabhängig erfolgt [13, 14]. Die Entscheidung für oder gegen den Einsatz von GnRHa und/oder GnRHant muss derzeit auf Grund der nicht überzeugenden Datenlage im Einzelfall getroffen werden. Sinnvoll ist es jedoch, Informationen aus jüngeren Analysen am Tiermodell in die individuelle Entscheidung mit aufzunehmen, die GnRHa einen protektiven Effekt für die Ovarien bei der systemischen Behandlung mit Cyclophosphamid zuschreiben, während ein sogar toxischer Effekt in der Kombination mit Doxorubicin beschrieben wird [13, 14]. Darüber hinaus muss bedacht werden, dass der Einsatz von GnRH bei Hormonrezeptor positiven Tumoren die Wirksamkeit einer Chemotherapie beeinflussen kann [15].

1.1.3.2 Operative Transposition der Ovarien

Die Methode der operativen Ovarientransposition vor Strahlentherapie wurde erstmals 1958 beschrieben [16]. Da der Eierstock sehr sensibel auf die Bestrahlung reagiert und schon eine niedrige Strahlendosis von 2Gy dazu führt, dass die Follikelanzahl um die Hälfte der Ausgangsanzahl reduziert wird, ist die Transposition ein Verfahren, von dem besonders Frauen profitieren könnten, die eine lokale Bestrahlung, wie z. B. beim Hodgkin oder Non-Hodgkin Lymphom erhalten. Wichtig ist, dass die Transposition gewährleistet, dass die Ovarien mindestens 10 cm außerhalb des Bestrahlungsfeldes liegen, da selbst bei diesem Abstand noch 10 % der Strahlendosis auf das Ovar wirken. Patientinnen mit einer Ganzkörperbestrahlung werden im Gegensatz dazu eher keinen Benefit von der Verlagerung der Ovarien haben. Insgesamt gesehen ist die Studienlage sehr uneinheitlich, so dass es schwierig ist, den tatsächlichen Erfolg dieser operativen Therapie abzuschätzen. Eine aktuelle Metaanalyse mit fast 1200 untersuchten Patientinnen beschreibt eine Erfolgsrate von 80,8 % [17]. Allerdings zeigten die einzeln inkludierten Studien eine weite Erfolgsbandbreite von 17–95 %, so dass die Effektivität weiterhin nicht eindeutig zu beziffern ist.

1.1.3.3 Kryokonservierung von unbefruchteten Eizellen

Die Kryokonservierung von Eizellen hat eine reversible Arretierung des Zellmetabolismus unter Erhalt der Zellstruktur und der genetischen Information in flüssigem Stickstoff bei −196 °C zum Ziel. Das Einfrieren von unbefruchteten Eizellen hat den großen Vorteil, dass die Patientin sich nicht auf einen Partner festlegen muss, sondern lediglich ein Depot ihrer eigenen Gameten zur späteren Verwendung anlegt. Bei der Kryokonservierung von unbefruchteten Eizellen wird unterschieden, ob reife Eizellen, die durch eine Stimulationstherapie generiert wurden oder unreife Eizellen im Primär- oder Primordialfollikel Stadium ohne vorherige Stimulationstherapie entnommen und kryokonserviert werden. Die Entnahme unreifer Eizellen hat den Vorteil, dass sie zu jedem Zeitpunkt ohne vorherige, meist zweiwöchige Therapie, erfolgen und auch schon bei jüngeren Patientinnen durchgeführt werden könnte. Zu einem späteren Zeitpunkt können diese unreifen Eizellen dann aufgetaut und *in vitro* maturiert werden. Obwohl 1991 das erste Kind nach Eizell-*in-vitro*-Maturation geboren wurde und mittlerweile weltweit 1.300 weitere Kinder geboren sind, womit es sich prinzipiell um einen erfolgsversprechenden Ansatz im Bereich der assistierten Reproduktion handelt, ist das Verfahren derzeit noch nicht weitflächig verbreitet [18, 19]. Dies liegt daran, dass die Erfolgsrate nach wie vor deutlich niedriger als bei der konventionellen IVF-Therapie mit reifen Eizellen ist, was wahrscheinlich an der deutlich geringeren Entwicklungskompetenz der unreifen im Gegensatz zu den *in vivo* gereiften Eizellen liegt [20].

Der Nachteil der Kryokonservierung reifer, unbefruchteter Eizellen liegt in einer ca. zweiwöchigen Zeitverzögerung, die durch die Stimulationstherapie bedingt ist. Bis vor wenigen Jahren beinhaltete die Kryokonservierung von unbefruchteten Eizellen zusätzlich das Risiko, dass die Eizellen auf Grund ihres ungünstigen Oberflächen/Flüssigkeitsgehalts-Verhältnisses, wenn sie mit der bis dahin einzig angewandten *Slow-Freezing*-Methode eingefroren wurden, in einem bedeutsamen Anteil das Problem der Eiskristallbildung hatten und dementsprechend nicht mehr nutzbar waren. Seit Einführung der Vitrifikationsmethode, dem sogenannten *ultra-Rapid Freezing* ist dieses Problem jedoch umgangen, da die Eiskristallbildung durch Überführung der Zelle in einen amorphen, glasförmigen Zustand verhindert wird. Seit Anwendung dieses Verfahrens zur Kryokonservierung von unbefruchteten Eizellen sind in der Hand des erfahrenen Biologen mit hoher Methodenkompetenz, vergleichbare Erfolgsaussichten zu erzielen wie bei der bereits erfolgreich etablierten Kryokonservierung von befruchteten Eizellen. Überdies konnte gezeigt werden, dass die Vitrifikation von reifen Oozyten mit späterer Fertilisierung und anschließendem Embryotransfer der Fertilisierung mit anschließendem Frischtransfer von Eizellen aus dem gleichen Punktionszyklus in Bezug auf Fertilisationsrate, Embryonalentwicklung und klinischer Schwangerschaftsrate nicht unterlegen ist [21].

1.1.3.4 Kryokonservierung von befruchteten Eizellen und Embryonen

Im Gegensatz zur Kryokonservierung von unbefruchteten Eizellen, ist das Verfahren zur Kryokonservierung von befruchteten Eizellen im *Pronukleus* Stadium (sog. Vorkerne) seit vielen Jahren etabliert und erfolgreich und somit als Standardverfahren anzusehen. Laut Deutschem IVF-Register (DIR) ist die Auftaurate zuverlässig hoch und auch die Schwangerschaftsrate mit 23 % adäquat. Die aktuelle Literatur gibt sogar einen Hinweis darauf, dass ein *Freeze-all*-Vorgehen zu besseren Schwangerschaftsraten im konsekutiven Zyklus mit Embryotransfer von Tag 3 Embryonen im Gegensatz zum Embryotransfer im Stimulationszyklus führt [22]. Im Gegensatz zum Einfrierprozess der unbefruchteten Eizellen, ist das *Slow-Freezing*-Verfahren bei befruchteten Eizellen ein sehr erfolgreiches Verfahren und ist bis vor ein paar Jahren ausschließlich angewendet worden. In jüngerer Zeit nimmt jedoch auch hier die Methode des ultra schnellen Vitrifizierens einen immer größeren Stellenwert ein und aktuelle Studien stellen beide Methoden als gleichwertig dar [23]. Einziger Nachteil der Kryokonservierung von befruchteten Eizellen ist, dass die Patientin sich auf einen Partner festlegt. Dies ist sicher ein zu vernachlässigender Nachteil, bei Patientinnen in einer Kinderwunschbehandlung, die einem aktuellem Kinderwunsch entspringt, jedoch fraglich, wenn Eizellen als eigene Eizellreserve für eine spätere Nutzung kryokonserviert werden sollen. Auch die Kryokonservierung von befruchteten Eizellen im Embryonalstadium ist in vielen Ländern eine etablierte Methode. Obwohl in der Literatur zunächst Vorteile der Kryokonservierung von Blastozysten im Gegensatz zu allen anderen embryonalen Entwicklungsstadien beschrieben wurden gilt heute, dass jegliche embryonale Entwicklungsstadien mit gleichem Erfolg eingefroren werden können [24].

1.1.3.5 Kryokonservierung von Ovargewebe

Eine Alternative vor allem zur Entnahme und Kryokonservierung von unbefruchteten Eizellen ist die Kryokonservierung von Ovarialgewebe vor systemischen oder Bestrahlungstherapien. Nach Abschluss einer Behandlung kann der Patientin dieses Gewebe zurück transplantiert werden. Allerdings weniger, um eine eigene hormonelle Versorgung zu bieten an Stelle einer Hormonersatztherapie, da es sich in der Regel um relativ kleine Gewebestücke handelt, die keine langjährige Hormonproduktion aufrecht halten können. Daher ist die primäre Indikation der Transplantation von Eierstockgewebe der Versuch, einen späteren Kinderwunsch zu realisieren. Der Vorteil der Methode ist, dass eine Laparoskopie zur Entnahme des Ovarialgewebes sehr kurzfristig ohne vorherige Stimulation der Eierstöcke, die ansonsten 10–14 Tage dauern kann, durchführbar ist. Ob ein ganzes Ovar oder Teile des Ovarkortex entnommen werden, hängt davon ab, wie hoch die Eizellreserve erscheint und wie wahrscheinlich der komplette Verlust der ovariellen Funktion nach Durchführung der angestrebten Therapie ist. Da die spätere Schwangerschaftswahrscheinlichkeit umso größer ist, desto höher der Follikelpool in der entnommenen Eierstockbiopsie ist, kommt das Verfahren vor allem für jüngere Frauen unter dem fünfunddreißigsten Lebensjahr, sowie für Kinder in Frage. Die Datenlage über die Effektivität dieser Behandlungsmaßnahme ist in der aktuellen Literatur noch sehr limitiert. Das Netzwerk Fertiprotekt beschreibt die bisher weltweit größte Population von 74 Frauen, die eine Transplantation von Ovargewebe erhalten haben. Hier zeigt sich, dass bei einem Anteil der untersuchten Patientinnen mit nachgewiesener prämaturer Ovarialinsuffizienz in 23 % der Fälle nach Transplantation eine Schwangerschaft erzielt wurde [25]. Ein Problem der Transplantation von Ovargewebe ist jedoch prinzipiell, dass eventuell im Ovargewebe enthaltene Tumorzellen ein mögliches Rezidiv nach Transplantation auslösen könnten. Eine Abschätzung des Risikos für einzelne Tumorentitäten ist in der Literatur publiziert und kann zur individuellen Beratung einer Patientin hinzugezogen werden [26].

1.1.4 Zusammenfassung

Die Beratung einer an einem Malignom erkrankten Person, sei es ein Erwachsener oder ein Kind, sollte heutzutage fest in die Behandlungsstrategie integriert werden. Alleine schon die Aufklärung über fertilitätsprotektive Maßnahmen ist ein psychologisch wichtiger Faktor. Heutzutage stehen bereits vielseitige Möglichkeiten zur Fertilitätsprotektion zur Verfügung, die aber sicher noch in den nächsten Jahren weiterentwickelt und optimiert werden, so dass der mögliche Benefit in der Zukunft heute für Patienten noch gar nicht komplett erfasst werden kann. Die Kryokonservierung von Spermien, Eizellen, Embryonen und/oder Ovarialgewebe bieten fast jeder erkrankten Person die Möglichkeit, durch den Einsatz einer oder auch mehrerer Techniken innerhalb eines kurzen Zeitraums, Gameten oder reproduktiv aktives Gewebe vor dem Einfluss einer systemischen Chemotherapie oder Radiatio zu schützen und damit bei Bedarf darauf zurückgreifen zu können, um einen zukünftigen Kinderwunsch bestmöglich realisieren zu können.

1.1.5 Literatur

[1] Torre LA, Bray F, Siegel RL, Ferlay J, Lortet-Tieulent J, Jemal A. Global cancer statistics, 2012. CA Cancer J Clin. 2015 Feb 4;65(2):87–108.

[2] DeSantis CE, Lin CC, Mariotto AB, Siegel RL, Stein KD, Kramer JL, et al. Cancer treatment and survivorship statistics, 2014. CA Cancer J Clin. Jan;64(4):252–71.

[3] Ward E, DeSantis C, Robbins A, Kohler B, Jemal A. Childhood and adolescent cancer statistics, 2014. CA Cancer J Clin. Jan;64(2):83–103.

[4] Jeruss JS, Woodruff TK. Preservation of fertility in patients with cancer. N Engl J Med. 2009 Feb 26;360(9):902–11.

[5] Gunasheela D, Gunasheela S. Strategies for fertility preservation in young patients with cancer: a comprehensive approach. Indian J Surg Oncol. 2014 Mar;5(1):17–29.

[6] Goldhirsch A, Gelber RD, Castiglione M. The magnitude of endocrine effects of adjuvant chemotherapy for premenopausal breast cancer patients. The International Breast Cancer Study Group. Ann Oncol Off J Eur Soc Med Oncol ESMO. 1990 Jan;1(3):183–8.

[7] Sanders JE, Hawley J, Levy W, Gooley T, Buckner CD, Deeg HJ, et al. Pregnancies following high-dose cyclophosphamide with or without high-dose busulfan or total-body irradiation and bone marrow transplantation. Blood. 1996 Apr 1;87(7):3045–52.

[8] Wallace WHB, Thomson AB, Kelsey TW. The radiosensitivity of the human oocyte. Hum Reprod Oxf Engl. 2003 Jan;18(1):117–21.

[9] Lushbaugh CC, Casarett GW. The effects of gonadal irradiation in clinical radiation therapy: a review. Cancer. 1976 Feb;37(2 Suppl):1111–25.

[10] Wallace WHB, Thomson AB, Saran F, Kelsey TW. Predicting age of ovarian failure after radiation to a field that includes the ovaries. Int J Radiat Oncol Biol Phys. 2005 Jul 1;62(3):738–44.

[11] Guidelines on Male Infertility. European Association of Urology 2015, http://uro-web.org/wp-content/uploads/EAU-Guidelines-Male_Infertility-2015.

[12] Schlatt S, Kliesch S. Fertilitätsprotektion bei Männern. Gynäkol Endokrinol. 2012 Apr 6;10(2):91–7.

[13] Meirow D, Nugent D. The effects of radiotherapy and chemotherapy on female reproduction. Hum Reprod Update. Jan;7(6):535–43.

[14] Xu M, Pavone ME, Woodruff T. Fruitful progress to fertility: preserving oocytes from chemodestruction. Nat Med. 2011 Dec;17(12):1562–3.

[15] Pagani O, Regan MM, Walley BA, Fleming GF, Colleoni M, Láng I, et al. Adjuvant exemestane with ovarian suppression in premenopausal breast cancer. N Engl J Med. 2014 Jul 10;371(2):107–18.

[16] McCall ML, Keaty EC, Thompson JD. Conservation of ovarian tissue in the treatment of carcinoma of the cervix with radical surgery. Am J Obstet Gynecol. 1958 Mar;75(3):590–600–5.

[17] Mossa B, Schimberni M, Di Benedetto L, Mossa S. Ovarian transposition in young women and fertility sparing. Eur Rev Med Pharmacol Sci. 2015 Sep;19(18):3418–25.

[18] Cha KY, Koo JJ, Ko JJ, Choi DH, Han SY, Yoon TK. Pregnancy after in vitro fertilization of human follicular oocytes collected from nonstimulated cycles, their culture in vitro and their transfer in a donor oocyte program. Fertil Steril. 1991 Jan;55(1):109–13.

[19] Basatemur E, Sutcliffe A. Health of IVM children. J Assist Reprod Genet. 2011 Jun;28(6):489–93.

[20] Chian R-C, Uzelac PS, Nargund G. In vitro maturation of human immature oocytes for fertility preservation. Fertil Steril. 2013 Apr;99(5):1173–81.

[21] Rienzi L, Romano S, Albricci L, Maggiulli R, Capalbo A, Baroni E, et al. Embryo development of fresh "versus" vitrified metaphase II oocytes after ICSI: a prospective randomized sibling-oocyte study. Hum Reprod Oxf Engl. 2010 Jan;25(1):66–73.

[22] Roque M, Valle M, Guimarães F, Sampaio M, Geber S. Freeze-all policy: fresh vs. frozen-thawed embryo transfer. Fertil Steril. 2015 May;103(5):1190–3.

[23] Levi Setti PE, Porcu E, Patrizio P, Vigiliano V, de Luca R, d'Aloja P, et al. Human oocyte cryopreservation with slow freezing versus vitrification. Results from the National Italian Registry data, 2007–2011. Fertil Steril. 2014 Jul;102(1):90–95.e2.

[24] Shapiro BS, Daneshmand ST, Garner FC, Aguirre M, Hudson C. Freeze-all at the blastocyst or bipronuclear stage: a randomized clinical trial. Fertil Steril. 2015 Nov;104(5):1138–44.

[25] Liebenthron J, Dittrich R, Toth B, Korell M, Krüssel J, van der ven K, Winkler K, Frambach T, Döhmen G, Häberlin F, Kupka M, Schwab R, Seitz S, von Wolff M. Orthotopic ovarian tissue transplantation-results in relation to experience of the transplanting centers, overnight tissue transportation and transplantation into the peritoneum. Hum Reprod 2015;30(Suppl1):i97–i98.

[26] Dolmans M-M, Luyckx V, Donnez J, Andersen CY, Greve T. Risk of transferring malignant cells with transplanted frozen-thawed ovarian tissue. Fertil Steril. 2013 May;99(6):1514–22.

Frank Nawroth

1.2 Historische Entwicklung der Fertilitätsprotektion

1.2.1 Einleitung

Das Thema der Fertilitätsprotektion ist in den letzten Jahren zunehmend in den Fokus des Interesses gerückt, wofür verschiedene Ursachen verantwortlich sind:

1. Für zahlreiche onkologische Erkrankungen ist belegt, dass die Überlebensraten sich deutlich verbessert haben, was die gestiegene Effektivität der Therapien zeigt. Hinsichtlich der Rezidiv- und Überlebensraten verbesserte Behandlungen gehen häufiger aber auch mit einer höheren Gonadotoxizität einher. Allein nach onkologischen Erkrankungen im Kindesalter hat sich in Großbritannien zwischen 1961 und 2000 die Zahl der Überlebenden mehr als verzehnfacht [1]. Von 1975–2006 sind die Überlebensraten nach einer Leukämie um 18 %, nach einem Hodgkin-Lymphom um 13 % und nach einem Non-Hodgkin-Lymphom um 22 % angestiegen [2].
2. Im Vergleich z. B. zu den 1980er/1990er-Jahren werden heute oft auch Tumorentitäten chemotherapiert, für die das im onkologischen Behandlungskonzept früher nicht oder nur selten vorgesehen war (z. B. Mamma-Ca mit negativen Nll., Cervix-Ca)
3. Der Anteil organerhaltender Operationen ist gestiegen (z. B. Cervix-Ca).

Zusätzlich ist die Tatsache bedeutsam, dass vor allem in den westlichen Ländern die Familienplanung zunehmend zeitlich prolongiert (z. B. berufliche Gründe) wird. Das mittlere Erstgebährendenalter lag in der OECD-Statistik von 2009 in Deutschland bereits bei ca. 30 Jahren [3] gegenüber etwa 29 Jahren im Jahr 2005. Damit steigt die Wahrscheinlichkeit, dass bei der Erstdiagnose einer onkologischen Erkrankung eine Frau betroffen ist, deren Familienplanung noch gar nicht begonnen bzw. nicht abgeschlossen ist.

Aus diesen Zusammenhängen resultiert eine wachsende Klientel von überlebenden Frauen nach onkologischen Erkrankungen im Kindes- und reproduktiven Alter, für die eine spätere Erfüllung des Kinderwunsches realistisch erreichbar ist und einen wichtigen Bestandteil ihrer Lebensplanung und -qualität darstellt.

In den letzten Jahren ist weiterhin ein erheblicher Beratungsbedarf entstanden, da mittlerweile eine Beratung von Frauen im reproduktiven Alter vor onkologischen Therapien, die ihre Fertilität irreversibel einschränken können, als obligat gilt. Einhergehend damit war und ist eine Sensibilisierung aller beteiligten Ärzte wichtig, für die dieses Thema unabdingbarer Bestandteil des Therapiekonzepts wurde bzw. werden muss. Hinsichtlich der Lebensqualität scheint die kombinierte Beratung durch Reproduktionsmediziner und Onkologen besser als die durch die Onkologen allein zu sein. Letourneau et al. [4] werteten 1.061 Patientinnen mit einer potentiell gonadotoxischen Therapie aus, von denen 560 (61 %) durch die Onkologen und 45 (5 %) durch Reproduktionsmediziner beraten wurden. Insgesamt entschieden sich zwar nur 36 Patientinnen (4 %) für protektive Maßnahmen, die gemeinsame Beratung durch Reproduktionsmediziner und Onkologen wurde aber als signifikant besser als durch die Onkologen allein empfunden (gemessen am *„lower regret"*, 8,4 vs. 11,0; P < 0,0001). Aus der spezialisierten Beratung resultierte also eine verminderte psychische Belastung und höhere Lebensqualität, auch wenn nur wenige Patientinnen protektive Maßnahmen in Anspruch nahmen. Die Autoren schlussfolgerten, dass Frauen im reproduktiven Alter spezialisiert beraten werden und aktive Entscheidungsmöglichkeiten zum Thema haben sollten. Dem ist uneingeschränkt zuzustimmen.

1.2.2 Historie ausgewählter fertilitätsprotektiver Methoden

1.2.2.1 Kryokonservierung von Zellen

Die erfolgreiche Kryokonservierung von Keimzellen in der Reproduktionsmedizin kann auf ca. 40 Jahre zurückblicken. Es ist deshalb nicht verwunderlich, dass heute die Kryokonservierung von Eizellen und Embryonen einen integralen Bestandteil der Reproduktionsmedizin darstellt. Mit weit mehr als einer Millionen geborener Kindern aus eingefrorenen Eizellen oder Embryonen hat sich diese Technologie zwischenzeitlich weltweit etabliert und findet ihre tägliche Anwendung in den IVF-Laboren. Die erfolgreiche Kryokonservierung menschlicher Zellen und nachfolgende erste Schwangerschaft [5] bzw. Geburt [6] nach Kryokonservierung eines Embryos bzw. einer unfertilisierten Eizelle [7] wurde bereits vor mehreren Jahrzehnten publiziert.

Die ovarielle Stimulation und das anschließende Einfrieren der Zellen im unfertilisierten oder – bei vorhandenem Partner – im fertilisierten Zustand sind also bei Kinderwunschbehandlungen – zumindest für fertilisierte Eizellen – schon lange Routine und mussten daher nur auf die Indikation „Fertilitätsprotektion" ausgeweitet werden.

Viele Patientinnen haben zum Zeitpunkt der Erkrankung und Beratung zur Fertilitätsprotektion keinen Partner, so dass für sie lediglich die Kryokonservierung unbefruchteter Oozyten in Frage kommt. Wegen einer Überlebensrate unbefruchteter Oozyten von lediglich etwa 30 % nach dem langsamen programmierten Einfrieren und Auftauen stellte das lange keine realistische Option in der Fertilitätsprotektion dar.

Sie hat heute erst dadurch Stellenwert erlangt, dass – im Gegensatz zu früheren langsamen Einfrierprotokollen mit den genannten niedrigen Überlebensraten – durch die Einführung einer ultraschnellen Methode der Kryokonservierung (der so genannten Vitrifikation) [8] Überlebensraten reifer Eizellen von ca. 80–95 % erreicht werden [9, 10].

Die Lagerungsdauer im flüssigen Stickstoff (–196 °C) spielt nach heutigem Kenntnisstand für Germinalzellen und -gewebe keine Rolle, was gerade für die geplante Langzeitlagerung bei der Fertilitätsprotektion von Bedeutung ist. Entscheidend scheinen der Einfrier- und Auftauprozess, nicht aber die Lagerungszeit zu sein. Stellvertretend für diese Aussage sind in Tabelle 1.1 einige Publikationen zu dieser Thematik und „Rekorden" hinsichtlich der Lagerungsdauer dargestellt.

Tab. 1.1: Publikationen zur Lagerungszeit weiblicher Zellen und nachfolgenden Geburten bei ihrer therapeutischen Verwendung (modifiziert nach [11]).

Zelltyp	Publikation	Einfrierverfahren	Lagerungszeit
Oozyten	Urquiza et al. 2014 [12]	langsames Einfrieren	14 Jahre
	Da Motta et al. 2014 [13]	Vitrifikation	6 Jahre
Vorkernzellen	Dowling-Lacey et al. 2011 [14]	langsames Einfrieren	20 Jahre
Embryonen	López Teijón et al. 2006 [15]	langsames Einfrieren	13 Jahre
Spermien	Szell et al. 2013 [16]	langsames Einfrieren	40 Jahre

Die Vitrifikation fällt bei diesen Ergebnissen etwas ab, weil sie erst in den letzten Jahren zur Routinemethode geworden ist, die langsame Kryokonservierung aber zunehmend verdrängt.

Kryokonservierung von Gewebe

Die Entnahme von Ovarialgewebe vor einer Chemotherapie soll das Gewebe der zytotoxischen Wirkung entziehen. Nach dem späteren Auftauen kann es entweder orthotop oder heterotop transplantiert werden. Nachdem 2004 die erste Schwangerschaft und Geburt nach Kryokonservierung und orthotoper Autotransplantation publiziert wurde, sind weltweit mittlerweile ca. 100 Kinder nach Kryokonservierung, orthotoper Transplantation und nachfolgender sowohl spontan eingetretener Schwangerschaft als auch IVF geboren worden. Genaue kumulative Zahlen sind weltweit nicht zu eruieren, da eine systematische Erfassung der Ergebnisse kaum erfolgt. Das Netzwerk *Ferti*PROTEKT (www.fertiprotekt.de) stellt hier eine der wenigen Ausnahmen dar [17]. Aufgrund der publizierten Ergebnisse erscheint die Überführung von der experimentellen zur klinischen Routinemethode in spezialisierten Zentren durchaus realistisch [17, 18].

Geburten nach Kryokonservierung, heterotoper Transplantation und IVF gelangen bis dato nicht, so dass die Lokalisation der Transplantates außerhalb der physiologischen Lokalisation momentan eher keine Rolle spielt. Die in Deutschland publizierte erste Schwangerschaft [19] und viele weitere Erfahrungen und Studiendaten zeigen, dass ein Ovarialgewebe entnehmendes Zentrum, die Kryobank sowie die später retransplantierende Einrichtung lokal getrennt sein können, wenn der Gewebetransport unter definierten Kulturbedingungen (spezielles Nährmedium, gekühlt) erfolgt. Er ist dann problemlos ohne Qualitätsverlust über etwa 20–26 Stunden möglich [19, 20]. Dadurch ergibt sich die Möglichkeit, in „Satelliten" zu operieren, aber das Gewebe bei Bedarf in einem spezialisierten Labor zu kryokonservieren. Diese Maßnahme der Fertilitätsprotektion ist dadurch flächendeckend umsetzbar, wenn eine entsprechende Logistik vorgehalten wird.

1.2.3 Zusammenfassung

Eine Beratung im reproduktiven Alter bei Erkrankungen bzw. vor Therapien, welche die spätere Fertilität irreversibel gefährden könnten, ist fester Bestandteil der Behandlungskonzepte geworden. Dazu hat eine in den letzten Jahren zunehmend erfolgte Sensibilisierung von Ärzten und Fachgesellschaften für diese Thematik sowie die Entwicklung und Optimierung der zur Verfügung stehenden fertilitätsprotektiven Methoden beigetragen.

1.2.4 Literatur

[1]   Skinner R, Wallace WH, Levitt GA, UK Children's Cancer Study Group Late Effects Group. Long-term follow-up of people who have survived cancer during childhood. Lancet Oncol 2006,7,489–98.

[2]   Noyes N, Knopman JM, Melzer K, Fino ME, Friedman B, Westphal LM. Oocyte cryopreservation as a fertility preservation measure for cancer patients. Reprod Biomed Online 2011,23,323–33.

[3]   http://www.oecd.org/els/social/family/database

[4]   Letourneau JM, Ebbel EE, Katz PP et al. Pretreatment fertility counseling and fertility preservation improve quality of life in reproductive age women with cancer. Cancer 2012,118,1710–7.

[5]   Trounson A, Mohr L. Human pregnancy following cryopreservation, thawing and transfer of an eight-cell embryo. Nature 1983,305,707–9.

[6]   Zeilmaker GH, Alberda AT, van Gent I, Rijkmans CM, Drogendijk AC. Two pregnancies following transfer of intact frozen-thawed embryos. Fertil Steril 1984,42,293–6.

[7]   Chen C. Pregnancy after human oocyte cryopreservation. Lancet 1986,1,884–6.

[8]   Liebermann J, Nawroth F, Isachenko V, Isachenko E, Rahimi G, Tucker MJ. Potential importance of vitrification in reproductive medicine. Biol Reprod 2002,67,1671–80.

[9]   Chian RC, Huang JY, Gilbert L, et al. Obstetric outcomes following vitrification of in vitro and in vivo matured oocytes. Fertil Steril 2009,91,2391–8.

[10] Rienzi L, Romano S, Albricci L, et al. Embryo development of fresh 'versus' vitrified metaphase II oocytes after ICSI: a prospective randomized sibling-oocyte study. Hum Reprod 2010,25,66–73.

[11] Nawroth F. Social Freezing – Kryokonservierung unbefruchteter Eizellen aus nicht-medizinischen Indikationen. Springer Essentials Medizin, Springer Verlag GmbH, 2015.

[12] Urquiza MF, Carretero I, Cano Carabajal PR et al. Successful live birth from oocytes after more than 14 years of cryopreservation. J Assist Reprod Genet 2014,31,1553–5.

[13] da Motta EL, Bonavita M, Alegretti JR, Chehin M, Serafini P. Live birth after 6 years of oocyte vitrification in a survivor with breast cancer. J Assist Reprod Genet 2014,31,1397–400.

[14] Dowling-Lacey D, Mayer JF, Jones E, Bocca S, Stadtmauer L, Oehninger S. Live birth from a frozen-thawed pronuclear stage embryo almost 20 years after its cryopreservation. Fertil Steril 2011,95,1120.e1–e3.

[15] López Teijón M, Serra O, Olivares R, Moragas M, Castello C, Alvarez JG. Delivery of a healthy baby following the transfer of embryos cryopreserved for 13 years. Reprod Biomed Online 2006,13,821–2.

[16] Szell AZ, Bierbaum RC, Hazelrigg WB, Chetkowski RJ. Live births from frozen human semen stored for 40 years. J Assist Reprod Genet 2013,30,743–4.

[17] Liebenthron J., Dittrich R., Toth B et al. Orthotopic ovarian tissue transplantation – results in relation to experience of the transplanting centers, overnight tissue transportation and transplantation into the peritoneum Hum Reprod 2015,30(Suppl 1)i97.

[18] Donnez J, Dolmans MM, Diaz C, Pellicer A. Ovarian cortex transplantation: time to move on from experimental studies to open clinical application. Fertil Steril 2015,Sep 2 [Epub ahead of print].

[19] Dittrich R, Lotz L, Keck G et al. Live birth after ovarian tissue autotransplantation following overnight transportation before cryopreservation. Fertil Steril 2012,97,387–90.

[20] Isachenko E, Isachenko V, Nawroth F et al. Effect of long-term exposure at suprazero temperatures on activity and viability of human ovarian cortex. Fertil Steril 2009,91,1556–9.

Michael von Wolff

1.3 *Ferti*PROTEKT Netzwerk e. V.

1.3.1 Gründung und Aufbau des Netzwerkes *Ferti*PROTEKT

Das Netzwerk *Ferti*PROTEKT wurde am 29./30. Mai 2006 auf Initiative von Prof. Dr. med. Michael von Wolff und Prof. Dr. rer. nat. Markus Montag in Heidelberg gegründet. Das Ziel war, flächendeckend, zunächst in Deutschland, dann auch in den angrenzenden deutschsprachigen Ländern, die seinerzeit noch weitgehend experimentellen fertilitätsprotektiven Möglichkeiten zu etablieren. Des Weiteren sollten die Methoden wissenschaftlich evaluiert und optimiert sowie in onkologische Therapieprotokolle integriert werden. Dazu wurden zunächst alle universitären und später auch private Kinderwunschzentren eingebunden. Zu diesem Zweck wurden u.a. zentrale Kryobänke (Bonn, Erlangen, Innsbruck und Bern) eingerichtet, um eine adäquate Aufarbeitung und Einlagerung sowie spätere Verwendung von Ovargewebe zu gewährleisten.

Seit der Gründung werden jährlich zweitägige Arbeitstreffen mit Anwesenheitspflicht aller Mitgliedszentren durchgeführt. Außerdem wurde ein Register zur Erfassung der jährlich über 1.000 durchgeführten Behandlungen (Abb. 1.1) eingerichtet, das auf der Homepage des Netzwerks öffentlich zugänglich ist [1]. Als Informationsplattform steht eine zweisprachige Homepage (www.fertiprotekt.de/at/ch/com) für Ärzte und Patienten zur Verfügung, die mit 150.000 Zugriffen pro Jahr frequentiert wird und die 2016 komplett überarbeitet wurde. Die wissenschaftlichen Aktivitäten des Netzwerkes decken den gesamten Bereich der Fertilitätsprotektion ab und führen zu jährlich mehreren PubMed-gelisteten Publikationen. Pionierarbeit hat *Ferti*PRO-TEKT nicht nur beim Aufbau der Logistik eines grossen multinationalen Netzwerks geleistet, sondern auch bei dem Übernachttransport von Ovargewebe [2], der Etablierung der Lutealphasenstimulation [3], der Kombination aus Ovargewebeentnahme und ovarieller Stimulation [4], sowie der Transplantation von Ovargewebe in die Beckenwand [5]. Diese international beachteten Leistungen sowie die straffe und funktionierende Organisationsstruktur in Kombination mit der Netzwerkgrösse haben das Netzwerk international zu einem Vorbild werden lassen. Die Bedeutung einer integrativen Organisationsstruktur wurde auch durch die weltweit grösste Fallserie zur Transplantation von Ovargewebe deutlich, die voraussichtlich 2016 publiziert wurde [6].

Die vielfältigen Aufgaben erforderten die Überführung des Netzwerkes, das bis dahin nur eine Interessensgemeinschaft war, in eine Vereinsstruktur. Die Gründungsversammlung des „*Ferti*PROTEKT Netzwerk e.V." fand am 10. November 2015 in Hamburg statt.

Zehn Jahre nach der Gründung des Netzwerkes sind die fertilitätsprotektiven Behandlungen in vielen Bereichen weitgehend etabliert. Aufgrund dessen haben Mitglieder des Netzwerkes zusammen mit weiteren Experten das knapp 200 Seiten umfassende Buch „Indikationen und Durchführung fertilitätsprotektiver Maßnahmen bei onkologischen und nicht-onkologischen Erkrankungen" als praktische Anleitung für Onkologen, Rheumatologen, Pädiater und Reproduktionsmediziner und Reprodukti-

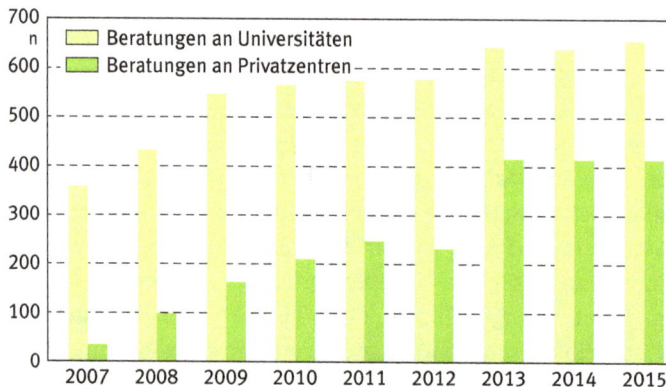

Abb. 1.1: Beratungen und fertilitätsprotektive Therapien durch Zentren des Netzwerks *Ferti*PROTEKT e.V. von 20177 bis 2015.

onsbiologen verfasst [7]. Dieses Buch kann kostenlos über die Website von *Ferti*PRO-
TEKT heruntergeladen sowie kostenlos als Print-Version bezogen werden.

1.3.2 Die zukünftigen Ziele von *Ferti*PROTEKT Netzwerk e. V.

Wenngleich fertilitätsprotektive Behandlungen inzwischen in vielen Bereichen
weitgehend etabliert sind, gibt es zahlreiche weitere Herausforderungen. Aufgrund
dessen wurden 10 Jahre nach der Gründung *Ferti*PROTEKT folgende Ziele für die folgenden 5–10 Jahre definiert [8]:
- Einführung fertilitätsprotektiver Maßnahmen in allen Bereichen der Onkologie.
  Um auch an den Zentren ohne eine universitäre Anbindung und in allen inter-
  nistisch-onkologischen und pädiatrisch-onkologischen Bereichen fertilitätsprotektive Maßnahmen zu integrieren, wird die Zusammenarbeit mit den onkologischen und anderen relevanten Fachgesellschaften intensiviert werden. Den
  Fachgesellschaften soll Informationsmaterial zur Verfügung gestellt werden, das
  die Kollegen der Onkologie bei der Argumentation für oder gegen die Durchführung fertilitätsprotektiver Maßnahmen unterstützt. Auch wird das oben genannte
  Buch hilfreich sein, da es nicht nur von Reproduktionsmedizinern, sondern auch
  von Onkologen, Rheumatologen, Pädiater etc. verfasst wurde.
  Des Weiteren wird 2016/2017 eine S2k-Leitlinie „Fertilitätserhaltung bei onkologischen Therapien" der Arbeitsgemeinschaft der Wissenschaftlichen Medizinischen Fachgesellschaften e. V. (AWMF) unter Einbindung aller fachlich assozi-
  ierten Fachgesellschaften erscheinen, die Grundlage für die Informationen über
  fertilitätserhaltende Maßnahmen in den zertifizierten Zentren der Deutschen
  Krebsgesellschaft (DKG) sein wird.
- Definition und Konkretisierung der Indikationen für, aber auch gegen die Durchführung fertilitätsprotektiver Maßnahmen.
  *Ferti*PROTEKT hat einen Algorithmus erarbeitet, der bei der Indikationsstellung
  helfen soll. So sollten– in Anlehnung an die Edinburgh-Kriterien [9] – fertilitätsprotektive Maßnahmen in der Regel nur dann erwogen werden, wenn die 5-Jah-
  res-Überlebensrate mindestens 50 % beträgt und das Risiko für eine prämature
  Ovarialinsuffizienz > ca. 30–50 % ist. Das oben beschriebene Buch folgt inhalt-
  lich diesem Algorithmus, so dass für zahlreiche onkologische Erkrankungen
  stufenweise die Indikationen für oder gegen eine fertilitätsprotektive Maßnahme
  geprüft werden können.
- Optimierung der bereits eingesetzten fertilitätsprotektiven Maßnahmen, insbesondere die Kryokonservierung und Transplantation von Ovarialgewebe.
  Für die Kryokonservierung und Transplantation von Ovarialgewebe besteht weiterer Optimierungsbedarf. So ist weiterhin unklar, in welche Region das Gewebe
  idealerweise transplantiert werden sollte und welche Ovargewebemenge zu
  verwenden ist. Aufgrund dessen hat *Ferti*PROTEKT die international erste pro-

spektive, multizentrische Studie „Ovargewebe-Transplantation nach Kryokonservierung – Untersuchung der Follikulogenese bei einer Transplantation in die Beckenwand versus das Ovar" initiiert, die primär klären soll, ob die Aktivität transplantierten Gewebes in der Beckenwand oder im verbliebenen Ovar höher ist und sekundär, wie hoch die Erfolgschance der Transplantation unter kontrollierten Bedingungen ist. Auch wird geprüft werden, wie gut transplantiertes Gewebe klimakterische Beschwerden zu lindern vermag.

– Entwicklung von Techniken wie Xeno-Transplantation und *In-vitro*-Kultivierung von Ovarialgewebe zur Generierung von Oozyten auch bei Erkrankungen mit einem hohen gonadalen Metastasierungsrisiko und bei malignen Erkrankungen des hämatopoetischen Systems.

Da es bei Erkrankungen mit einem hohen gonadalen Metastasierungspotential und bei Erkrankungen des hämatopoetischen Systems derzeit noch nicht möglich ist, kryokonserviertes Hoden- oder Ovarialgewebe zu transplantieren, müssen weitere Techniken etabliert werden, um auch in diesen Fällen den Patienten helfen zu können. Diese Techniken sind jedoch noch experimentell und deren Etablierung wird noch mehrere Jahre in Anspruch nehmen.

– Einführung der Kostenübernahme fertilitätsprotektiver Maßnahmen durch die Krankenkassen.

Da eine Sterilität als Nebenwirkung und/oder Komplikation einer gonadotoxischen Therapie zu werten ist, sollten die Kosten für Maßnahmen zur Abwendung oder Behandlung einer therapieinduzierten Sterilität von den Krankenkassen übernommen werden. Vor einigen Jahren wurde eine Kostenübernahme noch abgelehnt. Da jedoch die Techniken inzwischen weitgehend etabliert sind, sollte in den kommenden Jahren eine Kostenübernahme möglich sein.

1.3.3 Literatur

[1]   von Wolff M, Dittrich R, Liebenthron J et al. Fertility preservation counselling and treatment for medical reasons over a time course of 7 years – data from a multinational network with >5000 women. RBMOnline 2015,31,605–12.

[2]   Montag M, Tolba R, Schulz M et al. Untersuchungen zum Einfluss des Mediums auf den Transport von Ovarialgewebe im Rahmen der Fertilitätsprotektion. J Reprod & Endokrinol 2007,5,264.

[3]   von Wolff M, Thaler CJ, Frambach T et al.: Ovarian stimulation to cryopreserve fertilized oocytes in cancer patients can be started in the luteal phase. Fertil Steril 2009,92,1360–65.

[4]   Huober-Zeeb C, Lawrenz B, Popovici RM et al. Improving fertility preservation in cancer: Ovarian tissue cryobanking followed by ovarian stimulation can be efficiently and safely combined. Fertil Steril 2011,95,342–4.

[5]   Dittrich R, Hackl J, Lotz L, Hoffmann I, Beckmann MW. Pregnancies and live births after 20 transplantations of cryopreserved ovarian tissue in a single center. Fertil Steril 2015, 103,462–8.

[6] Van der Ven H, Liebenthron J, Beckmann M et al., Ninety-five orthotopic transplantations in 74 women of ovarian tissue after cytotoxic treatment in a fertility preservation network – tissue activity, pregnancy and delivery rates. Hum Reprod, 2016,31,2031–41.

[7] von Wolff M. Indikation und Durchführung fertilitätsprotektiver Maßnahmen. 1. Auflage. Schmidt & Klaunig, Kiel, Deutschland, 2016.

[8] von Wolff M, Dittrich R, Germeyer A et al. FertiPROTEKT in Deutschland – gestern, heute, morgen. Geburtshilfe Frauenheilkd 2016,76,116–8.

[9] Wallace WH, Smith AG, Kelsey TW, Edgar AE, Anderson RA. Fertility preservation for girls and young women with cancer: population-based validation of criteria for ovarian tissue cryopreservation. Lancet Oncol. 2014,15,1129–36.

2 Methoden des Fertilitätserhalts

2.1 Kryokonservierung Oozyten

Dunja Maria Baston-Büst

2.1.1 Kryokonservierung von unbefruchteten Oozyten

Die reife menschliche Eizelle ist mit ca. 110–140 µm Durchmesser die größte Zelle des menschlichen Körpers mit einem für das Einfrieren ungünstigen Verhältnis von Oberfläche zu Volumen, die darüber hinaus auch noch viel Wasser enthält. Wasser dehnt sich beim Einfrieren aus und kann somit die einzufrierende Zelle zerstören. Daher wurde ein Einfrieren und Auftauen intakter Eizellen erst durch die Entdeckung sogenannter Kryoprotektiva möglich. 1949 wurde der Grundstein für das *Slow-Freezing*-Verfahren (langsames Einfrieren im Äquilibrium-Verfahren) durch die Entdeckung der schützenden Eigenschaften von Glycerol gelegt. Initial wollten Christopher Polge, Audrey Smith und Alan Parkes mit ihren Versuchen die Möglichkeit der Vitrifikation (*Rapid Freezing*) von Spermien untersuchen [1]. Ein erfolgreiches Einfrieren und Auftauen von Mausembryonen mit lebenden Nachkommen nach Transfer konnte mit Dimethylsulfoxid (DMSO) publiziert werden [2]. Universell gibt es zwei Arten von Kryoprotektiva in der Kryobiologie menschlicher Keimzellen und Embryonen: Zellmembran-permeable und impermeable. Permeable Kryoprotektiva werden gering konzentriert eingesetzt, sind gut löslich und durchgängig für die Zellmembran (z. B. Ethylenglykol, DMSO, Propandiol und Glycerol) [2, 3]. Das eindringende Kryoprotektivum bindet das intrazelluläre Wasser über Wasserstoffbrücken und ersetzt es. Dadurch wird die Bildung von Eiskristallen reduziert. Impermeable Kryoprotektiva (z. B. Sucrose, Trehalose, Glukose) wirken als osmotischer Puffer beim späteren Rehydrieren während des Auftauens. Makromoleküle (z. B. Ficoll, Polyvinylpyrrolidon) reduzieren des Weiteren die extrazelluläre Eisbildung. Während beim *Slow Freezing* relativ geringe Konzentrationen an Kryoprotektiva eingesetzt werden, ist deren Konzentration in Vitrifikationslösungen im nicht-Äquilibrium Verfahren sehr hoch. Die Bildung von Eiskristallen wird durch die hohen Konzentrationen an Kryoprotektiva und die raschen Abkühlungsraten verhindert [4]. Die Optimierung der Abkühlungsrate war lange Zeit Fokus der kryobiologischen Forschung (–0,3 °C/min im *Slow Freezing* und bei –200 °C bis –20.000 °C in der Vitrifikation) [5]. Die Abkühlungsrate steht in direktem Zusammenhang zum Kryo-Trägersystem. Für das *Slow Freezing* werden geschlossene Träger verwendet, die in vertikalen oder horizontalen Systemen unter kontrollierten Abkühlungsbedingungen eingefroren werden. Für die Vitrifikation sind offene und geschlossene Trägersysteme verfügbar [6, 7, 8, 9, 10], wobei die Vitrifikation von Eizellen durch verbesserte Handhabung das *Slow Freezing* immer mehr ablöst. In Studien konnte gezeigt werden, dass intrazelluläre Strukturen, z. B. die meiotische Spindel, nach Vitrifikation besser erhalten bleiben bzw. sich schneller

DOI 10.1515/9783110422634-006

erholen [11, 12, 13]. Im direkten prospektiv randomisierten Vergleich der Kryokonservierung anhand *Slow Freezing* und Vitrifikation von reifen Eizellen konnten höhere Überlebensraten nach dem Aufwärmen, bessere Embryoentwicklung und Morphologie verzeichnet werden [14]. Als entscheidender Faktor zur Erhaltung der Qualität gilt die Zeit bis zum Einfrieren der mittels Punktion des Ovars erhaltenen Eizellen. Hier sollten maximal zwei Stunden vergehen [15].

Da die Technik der Vitrifikation noch relativ neu in den meisten IVF-Laboren eingeführt wird (ca. seit 2010), ist es wissenschaftlich notwendig, diese Anwendung hinsichtlich ihrer Sicherheit und Durchführbarkeit zu untersuchen. Als Technik der Wahl zur Befruchtung der aufgewärmten unbefruchteten Eizellen muss die intrazytoplasmatische Spermieninjektion (ICSI) verwendet werden, da die Eizellen vor dem Einfrieren zur Bestimmung ihres Reifegrads von den umgebenden Cumuluszellen befreit werden müssen, die zur Durchführung einer klassischen IVF zwingend notwendig sind (Abb. 2.1).

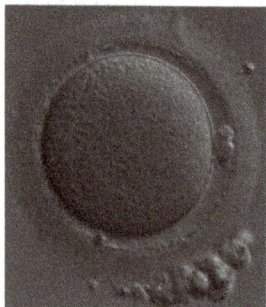

Abb. 2.1: Eine reife Metaphase-II-Eizelle nach enzymatischer und mechanischer Ablösung der umgebenden Cumuluszellen.

Große Studien inklusive prospektiv randomisierter Studien konnten gute Auftau-, Befruchtungs-, Embryoentwicklungs-, Schwangerschafts- und Lebendgeburtenraten aufweisen, die vergleichbar mit der Erfolgsrate frischer Eizellen sind [16, 17, 18]. Bezüglich der benötigten Anzahl an eingefrorenen unbefruchteten Eizellen verbunden mit der größtmöglichen Chance auf die Geburt eines Kindes nach Aufwärmen und Befruchtung ergeben Berechnungen der Gruppe um Joseph Doyle et al. [17] eine Oozyte-Kind-Effizienz von 6,7 % über alle betrachteten Altersklassen (max. 44 Jahre). Für die Beratungssituation scheint die Angabe von 8–10 reifen Metaphase-II-Eizellen bei Frauen < 36 Jahre von der Gruppe um Ana Cobo et al. [18] realistischer. Das wissenschaftliche Résumé appelliert an die Motivation junger Frauen, möglichst frühzeitig Eizellen einfrieren zu lassen (< 30 Jahre), wenn die Realisierung des Kinderwunsches aufgrund persönlicher Entscheidungen auf eine spätere Lebensphase verschoben werden soll.

2.1.1.1 Fazit

Mit der technischen Verbesserung der Kryobiologie durch die Vitrifikation können unbefruchtete Oozyten zumeist unbeschadet eingefroren und erwärmt werden mit guten Chancen auf erfolgreiche Befruchtung, Embryonalentwicklung und der Geburt eines Kindes. Für das IVF-Labor besteht die Herausforderung in der zeitlich akkuraten Abfolge und Durchführung der Vitrifikation. Von ärztlicher Seite sollte die Patientin über Chancen, Risiken und Kosten aufgeklärt sein.

2.1.1.2 Literatur

[1] Polge C, Smith AU, Parkes AS. Revival of spermatozoa after vitrification and dehydration at low temperatures. Nature 1949,164,666.

[2] Whittingham DG, Leibo SP, Mazur P. Survival of mouse embryos frozen to −196 and −269 °C. Science 1972,178,411−4.

[3] Willadsen SM, Polge C, Rowson LEA, Moor RM. Deep freezing of sheep embryos. J Reprod Fertil 1976,46,151−4.

[4] Rall WF, Fahy GM. Ice-free cryopreservation of mouse embryos at −196 °C by vitrification. Nature 1985,313,573−5.

[5] Mazur P. Cryobiology: The Freezing of biological systems. Nature 1970,168,939−49.

[6] Borini A, Bianchi V, Bonu MA et al. Evidence-based clinical outcome of oocyte slow cooling. Reprod Biomed Online 2007,15,175−81.

[7] Saragusty J, Arav A. Current progress in oocyte and embryo cryopreservation by slow freezing and vitrification. Reproduction 2011,141,1−19.

[8] Cobo A, Meseguer M, Remohí J, Pellicer A. Use of cryo-banked oocytes in an ovum donation programme: a prospective, randomized, controlled, clinical trial. Human Reproduction 2010,25,2239−2246.

[9] Vajta G, Holm P, Kuwayama M et al. Open Pulled Straw (OPS) vitrification: a new way to reduce cryoinjuries of bovine ova and embryos. Mol Reprod Dev 1998,51,53−8.

[10] Kasai M, Zhu SE, Pedro PB, Nakamura K, Sakurai T, Edashige K. Fracture damage of embryos and its prevention during vitrification and warming. Cryobiology 1996,33,459−64.

[11] Cobo A, Perez S, De los Santos MJ, Zulategui J, Domingo J, Remohí J. Effect of different cryopreservation protocols on the metaphase II spindle in human oocytes. Reprod Biomed Online 2008,17,350−9.

[12] Larman MG, Minasi MG, Rienzi L, Gardner DK. Maintenance of the meiotic spindle during vitrification in human and mouse oocytes. Reprod Biomed Online 2007,15,692−700.

[13] Ciotti PM, Porcu E, Notarangelo L, Magrini O, Bazzocchi A, Venturoli S. Meiotic spindle recovery is faster in vitrification of human oocytes compared to slow freezing. Fertil Steril 2009,91,2399−407.

[14] Smith GD, Serafini PC, Fioravanti J et al. Prospective randomized comparison of human oocyte cryopreservation with slow-rate freezing or vitrification. Fertil Steril 2010,94,2088−95.

[15] Parmegiani L, Cognigni GE, Bernardi S, Ciampaglia W, Infante F, Pocognoli P, et al. Freezing within 2 h from oocyte retrieval increases the efficiency of human oocyte cryopreservation when using a slow freezing/rapid thawing protocol with high sucrose concentration. Hum Reprod 2008,23,1771−7.

[16] Cobo A, Serra V, Garrido N, Olmo I, Pellicer A, Remohí J. Obstetric and perinatal outcome of babies born from vitrified oocytes. Fertil Steril 2014, 102, 1006−15.

[17] Doyle JO, Richter KS, Lim J, Stillman RJ, Graham JR, Tucker MJ. Succesful elective and medically indicated oocyte vitrification and warming for autologous in vitro fertilizytion, with predictive birth probabilities for fertility preservation according to number of cryopreserved oocytes and age at retrieval. Fertil Steril 2016,105,459–66.
[18] Cobo A, García-Velasco JA, Coello A, Domingo J, Pellicer A, Remohí J. Oocytes vitrification as an efficient option for elective fertility preservation. Fertil Steril 2015.

Andreas Schüring
2.1.2 Kryokonservierung von fertilisierten Oozyten

2.1.2.1 Hintergrund

Unter den fertilitätsprotektiven Maßnahmen ist die Kryokonservierung von befruchteten Eizellen das Verfahren, das in der reproduktionsmedizinischen Routine am besten etabliert ist. Es liegen umfangreiche Erfahrungen vor, um Chancen und Risiken der Methode präzise zu beurteilen.

Andererseits ist das Verfahren nicht in jedem Fall zur Fertilitätsprotektion geeignet. Zum einen muss ein Partner vorhanden sein, der Spermien für die *in vitro* Fertilisation zur Verfügung stellt. Die **hormonelle Stimulation** erfordert außerdem ein Zeitintervall von etwa 14 Tagen, bevor die onkologische Therapie beginnen kann. Da die Sicherheit der Patientin Vorrang hat, muss abgewogen werden, ob eine Stimulation zeitlich möglich ist oder alternative Methoden der Fertilitätsprotektion bevorzugt werden sollen. Sicherheitsaspekte sind auch beim Hormonrezeptor-sensitiven Mammakarzinom zu bedenken, hier wird eine Stimulation häufig kritisch gesehen.

Als juristische Voraussetzung für die *In-vitro*-Fertilisierung von Oozyten muss sich die Patientin gemäß der (Muster-) Richtlinie der Bundesärztekammer in einer festen Partnerschaft befinden. Eine Kostenübernahme der ICSI, in der Regel aber nicht der Kryokonservierung, kann im individuellen Fall bei den gesetzlichen Kostenträgern erreicht werden, wenn sie als fertilitätsprotektive Maßnahme begründet wird. Um zukünftigen persönlichen Veränderungen Rechnung zu tragen, sollte der Patientin angeboten werden, einen Teil der Oozyten unfertilisiert einzufrieren.

2.1.2.2 Stimulationsprotokolle

Die für die Fertilitätsprotektion eingesetzten ovariellen Stimulationsprotokolle weisen Besonderheiten auf, da innerhalb eines begrenzten Zeitintervalls vor onkologischer Therapie eine ausreichende Quantität an Oozyten zur Verfügung stehen soll und gleichzeitig das Risiko eines **ovariellen Überstimulationssyndroms** begrenzt werden muss (Tab. 2.1).

Tab. 2.1: Ovarielle Stimulation für die Fertilitätsprotektion – praktische Empfehlungen.

Höherer Gonadotropinbedarf, da ausreichende Eizellzahl erforderlich: – Gonadotropindosis 50–100 IE/d höher wählen
Zugabe von LH-Aktivität sinnvoll (HMG, LH): – bei längerer hormoneller Kontrazeption – bei schlanker Patientin
Reduktion des OHSS-Risikos durch: – Stimulation im GnRH-Antagonistenprotokoll – Ovulationsinduktion mit GnRH-Agonist
Bei modifizierten Protokollen *(Random Start)*: – längere Stimulationsdauer, erhöhter Gonadotropinbedarf – Gabe von GnRH-Antagonist bereits ab Follikeldurchmesser ≥12 mm

Hoch dosierte Gonadotropinstimulation – genügend Eizellen

Wie in der reproduktionsmedizinischen Routine erfolgt auch bei einer ICSI für die Fertilitätsprotektion eine ovarielle Gonadotropinstimulation, um die Gewinnung von mehreren Eizellen zu ermöglichen. Die **Gonadotropindosis** sollte dabei für eine fertilitätsprotektiven Maßnahme etwa 50–100 IE/d höher liegen als bei einer Kinderwunschpatientin ohne diese Indikation, da häufig nur eine einzige Behandlung vor Beginn der onkologischen Therapie möglich ist. Nach längerer hormoneller Kontrazeption sollte zusätzlich zu FSH mit LH oder LH-Aktivität (HMG) stimuliert werden, da eine endokrine Situation vorliegen kann, die einer hypothalamischen Amenorrhoe vergleichbar ist.

Antagonisten-Protokoll und Agonist Trigger – Vermeidung einer Überstimulation

Das durch die höhere Gonadotropindosis konkretere Risiko eines ovariellen Überstimulationssyndroms wird effektiv begrenzt, indem die hypophysäre Downregulation mit einem **GnRH-Antagonisten** erfolgt, der im Vergleich zum „langen" Agonistenprotokoll niedrigere Östrogenspiegel verursacht. Zudem bleibt durch das Antagonistenprotokoll die Möglichkeit zur Ovulationsinduktion mittels **GnRH-Agonist** anstelle von HCG erhalten, ein sehr wirksamer Schutz vor einem Überstimulationssyndrom [1].

Den Ablauf eines Stimulationsprotokolls mit Start in der frühfollikulären Phase zeigt Abbildung 2.2. Der GnRH-Antagonist wird ab einem Follikeldurchmesser von 14 mm gegeben. Zur Prophylaxe einer Überstimulation erfolgt die Ovulationsauslösung mit einem GnRH-Agonist (Triptorelin 0,2 mg s. c.), sobald der Durchmesser von maximal drei Follikeln ≥ 17 mm erreicht hat.

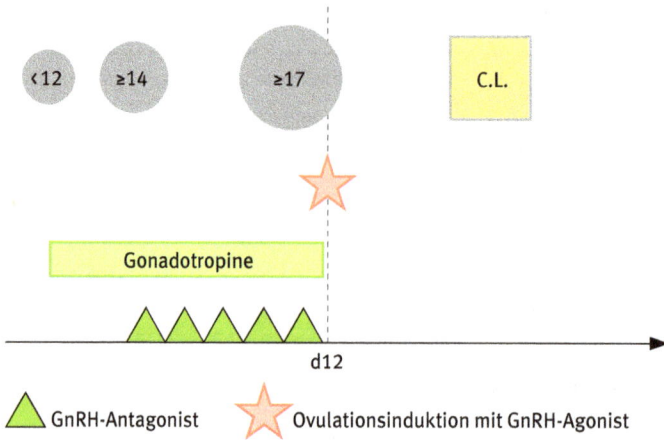

Abb. 2.2: Standard-Protokoll: Start in der frühen Follikelphase;
CL, Corpus Luteum.

Zyklusunabhängiger Stimulationsstart – geringer Zeitverlust

Die Abhängigkeit des Standardprotokolls vom Stimulationsstart in der frühen Follikelphase kann einen Nachteil für die Fertilitätsprotektion darstellen, da sie den Beginn der onkologischen Therapie um mehr als zwei Wochen verzögern kann. Mit modifizierten Stimulationsprotokollen kann die Gonadotropinbehandlung unabhängig vom Zyklustag beginnen (*Random-Start*-Protokoll), wodurch ein Behandlungsstart auch in der Lutealphase oder späten Follikelphase ermöglicht wird und das Zeitintervall bis zur Follikelpunktion auf etwa 14 Tage begrenzt werden kann [2].

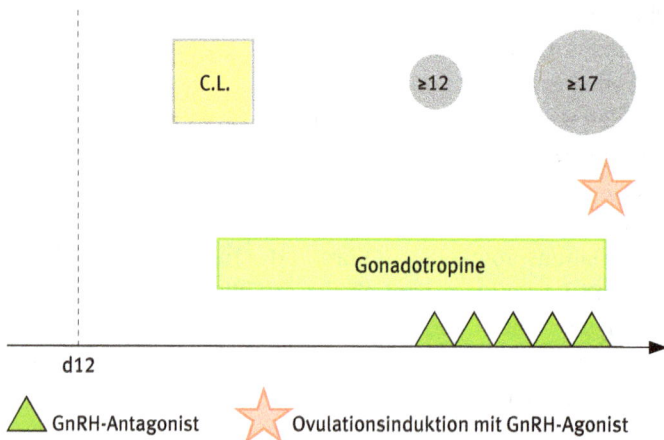

Abb. 2.3: Lutealphasen-Protokoll: Start in der Lutealphase;
CL, Corpus Luteum.

Lutealphasenprotokoll: Das Lutealphasenprotokoll basiert auf dem physiologischen Prinzip, dass die Follikel der zukünftigen Kohorte durch ansteigende FSH-Serumspiegel bereits während der Lutealphase rekrutiert werden. Entsprechend kann auch eine exogene Gonadotropinstimulation schon in der Gelbkörperphase zur Bildung multipler Follikel führen [3]. Wird in der Lutealphase stimuliert, kann der Gonadotropinbedarf im Vergleich zum Standardprotokoll erhöht und die Stimulationsdauer verlängert sein. Um eine vorzeitige Ovulation zu verhindern, wird der GnRH-Antagonist bereits ab einem Leitfollikel von 12 mm Durchmesser gegeben. Wie im Standardprotokoll erfolgt die Ovulationsinduktion zur Vermeidung einer Überstimulation mit einem GnRH-Agonist.

Start in der späten Follikelphase

Mit einem *Random-Start*-Protokoll kann die Stimulation auch in der mittleren oder späten Follikelphase mit dominantem Follikel ≥ 14 mm Durchmesser beginnen [2] (Abb. 2.4).

Die Follikelphase wird zunächst durch eine Ovulationsinduktion mittels GnRH-Agonist in eine Lutealphase überführt. Danach erfolgt eine Stimulation wie im Lutealphasenprotokoll. Auch hierbei muss die Gonadotropindosis höher gewählt werden als bei einem Start zu Zyklusbeginn, mit einer verlängerten Stimulationsdauer ist ebenfalls zu rechnen.

Das Lutealphasenprotokoll weist in *Poor-responder*-Programmen günstige Schwangerschaftsraten auf [4], es fanden sich keine Hinweise auf eine erhöhte Fehlbildungsrate [5]. In einer Meta-Analyse waren Anzahl und Qualität der gewonnen Oozyten nicht beeinträchtigt [6]. Die Registerdaten des *Ferti*PROTEKT-Netzwerks bestätigen die praktische Anwendbarkeit von *random start*-Protokollen [7].

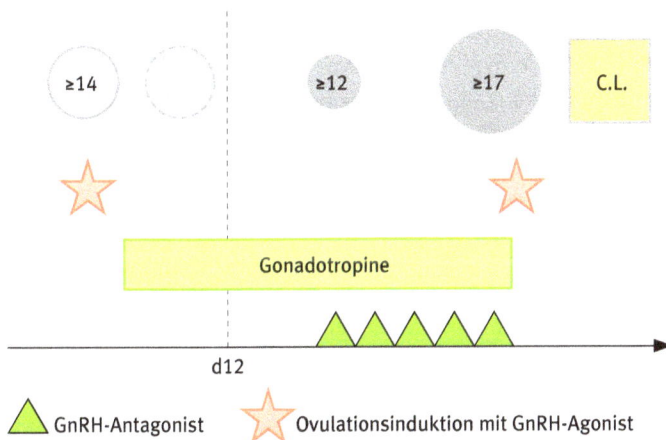

Abb. 2.4: *Random*-Start: Start in der mittleren bis späten Follikelphase; CL, Corpus Luteum.

Doppelstimulation – Erhöhung der Eizellzahl
Um die Anzahl der Eizellen zu erhöhen, kann eine **Doppelstimulation** durchgeführt werden [8, 9]. Für eine Doppelstimulation besteht ein Zeitbedarf von etwa 30 Tagen, bevor die onkologische Therapie beginnen kann. In der Literatur zeigt das Verfahren einen positiven Einfluss auf die Anzahl der gewonnenen Eizellen bei *poor respondern* [4, 10]. Die Doppelstimulation beginnt wie üblich mit einer Stimulation im Antagonisten-Protokoll, die Ovulation wird mit einem GnRH-Agonist ausgelöst. Unmittelbar nach der ersten Follikelpunktion erfolgt die zweite Stimulation analog Lutealphasenprotokoll, gefolgt von einer zweiten Follikelpunktion. GnRH-Antagonisten kommen zur Suppression der Hypophyse ab einem Leitfollikel von 12–14 mm Durchmesser zum Einsatz [8].

Aromataseinhibitoren – Senkung der Östrogenspiegel
Eine interessante Option stellen **Aromataseinhibitoren** dar, die den Anstieg des Serum-Östradiols während der Stimulation begrenzen. Besonders beim hormonrezeptor-positivem Mammakarzinom ist dies eine sinnvolle Strategie, wenn im individuellen Fall die Entscheidung für eine Stimulation getroffen wird. Die Gabe des Aromataseinhibitors erfolgt während der gesamten Stimulation (z. B. Letrozol® 2,5 mg, 2×/d) [11]. Nach einer Stimulation unter Letrozol zeigte sich bei Patientinnen mit Mammakarzinom über ein 5-Jahresintervall keine erhöhte Rezidivrate [12]. Die Gesundheit der geborenen Kinder ist nicht beeinträchtigt [13].

Kombination fertilitätsprotektiver Maßnahmen
Die Kryokonservierung befruchteter Eizellen kann mit einer Kryokonservierung von Ovargewebe kombiniert werden [14]. Dazu erfolgt zunächst die operative Laparoskopie zur Entnahme des Ovargewebes (siehe Kap. 2.2), etwa zwei Tage nach dem Eingriff beginnt die ovarielle Stimulation. Parallel zur Stimulation können GnRH-Agonisten appliziert werden, die einerseits die hypophysäre Downregulation während der Stimulation sicherstellen und gleichzeitig einen Schutz während der sich anschließenden onkologischen Therapie bieten (siehe Kap. 2.6). Auf diese Weise können mehrere fertilitätsprotektive Strategien kombiniert und die kumulativen Chancen für den Erhalt der Fruchtbarkeit erhöht werden [15].

2.1.2.3 Kryokonservierung (*slow freezing*)
Das am besten etablierte Verfahren der Kryokonservierung für fertilisierte Oozyten ist das langsame Einfrieren (*slow freezing*). Ziel einer Kryokonservierung ist die reversible Arretierung des zellulären Metabolismus bei einer Temperatur von −196 °C, um Struktur und funktionelle Integrität der Eizelle zu erhalten. Während des Abkühlvorgangs muss insbesondere eine Schädigung der Oozyte durch die Formierung von intrazellulärem Eis verhindert werden. Beim *slow freezing* wird zu diesem Zweck eine

fortschreitende Dehydrierung der Zelle mittels eines langsamen Abkühlvorgangs erreicht. Innerhalb von ca. 90 Minuten wird in exakt definierten Abkühlungsschritten von 0,3–2,0 °C/min ein Äquilibrium zwischen dem aus der Zelle ausströmenden intrazellulärem Wasser und dem höher konzentrierten Kryoprotektivum der Umgebung etabliert. Da die menschliche Oozyte ein kleines Verhältnis von Oberfläche zu Volumen und einen hohen Wassergehalt aufweist, sind relativ langsame Abkühlraten erforderlich, um eine adäquate Dehydratation zu ermöglichen [16].

2.1.2.4 Effektivität und Sicherheit

Nach den Daten des Deutschen IVF-Registers (DIR) führte das Auftauen kryokonservierter Pronuklei mit Embryotransfer zu einer klinischen **Schwangerschaftsrate** von 25,0 %, die Geburtenrate pro Transfer lag bei 16,1 % [17]. In einer Modellrechnung mit Registerdaten des FertiPROTEKT Netzwerks lag die kumulative **Geburtenrate** in der Altersgruppe der 31 bis 35-Jährigen mit im Mittel 6,1 fertilisierten Oozyten bei 30 %, die der 36 bis 40-Jährigen mit 5,1 fertilisierten Oozyten bei 25 % [15]. Das chronologische Alter der Patientin, vor allem aber ihre individuelle ovarielle Reserve zum Zeitpunkt der Eizellentnahme, sowie eine ausreichend hohe Stimulation sind daher wesentliche Prognosefaktoren für den Eintritt einer späteren Schwangerschaft [18].

Patientenbezogene Risiken wie eine **Komplikation** bei der Follikelpunktion oder eine schwere Überstimulation treten in deutlich weniger als 1 % der Fälle auf [15, 17]. Die Gesundheit der Kinder nach konventioneller IVF ist nach Kontrolle auf elterliche Risikofaktoren nicht erhöht, bei ICSI wird ein genetischer Hintergrund der (andrologischen) Infertilität als wahrscheinlichste Ursache für das gering erhöhtes Fehlbildungsrisiko angenommen [19]. Da zum Erhalt der Fruchtbarkeit vorwiegend Patienten ohne bestehende Infertilität behandelt werden, kann vermutet werden, dass eine ICSI als fertilitätsprotektive Maßnahme eher ein geringes Risiko bedingt.

2.1.2.5 Literatur

[1]   Youssef MA, Abdelmoty HI, Ahmed MA, Elmohamady M. GnRH agonist for final oocyte maturation in GnRH antagonist co-treated IVF/ICSI treatment cycles: Systematic review and meta-analysis. J Adv Res 2015,6,341–9.

[2]   Cakmak H, Katz A, Cedars MI, Rosen MP. Effective method for emergency fertility preservation: random-start controlled ovarian stimulation. Fertil Steril 2013,100,1673–80.

[3]   von Wolff M, Thaler CJ, Frambach T, Zeeb C, Lawrenz B, Popovici RM, Strowitzki T. Ovarian stimulation to cryopreserve fertilized oocytes in cancer patients can be started in the luteal phase. Fertil Steril 2009,92,1360–5.

[4]   Kuang Y, Hong Q, Chen Q, Lyu Q, Ai A, Fu Y, Shoham Z. Luteal-phase ovarian stimulation is feasible for producing competent oocytes in women undergoing in vitro fertilization/intracytoplasmic sperm injection treatment, with optimal pregnancy outcomes in frozen-thawed embryo transfer cycles. Fertil Steril 2014,101,105–11.

[5]   Chen H, Wang Y, Lyu Q, Ai A, Fu Y, Tian H, Cai R, Hong Q, Chen Q, Shoham Z, Kuang Y. Comparison of live-birth defects after luteal-phase ovarian stimulation vs. conventional ovarian stimulation for in vitro fertilization and vitrified embryo transfer cycles. Fertil Steril 2015, 103,1194–1201.

[6]   Boots CE, Meister M, Cooper AR, Hardi A, Jungheim ES. Ovarian stimulation in the luteal phase: systematic review and meta-analysis. J Assist Reprod Genet 2016,33,971–80.

[7]   von Wolff M, Capp E, Jauckus J, Strowitzki T, Germeyer A, FertiPROTEKT study group. Timing of ovarian stimulation in patients prior to gonadotoxic therapy: an analysis of 684 stimulations. Eur J Obstet Gynecol Reprod Biol 2016,199,146–9.

[8]   Turan V, Bedoschi G, Moy F, Oktay K. Safety and feasibility of performing two consecutive ovarian stimulation cycles with the use of letrozole-gonadotropin protocol for fertility preservation in breast cancer patients. Fertil Steril 2013,100,1681–5.

[9]   Moffat R, Pirtea P, Gayet V, Wolf JP, Chapron C, de Ziegler D. Dual ovarian stimulation is a new viable option for enhancing the oocyte yield when the time for assisted reproductive technnology is limited. Reprod Biomed Online 2014,29,659–61.

[10] Zhang J. Luteal phase ovarian stimulation following oocyte retrieval: is it helpful for poor responders? Reprod Biol Endocrinol 2015,13,76.

[11] Oktay K, Turan V, Bedoschi G, Pacheco FS, Moy F. Fertility Preservation Success Subsequent to Concurrent Aromatase Inhibitor Treatment and Ovarian Stimulation in Women With Breast Cancer. J Clin Oncol 2015,33,2424–9

[12] Kim J, Turan V, Oktay K. Long-Term Safety of Letrozole and Gonadotropin Stimulation for Fertility Preservation in Women With Breast Cancer. J Clin Endocrinol Metab 2016,101,1364–71.

[13] Sharma S, Ghosh S, Singh S, Chakravarty A, Ganesh A, Rajani S, Chakravarty BN. Congenital malformations among babies born following letrozole or clomiphene for infertility treatment. PLoS One 2014,9,e108219.

[14] Huober-Zeeb C, Lawrenz B, Popovici RM, Strowitzki T, Germeyer A, Stute P, von Wolff M. Improving fertility preservation in cancer: ovarian tissue cryobanking followed by ovarian stimulation can be efficiently combined. Fertil Steril 2011,95,342–4.

[15] von Wolff M, Dian D. Fertility preservation in women with malignant tumors and gonadotoxic treatments. Dtsch Arztebl Int 2012,109,220–6.

[16] Liebenthron J. Kryokonservierung von unfertilisierten und fertilisierten Oozyten. In: von Wolff M, ed. Indikation und Durchführung fertilitätsprotektiver Massnahmen bei onkologischen und nicht-onkologischen Erkrankungen. Kiel, Schmidt & Klaunig, 2015,122–8.

[17] Deutsches IVF Register 2015. http://www.deutsches-ivf-register.de/perch/resources/downloads/dir2015dwww.pdf

[18] Cil AP, Bang H, Oktay K. Age-specific probability of live birth with oocyte cryopreservation: an individual patient data metaanalysis. Fertil Steril 2013,100,492–9.

[19] Davies MJ, Moore VM, Willson KJ, et al. Reproductive technologies and the risk of birth defects. N Engl J Med 2012,366,1803–13.

2.2 Kryokonservierung Ovar

Jana Liebenthron

2.2.1 Entnahme und Kryokonservierung

2.2.1.1 Einleitung

Die Kryokonservierung von Ovarialkortex empfiehlt sich bei Frauen, bei denen durch eine onkologische, hämatologische oder anderweitige Grundsituation eine direkte oder indirekte Gefährdung hinsichtlich des Funktionserhalts der Ovarien besteht [1]. Insbesondere trifft dies vor einer unmittelbar bevorstehenden gonadotoxischen Chemotherapie und/oder einer Bestrahlung im Beckenbereich zu – wenn kein Zeitfenster mehr für eine konventionelle Stimulationsbehandlung mit anschließender Kryokonservierung von fertilisierten und/oder unfertilisierten Oozyten zum Fertilitätserhalt besteht.

Ideal sind die Bedingungen bei jungen postpubertären Patientinnen bis 27 Jahre, da die Ovarien in der Regel noch sehr viele Oozyten, eingebettet in Primordialfollikel, in regelmäßiger Verteilung über den gesamten Ovarialkortex aufweisen [2, 3]. Als Altersobergrenze gibt der Verein „FertiPROTEKT Netzwerk" 35 Jahre vor, wobei diese Grenze im Einzelfall in Abhängigkeit von der Ovarialreserve (Anti-Müller-Hormon(AMH)-Wert, antraler Follikelcount) flexibel ist.

In Deutschland werden pro Jahr in etwa 400 Kryokonservierungen von Ovarialgewebe durchgeführt, dies entspricht ca. 20 % aller fertilitätserhaltenden Therapien mit steigender Tendenz [4]. Nach Behandlung der primären Krebserkrankung und im Fall einer prämaturen Ovarialinsuffizienz kann das kryokonservierte Ovarialgewebe dann aufgetaut und in oder auf das noch vorhandene Ovar bzw. in eine Peritonealtasche nahe der Fimbrientrichter transplantiert werden (Kapitel 2.2.2).

Eine Wiederherstellung der Ovarialfunktion, der endogenen Hormonproduktion, gelingt in den meisten Fällen drei bis sechs Monate nach Transplantation [5, 6], mit allerdings begrenzter Funktionalität, da die kryokonservierte Ovarialkortexmenge in der Regel maximal 50 % eines Ovars entspricht und ein geringer Teil der Primordialfollikel bei der Kryokonservierung, dem Auftauen und kurz nach der Transplantation aufgrund nichtphysiologischer Umgebungsbedingungen degeneriert.

Die Datenlage zur Beurteilung der Effektivität dieser Methode ist derzeit noch begrenzt und kann nur grob geschätzt werden. Gemäß der zwei größten Fallserien liegt die Geburtenrate pro Frau nach einer Transplantation bei ca. 30 % [7, 8]. Nach einer Registerauswertung für Ovarialtransplantationen durch den FertiPROTEKT Netzwerk e.V. im Jahr 2016, konnte bei bis zu 63 % aller Patientinnen eine endogene Hormonproduktion nach Transplantation von kryokonserviertem Ovarialgewebe erreicht werden [9]. Ein Update dieser Zahlen zeigte eine Gewebeaktivität nach erster Transplantion in eine Peritonelatasche der Fossa Ovarica und/oder auf die Ovarien von 74 %; eine weiterhin steigende Tendenz ist mit zunehmender Fallzahl auch hier anzunehmen (Daten präsentiert zum 13. Arbeitstreffen des Vereins FertiPROTEKT in Innsbruck, Österreich, 2017 – in Vorbereitung zur Publikation).

Von 2008 bis Februar 2017 wurden in Deutschland, Österreich und der Schweiz 138 Transplantationen bei 107 Patientinnen durchgeführt (Daten: FertiPROTEKT Netzwerk e.V. – noch nicht veröffentlicht). Im Mittel waren die Patientinnen zum Zeitpunkt der Kryokonservierung des ovariellen Kortex 29,2 Jahre alt, bei der Transplantation 33,7 Jahre. Durchschnittlich wurden 4,7 Gewebestücke mit einer Größe von etwa 6–8 × 4 × 1 mm^3 übertragen. Daraus resultieren bis dato 30 Schwangerschaften bei 22 Patientinnen, 22 Geburten bei 16 Frauen, drei fortlaufende Schwangerschaften bei 3 Patientinnen sowie zwei Aborte, zwei biochemische und zwei extrauterine Schwangerschaften bei insgesamt 5 Patientinnen (Stand FertiPROTEKT Netzwerk e.V.:

Februar 2017). Weltweit wurden bis dato mehr als 96 Geburten nach Transplantation von Ovarialgewebe beschrieben.

Darüber hinaus ist eine Induktion der Pubertät von Patientinnen, denen im präpubertärem Alter das Gewebe zum Fertilitätserhalt entnommen wurde, bereits möglich – was als Besonderheit und Alleinstellungsmerkmal bei allen fertilitätsprotektiven Maßnahmen besonders hervorzuheben ist [1, 3] (Tab. 2.2).

Tab. 2.2: Vor- und Nachteile der Kryokonservierung von Ovarialgewebe.

Vorteile	Nachteile
Entnahme und Kryokonservierung von ovariellem Kortex = etabliertes Verfahren.	Invasive Maßnahme in Allgemein Anästhesie.
Zeitbedarf ca. 0,5–1 Woche, im Vergleich zur Kryokonservierung von fertilisierten/ unfertilisierten Oozyten nach einer Stimulationsbehandlung (ca. 2–3 Wochen).	Erfolgschancen sind abhängig von vorhandener Eizellreserve (AMH, AFC, Calcein-Färbung in Kortexbiopsie = Bestimmung Anzahl Primordialfollikel in genormter Biopsiestanze zum Zeitpunkt der Entnahme/vor zytotoxischer Therapie) sowie von Art und Dosis der gonadotoxischen Therapie (insbesondere bei Radatio).
Sowohl präpubertär als postpubertär durchführbar.	Rezidivrisiko durch mögliche Persistenz von malignen Zellen im Ovarialkortex (Tab. 2.3) → Histopathologischer/zellbiologischer Befund spiegelt nicht eindeutig den Zellbestand der zu transplantierenden Stückchen wider.
Geburtenrate nach Transplantation derzeit ca. 25 %, eine weitere Steigerung ist durch die Optimierung der Technik sowie durch Steigerung der Anzahlen anzunehmen [7–9].	Experimentell bei Erkrankungen mit malignen Zellen im Blut- und Gefäßsystem.
In Kombination mit Kryokonservierung von unbefruchteten oder befruchteten Oozyten sowie der Applikation von GnRH-Agonisten kann der Erfolg gesteigert werden [4].	Bei Kindern ist aufgrund der Ovargröße die Entnahme eines ganzen Ovars erforderlich.
Kosten der Entnahme und Kryokonservierung niedriger als bei einer ovariellen Stimulation/ Kryokonservierung von fertilisierten/ unfertilisierten Oozyten.	

Tab. 2.3: Risiko für eine ovarielle Metastasierung* (Modifiziert nach 1, 10).
* Befund spiegelt jedoch nicht den Zellbestand der zu transplantierenden Stückchen wider!

Hohes Risiko (>11 %)	Moderates Risiko (0,2–11 %)	Geringes Risiko (< 0,2 %)
– Leukämie	– Mammakarzinom	– Mammakarzinom Stadium I–II
– Neuroblastom	Stadium III–IV	– Infiltrierender duktaler Subtyp
– Burkitt-Lymphom	– infiltrierender lubilärer Subtyp	– Squamöses Zellkarzinom der Cervix
	– Kolonkarzinom	– Hodgkin-Lymphom
	– Adenokarzinom der Cervix	– Osteogenes Karzinom
	– Non-Hodgkin-Lymphom	– Nongenitales Rhabdomyosarkom
	– Ewing-Sarkom	– Wilms-Tumor

2.2.1.2 Entnahme des Gewebes

In der Regel wird das Ovarialgewebe per Laparoskopie entnommen. Wichtig ist bei der Resektion ohne Stromkoagulation (Hitzeeinwirkung) zu arbeiten, um Schäden am Ovarialkortex zu vermeiden. Bei der Inspektion der Adnexe sollte darauf geachtet werden, dass das zyklisch inaktive Ovar bzw. der Teil zur Entnahme identifiziert wird, der keinen heranwachsenden Follikel oder auch Corpus rubrum/luteum beherbergt, da interne Untersuchungen ergaben, dass die umliegende Qualität des ovariellen Kortex beträchtlich qualitativ und quantitativ einschränkt ist [11], hinzu kommt ein erhöhtes Blutungsrisiko bei der Entnahme. Nach Inspektion der Adnexe erfolgt die Darstellung des Ligamentum suspensoriums und der Tube. Das Ovar wird mit einer Zange am äußeren Pol gegriffen, antimesenterial ca. 50 % des Ovars mit einer Schere ohne elektrische Koagulation abgesetzt, und sofort in ein bereitstehendes Transportmedium überführt (z. B. Custodiol der Firma Franz Köhler Chemie, Bensheim, Deutschland).

Bei präpubertären Mädchen gibt FertiPROTEKT Netzwerk e.V. die Empfehlung, aufgrund der geringen Größe der Ovarien, die Entnahme eines ganzen Ovars vorzunehmen.

Eine flächige Koagulation am verbliebenen Ovar sowie Nähte zum Verschluss der Wundfläche sind nicht erforderlich.

2.2.1.3 Aufbewahrung und Transport des entnommenen Gewebes bis zur Aufbereitung und Kryokonservierung

Das gewonnene Ovarialgewebe sollte unmittelbar nach Entnahme in ein steriles Transportmedium (z. B. Custodiol, Franz Köhler Chemie, Bensheim, Deutschland) überführt und bei 4 bis 8 °C zum Aufbereitungsort transportiert werden. Kann eine Kryokonservierung des Gewebes nicht unmittelbar am Entnahmeort erfolgen, gibt es in Deutschland die Möglichkeit mit spezialisierten, externen Kryobanken zu kooperieren. Der Transport dorthin erfolgt direkt nach operativer Entnahme in speziellen Versandbehältern (Abb. 2.5). Die Transportbedingungen beinhalten ein Zeitlimit von 22 ± 2 Stunden, welches nicht überschritten werden sollte, sowie eine kon-

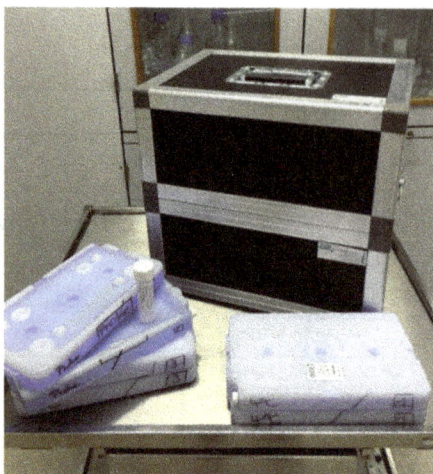

Abb. 2.5: Transportbehälter für den Transport von Ovarialgewebe bei 4 bis 8 °C.

stante Kühlung bei 4 bis 8 °C, die durch spezielle Kühlakkupaare (z. B. 3 Paar „4 C TempShell-Element-pair", delta T Gesellschaft für Medizintechnik mbH, Fernwald, Deutschland) und geeignete Transportbehälter (z. B. „TransPorter Blue Line 10 L", delta T Gesellschaft für Medizintechnik mbH, Fernwald, Deutschland) gewährleistet werden können. Das diese Methode etabliert und zu keinen Einbußen hinsichtlich der Gewebevitalität und auch den Erfolgsraten nach Transplantation führt, zeigen Veröffentlichungen von Isachenko [12], Dittrich [13] und Liebenthron [8, 9] sowie die aktuellen Daten des Vereins FertiPROTEKT, präsentiert zum 13. Arbeitstreffen in Innsbruck, Österreich, 2017 (in Vorbereitung zur Publikation).

2.2.1.4 Präparation des entnommen Ovarialgewebes zur Kryokonservierung

Für die Aufbereitung sollte ein separates Labor mit einer kontaminationsfreien Umgebung und eine sterile Klasse II Lamina Air Flow zur Verfügung stehen, in welcher das Gewebe steril und optional gekühlt (z. B. mittels einer integrierten Kühlplatte, UKH602, FRYKA Kältetechnik GmbH, Esslingen, Deutschland), präpariert werden kann. Es gilt, bei der Präparation vorsichtig die Medulla ovarii vom Cortex ovarii mit Hilfe von Präzisionsskalpellen und anatomischen Pinzetten abzupräparieren (Abb. 2.6), wobei ein dünner Reststroma-Anteil belassen werden sollte, damit später ein optimaler Ansatzpunkt zur Neovaskularisierung der Transplantate gegeben ist [14]. Aus dem fertig präparierten Kortex werden in Abhängigkeit von dem Alter der Patientin, der Größe und Qualität rechteckige, ca. $6–8 \times 4 \times 1$ mm³ große Kortexstücke zugeschnitten, in einem geeigneten Medium zur Kryokonservierung gekühlt äquilibriert uns anschließend auf einzelne Kryo-Röhrchen, die mit Kryomedium befüllt sind, verteilt.

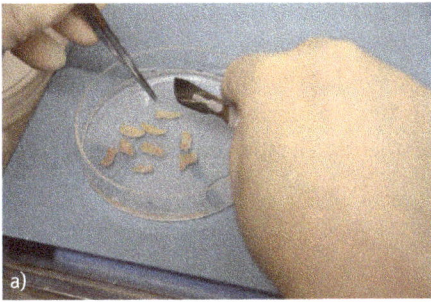

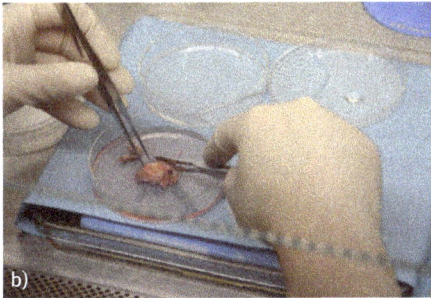

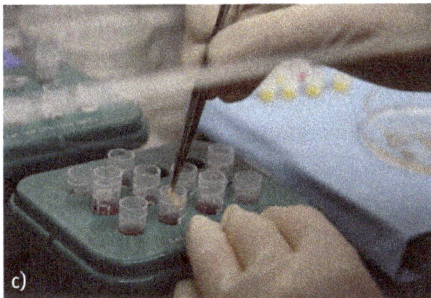

Abb. 2.6: Präparation von Ovarialgewebe unter (a, b) sterilen und (c) gekühlten Bedingungen.

2.2.1.5 Kryokonservierung des präparierten Ovarialgewebes

In einem computergesteuerten Slow freezing-Verfahren (z. B. unter der Verwendung eines IceCube 14S-A, SY-LAB, Neupurkersdorf, Österreich) werden die Proben nach einem modifizierten Programm von Gosden [15] so heruntergekühlt, dass sie im Anschluss in einer Stickstoffgasphase (bei –190 °C) unbegrenzt gelagert werden können.

Neben dem *Slow-Freezing*-Verfahren gibt es ein weiteres Verfahren der Kryokonservierung, die Vitrifikation. Beide Methoden finden weltweit Anwendung, eine eingehende Literaturrecherche zeigt jedoch, dass bisher alle Geburten bis auf eine [16] ausschließlich aus der *Slow-Freezing*-Methode resultieren [1, 7–9, 13, 17].

Die richtige Wahl des eingesetzten Kryoprotektivums ist ein wichtiger Punkt, der maßgeblich dafür verantwortlich ist, ob eine Kryokonservierungstechnik erfolgreich verläuft oder nicht. Permeable Kryoprotektiva, wie Ethylenglykol, Dimethylsulfoxid und Propandiol stehen hierbei zur Auswahl, in Kombination mit entsprechenden Trägermedien, einem Proteinzusatz und der eventuellen Zugabe von nicht-permeablen Kryoprotektiva, wie Sucrose [18–21].

2.2.1.6 Laboruntersuchungen zur qualitativen und quantitativen Qualitätskontrolle bei der Kryokonservierung von Ovarialgewebe

Es gilt die Empfehlung sowohl vor der Kryokonservierung als auch danach (in Vorbereitung auf eine Transplantation bei einem prämaturen Ovarialversagen nach zytotoxischer Therapie), das präparierte Ovarialgewebe zu untersuchen.

Diese Untersuchungen stellen sicher, dass die Entnahme des Gewebes, dessen Transport/Aufbereitung und auch die Kryokonservierung bzw. der Auftau zu keiner relevanten Schädigung des Gewebes geführt haben – genauso kann daraus das Kortexpotential einer jeden Patientin individuell bestimmt werden.

Es empfiehlt sich dafür, aus dem präparierten Ovarialkortex kleine genormte Biopsiestanzen aus verschiedenen Randbereichen anzufertigen (z. B. 3×2 mm Stanzen mittels Biopsiepunches, pfm medical ag, Köln, Deutschland), die nach einem Gewebeverdau mittels Collagenase (Sigma-Aldrich Chemie GmbH, Deutschland) und einer Calcein-Acetoxymethylester AM-Färbung (Promega, Mannheim, Deutschland) auf die Anzahl vitaler Primordialfollikel analysiert werden. Die Konzentration vitaler Primordialfollikel (fluoreszierend, s. Abb. 2.7) sowie der AMH-Wert i. S., der antrale Follikelcount und das Alter der Patientin (alles ermittelt zum Zeitpunkt der Ovarialgewebsentnahme bzw. vor Beginn der zytotoxischen Therapie) dienen dann später zur Festlegung der Anzahl der zu transplantierende Ovarialkortexstückchen. In der Regel entspricht die zu transplantierende Menge an Ovarialkortex ca. 15 % eines ganzen Ovars (geht man 50 % des Ovars aus, das der Patientin entnommen wurde, woraus 10 Stückchen präpariert und kryokonserviert wurden, dann werden im Erstversuch 3 Stückchen aufgetaut und transplantiert). Bei einer niedrigen Follikeldichte sowie bei einem fortgeschrittenem Alter zum Entnahmezeitpunkt (ca. > 30 Jahre), sollte die Stückchenzahl auf 20 bis 25 % (insgesamt 4 bis 5 Stücke) erhöht werden.

Auch sollten zum Zeitpunkt der Gewebsentnahme immunohistochemische, zell- oder molekularbiologische Untersuchungen vom Ovarialkortex vorgenommen werden, die das Vorhandensein von malignen Zellen und somit ein Tumorrezidiv nach Transplantation weitestgehend ausschließen. Diese Untersuchung wird in der Regel zum Entnahmezeitpunkt durch das operative Zentrum veranlasst und nach Befunderhebung und dem primären Krankheitsbild bewertet.

Zu den Risiken einer ovariellen Metastasierung siehe Tabelle 2.3.

Zusätzlich können *In-vitro*-Tests durchgeführt werden, die die allgemeine Ovarialkortexgewebefunktionalität widerspiegeln, da nur ein komplett intakter Ovarialkor-

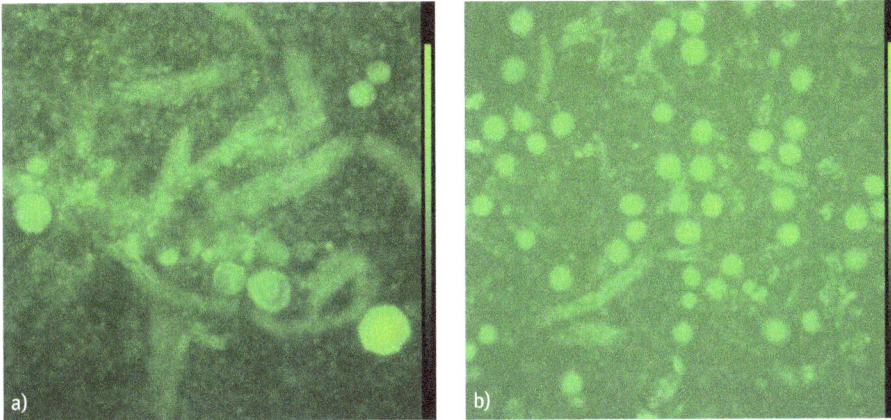

Abb. 2.7: Darstellung vitaler Follikel und Blutgefäßstrukturen in einer Calcein-Acetoxymethylester AM-Färbung nach Gewebeverdau mittels Collagenase; (a) 10-fache Vergrößerung, (b) 20-fache Vergrößerung.

tex die Follikel ausreichend versorgen und im Wachstum unterstützen kann. Sowohl die Messung des *In-vitro*-Glukoseverbrauchs von genormten Kortexbiopsien vor und nach der Kryokonservierung (*Glucose-Uptake Assay*) als auch die Bestimmung von Östradiol und Progesteron im Mediumüberstand von kultivierten Kortexbiopsien stellen solche Tests dar [22].

2.2.1.7 Literatur

[1]   Anderson RA, Mitchell RT, Kelsey TW, Spears N, Telfer EE, Wallace WH. Cancer treatment and gonadal function: experimental and established strategies for fertility preservation in children and young adults. Lancet Diabetes Endocrinol. 2015;3(7):556–67.

[2]   Luyckx V, Scalercio S, Jadoul P, Amorim CA, Soares M, Donnez J, Dolmans MM. Evaluation of cryopreserved ovarian tissue from prepubertal patients after long-term xenografting and exogenous stimulation. Fertil Steril. 2013;100(5):1350–7.

[3]   Fabbri R, Vicenti R, Macciocca M, Pasquinelli G, Lima M, Parazza I, Magnani V, Venturoli S. Cryopreservation of ovarian tissue in pediatric patients. Obstet Gynecol Int. 2012;2012:910698.

[4]   von Wolff M, Dittrich R, Liebenthron J, Nawroth F, Schüring AN, Bruckner T, Germeyer A. Fertility-preservation counselling and treatment for medical reasons: data from a multinational network of over 5000 women. Reprod Biomed Online. 2015;pii:S1472–6483.

[5]   Kim SS, Lee WS, Chung MK, Lee HC, Lee HH, Hill D. Long-term ovarian function and fertility after heterotopic autotransplantation of cryobanked human ovarian tissue: 8-year experience in cancer patients. Fertil Steril. 2009;91(6):2349–54.

[6]   Andersen CY, Silber SJ, Bergholdt SH, Berghold SH, Jorgensen JS, Ernst E. Long-term duration of function of ovarian tissue transplants: case reports. Reprod Biomed Online. 012;25(2):128–32.

[7]   Jensen AK, Kristensen SG, Macklon KT, Jeppesen JV, Fedder J, Ernst E, Andersen CY. Outcomes of transplantations of cryopreserved ovarian tissue to 41 women in Denmark. Hum Reprod. 2015;30:2838–45.

[8] Van der Ven H, Liebenthron J, Beckmann M, Toth B, Korell M, Krüssel J, Frambach T, Kupka M, Hohl MK, Winkler-Crepaz K, Seitz S, Dogan A, Griesinger G, Häberlin F, Henes M, Schwab R, Sütterlin M, von Wolff M, Dittrich R; FertiPROTEKT network. Ninety-five orthotopic transplantations in 74 women of ovarian tissue after cytotoxic treatment in a fertility preservation network: tissue activity, pregnancy and delivery rates. Hum Reprod. 2016;31:2031–41.

[9] Liebenthron J, Dittrich R, Toth B, Korell M, Krüssel J, van der Ven K, Winkler K, Frambach T, Döhmen G, Häberlin F, Kupka M, Schwab R, Seitz S, von Wolff M. Orthotopic ovarian tissue transplantation – results in relation to experience of the transplanting centers, overnight tissue transportation and transplantation into the peritoneum. Hum Reprod. 2015;30 (Supp 1) i97–i98.

[10] Bastings L, Beerendonk CC, Westphal JR, Massuger LF, Kaal SE, van Leeuwen FE, Braat DD, Peek R. Autotransplantation of cryopreserved ovarian tissue in cancer survivors and the risk of reintroducing malignancy: a systematic review. Hum Reprod Update. 2013;19:483–506.

[11] Liebenthron J, Montag M, Köster M, van der Ven H, van der Ven K. Ovarian cortical strips derived from an area close to the corpus luteum show compromised follicular development in vitro. Posterpräsentation beim 6th Workshop on Mammalian folliculogenesis and oogenesis: from basic science to the clinic, ESHRE Campus, Potsdam 2009.

[12] Isachenko E, Isachenko V, Nawroth F, Rahimi G, Weiss JM. Effect of long-term exposure at suprazero temperatures on activity and viability of human ovarian cortex. Fertil Steril 2009;91 (4 Suppl):1556–9.

[13] Dittrich R, Hackl J, Lotz L, Hoffmann I, Beckmann MW. Pregnancies and live births after 20 transplantations of cryopreserved ovarian tissue in a single center. Fertil Steril. 2015;103:462–8.

[14] Donnez J, Dolmans MM. Ovarian tissue freezing: current status. Curr Opin Obstet Gynecol. 2015;27:222–30.

[15] Gosden RG, Baird DT, Wade JC, Webb R. Restoration of fertility to oophorectomized sheep by ovarian autografts stored at −196 °C. Hum Reprod. 1994;9:597–603.

[16] Kawamura K, Cheng Y, Suzuki N, Deguchi M, Sato Y, Takae S, Ho CH, Kawamura N, Tamura M, Hashimoto S, Sugishita Y, Morimoto Y, Hosoi Y, Yoshioka N, Ishizuka B, Hsueh AJ. Hippo signaling disruption and Akt stimulation of ovarian follicles for infertility treatment. Proc Natl Acad Sci U S A. 2013; 110:17474–9.

[17] Donnez J, Dolmans MM. Ovarian cortex transplantation: 60 reported live births brings the success and worldwide expansion of the technique towards routine clinical practice. J Assist Reprod Genet. 2015;32:1167–70.

[18] Dittrich R, Lotz L, Keck G, Hoffmann I, Mueller A, Beckmann MW, van der Ven H, Montag M. Live birth after ovarian tissue autotransplantation following overnight transportation before cryopreservation. Fertil Steril. 2012;97:387–90.

[19] Rosendahl M, Schmidt KT, Ernst E, Rasmussen PE, Loft A, Byskov AG, Andersen AN, Andersen CY. Cryopreservation of ovarian tissue for a decade in Denmark: a view of the technique. Reprod Biomed Online. 2011;22:162–71.

[20] Sanfilippo S, Canis M, Romero S, Sion B, Déchelotte P, Pouly JL, Janny L, Smitz J, Brugnon F. Quality and functionality of human ovarian tissue after cryopreservation using an original slow freezing procedure. J Assist Reprod Genet. 2013;30:25–34.

[21] Gracia CR, Chang J, Kondapalli L, Prewitt M, Carlson CA, Mattei P, Jeffers S, Ginsberg JP. Ovarian tissue cryopreservation for fertility preservation in cancer patients: successful establishment and feasibility of a multidisciplinary collaboration. J Assist Reprod Genet. 2012;29:495–502.

[22] Bastings L, Liebenthron J, Westphal JR, Beerendonk CC, van der Ven H, Meinecke B, Montag M, Braat DD, Peek R. Efficacy of ovarian tissue cryopreservation in a major European center. J Assist Reprod Genet. 2014;31:1003–12.

Ralf Dittrich, Laura Lotz, Matthias W. Beckmann

2.2.2 Retransplantation von Ovarialgewebe

2.2.2.1 Vorgehensweise

Im Falle eines Versagens der Ovarialfunktion kann nach erfolgreicher onkologischer Therapie und einer Rezidivfreiheit von ca. 2–5 Jahren bei bestehendem Kinderwunsch die Retransplantation des Ovarialgewebes zur Wiederherstellung der Fertilität durchgeführt werden. Die Retransplantation des Ovarialgewebes erfolgt typischerweise laparoskopisch, ggf. auch per Laparotomie. Generell empfiehlt es sich, nicht auf einmal das gesamte kryokonservierte Material zu retransplantieren, sondern ca. ein Drittel bis die Hälfte des vorhandenen Gewebes, um bei Implantationsversagen oder bei erneutem Verlust der ovariellen Funktion, Gewebe in Reserve zu haben. Die Retransplantation des Ovarialgewebes erfolgt dabei entweder ortho- oder heterotop.

Im klinischen Alltag wird heutzutage vornehmlich die orthotrope Retransplantation angewandt. Bei der orthotopen Retransplantation wird das Ovarialgewebe entweder auf das Ovar oder in die Beckenwand lateral der Ovarien transplantiert (Abb. 2.8). Zu Beginn der orthotopen Retransplantation auf das Ovar wird ein Stück des Rindengewebes des verbliebenen Ovars entfernt oder eine Keilinzisionen am Ovar durchgeführt, um die Medulla und die darin verlaufenden Blutgefäße freizulegen. Anschließend werden die corticalen Stücke entweder mit Einzelknopfnähten angenäht oder

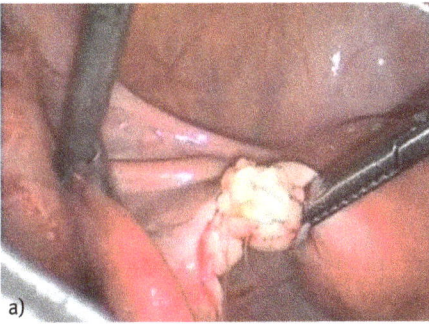

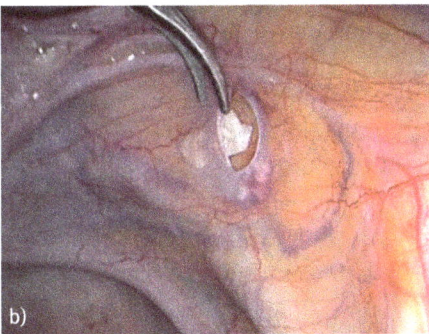

Abb. 2.8: Retransplantation von kryokonserviertem Ovarialgewebe mit (a) Rekonstruktion des Ovars oder in eine (b) retroperitoneale Tasche.

auf dem Ovar mit Interceed-Netz oder Fibrinkleber fixiert [1]. Alternativ kann in der Nähe des Eileiters eine peritoneale Tasche in der Fossa ovarica präpariert werden, in die die Gewebsstücke eingebracht werden. Ein Aspekt, der für die Transplantation in die Beckenwand spricht, ist die dort bessere Durchblutung im Vergleich zu der Situation im meist stark atrophischen Ovar. Mit Hilfe der orthotropen Retransplantation ist prinzipiell eine natürliche Schwangerschaft möglich; vorausgesetzt die Eileiter der Patientin sind intakt. Daher sollte bei der Retransplantation des Ovarialgewebes auch immer die Durchgängigkeit der Eileiter mit Hilfe einer Chromopertubation geprüft werden und ggf. auch eine Hysteroskopie erwogen werden.

Bei einer heterotopen Transplantation werden die ovariellen Gewebsstücke außerhalb der Peritonealhöhle, wie z. B. dem Unterarm oder der Bauchdecke, implantiert [2]. Diese Eingriffe sind technisch gesehen unkompliziert durchzuführen und ermöglichen im Anschluss ein einfaches Monitoring des Follikelwachstums. Allerdings ist eine Schwangerschaft nur mithilfe der *In-vitro*-Fertilisation möglich. Die heterotope Transplantation bietet desweitern kein optimales Umfeld für die Follikelreifung aufgrund Unterschiede in Temperatur, Druck und parakinen Faktoren. Meist entwickeln sich die Follikel in dieser Umgebung nicht regelrecht nur zu einer Größe von ungefähr 15 mm. Daher konnte trotz mehreren heterotopen Transplantationsversuchen nur eine Geburt mit Zwillingen erzielt werden [3]. Hier wurde das ovarielle Gewebe in die vordere Bauchwand transplantiert. Im Anschluss erfolgten eine Stimulationsbehandlung und eine transabdominale Follikelpunktion. Es konnten zwei Eizellen aus dem Transplantat gewonnen werden, die mit ICSI befruchtet und transferiert wurden [3].

2.2.2.2 Follow-up und Indikationen für weiterführende Behandlungen (Stimulation, IVF)

Die ovarielle Funktion kann in den meisten Fällen mit Hilfe der Retransplantationen des ovariellen Gewebes wiederhergestellt werden. Bis das retransplantierte Ovar Zeichen der Wiederaufnahme seiner Funktion aufweist (FSH-Abfall, E-2-Anstieg) dauert es im Durchschnitt ca. 3 Monate, ggf. aber auch 6 Monate [2]. In den meisten Fällen setzt auch die Menstruationsblutung nach einer Dauer von 4–6 Monaten wieder ein und es zeigen sich regelmäßige Zyklen. Eine Spontanschwangerschaft kann angestrebt werden, wenn die Tuben offen sind und keine anderen relevanten Sterilitätsfaktoren vorliegen. Dazu wird oft ein Zyklusmonitoring durchgeführt, die Ovulation mit HCG induziert und ein Verkehr zum Optimum empfohlen. Die Gabe von Gonadotropinen beschleunigt den Verbrauch des Primordialfollikel-Pools und daher sollte auf eine sofortige Stimulationsbehandlung verzichten werden [4]. Bei ausdrücklichem Wunsch der Patientin den Kinderwunsch so schnell wie möglich zu erfüllen, kann mit einer low-dose FSH-Stimulation das Wachstum von mehreren reifen Follikeln angestrebt werden. Alternativ können auch in mehreren Spontanzyklen oder stimulierten Zyklen die gewonnen Eizellen vitrifiziert werden, sodass gewissermaßen

ein Eizellpool geschaffen wird für einen spätere Anwendung einer assistierten reproduktionsmedizinischen Technik [5]. Bei undurchgängigen Tuben oder anderen Sterilitätsfaktoren müssen ebenfalls Techniken der assistierten Reproduktionsmedizin
(IVF; ICSI) angewandt werden. Nach einem Jahr sind in der Regel ca. zwei Drittel der
Transplantate noch aktiv und die Gewebetransplantate, die initial eine gute Aktivität zeigten, sind meist über mehrere Jahre aktiv. Die mittlere Dauer der Ovarfunktion
nach Transplantation beträgt im Durchschnitt ca. 5 Jahre, ist jedoch abhängig von
der Follikelanzahl im Ovarialgewebe und damit vom Alter der Frau zum Zeitpunkt
der Kryokonservierung [6]. Sinkt die FSH-Konzentraion nicht unter einen Serumwert
von 15 IU/ml sechs Monate nach Transplantation, sollte an die Transplantation eines
zweiten Teils des kryokonservierten Ovarialgewebes gedacht werden.

2.2.2.3 Sicherheit der Retransplantation des Gewebes

Bei der Transplantation von Ovarialgewebe sind die Operationsrisiken vergleichbar
mit den Risiken bei anderen laparoskopischen Eingriffen, da die Frauen zum Zeitpunkt der Operation keine gesundheitlichen Einschränkungen mehr haben. Mögliche Risiken sind eine Nachblutung oder eine Wundinfektion, die aber nur in <1 % der
Fälle auftreten [7].

Zwangsläufig stellt sich jedoch in Zusammenhang der Autotransplantation
des ovariellen Gewebes von Krebspatientinnen die Frage, ob das kryokonservierte
Gewebe maligne Zellen enthält, welche nach Retransplantation des Gewebes zu
einem Rezidiv führen könnten. Das Ausmaß des Risikos für ein Wiederauftreten der
malignen Erkrankungen nach Retransplantation hängt dabei vor allem von der Art
der Erkrankung, dem Stadium und der Menge an transferierten malignen Zellen ab.
Die Tabelle 2.4 zeigt eine Zusammenstellung der Tumorentitäten mit den unterschiedlichen Risiken einer Beteiligung des Ovars am Krebsgeschehen. Bei Leukämiepati-
enten ist insgesamt das Risiko als hoch einzustufen, da bei Leukämie die malignen
Zellen über die Blutbahn jedes Gewebe im Körper erreichen können. In Untersuchungen von kryokonservierten Ovarialgewebe-Proben wurden Metastasen im Gewebe
von Patientinnen mit Leukämien wiederholt beobachtet, sowie im Gewebe von einer
Patientin mit Ewingsarkom [8]. Im Gegensatz dazu zeigten Studien mit Patientinnen mit Lymphomen (sowohl Hodgkin-, als auch Non-Hodgkin-Lymphome) ein nur
geringes Risiko zur Übertragung von malignen Zellen bei der Retransplantation. Bei
15 Autotransplantationen von Patienten mit HL, trat die Krankheit im Anschluss an
die Transplantation kein einziges Mal auf. Auch bei sechs Autotransplantation von
NHL-Patienten waren nach Transplantation keine Anzeichen einer erneuten Erkrankung festzustellen [9]. Im Ovarialgewebe von Patientinnen, die an einem Mammakarzinom erkrankten, wurden in klinischen Untersuchungen bis dato ebenfalls keine
Metastasen entdeckt. Allerdings besteht auch hier ein gewisses Risiko für das Vorhandensein von malignen Zellen im kryokonservierten Ovarialgewebe, da bei Brust-
krebspatientinnen das Vorkommen von ovariellen Metastasen in fortgeschrittenen

Stadien zwischen 13,2–37,8 % variiert [9, 10]. Es sind zwei Fälle bekannt, in denen es nach der Transplantation zu einem Lokalrezidiv in der Brust kam. Allerdings konnten im Vorfeld keine Metastasen im ovariellen Transplantat nachgewiesen werden, was darauf hinweist, dass nicht das Transplantat für das Lokalrezidiv verantwortlich war [8, 11]. Problematisch ist ebenfalls die Retransplantation von Ovarialgewebe bei Ovarialtumoren. In einer Studie, bei der kryokonserviertes Ovarialgewebe von Krebspatientinnen mit Ovarialkarzinomen histologisch untersucht und in SCID-Mäuse transplantiert wurde, zeigten sich keine malignen Zellkontamination [12]. Es ist jedoch ein Fall einer Patientin mit Granuloszelltumor bekannt, bei der es nach heterotoper Retransplantation in die Bauchdecke und anschließender low-dose Stimulation zu einem Rezidiv kam. Bei Kaiserschnitt von Zwillingen wurden Metastasen am Zwerchfell und dem Peritoneum der Beckenwand festgestellt. Es wurden jedoch keine malignen Zellen im ovariellen Gewebetransplantat nachgewiesen. Daher scheinen nicht maligne Zellen im Transplantat ein Rezidiv des hormonabhängigen Granuloszelltumors verursacht zu haben, sondern die hormonellen Veränderung durch Schwangerschaft und Stimulationsbehandlung [3].

Tab. 2.4: Risikoeinstufung von ovariellen Metastasen bezüglich der unterschiedlichen Krebsarten (nach Dolmans et al. [2]).

Hohes Risiko	Moderates Risiko	Geringes Risiko
– Leukämie	– Mammakarzinom Stadium IV	– Mammakarzinom Stadium I–III
– Neuroblastom	– Infiltration lobulärer Subtypen	– Infiltration ductaler Subtypen
– Burkitt-Lymphom	– Darmkrebs	– Squamöses Zellkarzinom der Cervix
	– Adenokarzinom der Cervix	– Hodgkin-Lymphom
	– Non-Hodgkin Lymphom	– Osteosarkom
	– Ewing-Sarkom	– Nongenitales Rhabdomyosarkom
	– Ovarialtumore	– Wilms-Tumor

Insgesamt scheint das Risiko mit der Retransplantation ein Rezidiv zu verursachen für die meisten Krebsarten gering. Die Patientinnen müssen jedoch vor jeder Retransplantation umfassend über die Risiken aufgeklärt werden und es muss eine histologische, unter Umständen sogar immunohistochemische oder molekularbiologische, Untersuchung in einer repräsentativen Biopsie stattfinden. Eine zusätzliche Sicherheit bieten Transplantationen eines kleinen Stückes des Gewebes auf ein immundefizientes Tier (z. B. SCID-Mäuse), um *in vivo* zu untersuchen, ob es zu Rezidiven kommen kann. Dieses Verfahren könnte auch zur Vermeidung einer Retransplantation von Tumorzellen angewandt werden, da in dem xenotransplantiertem Gewebe die Follikel zu Eizellen reifen können und nach Punktion bereits reife Oozyten gewonnen werden konnten. Bis jetzt gibt es jedoch weltweit noch keinen Bericht über eine erfolgreiche Befruchtung einer reifen Eizelle, die im humanen Gewebe nach Transplantation in die SCID-Maus entstanden ist, obwohl es weder zu einer Vermischung von menschlichen und tierischen Genmaterial kommen kann (die Eizellen sind bereits im humanen Ovarialgewebe vorhanden und wachsen hier nur noch) und auch die Übertragung von Tierviren auf dem Menschen durch die Verwendung von Zuchttieren und der Tatsache, dass später beim Transfer der Embryonen keine Tierzellen übertragen werden, äußerst gering ist. Der Grund, dass die Methode bis jetzt noch nicht zur Anwendung kam, liegt vor allem daran, dass die Langzeitxenotransplantation von Ovarialgewebe weltweit nur an ganz wenigen spezialisierten Zentren zur Verfügung steht [13]. Eine weitere Möglichkeit für Patientinnen mit einem hohen Risiko für ovarielle Metastasen stellt die *In-vitro*-Kultivierung von humanem Ovarialgewebe bis zur Reifung Graafscher Follikel und Gewinnung reifer Eizellen dar. Die Anwendung der vollständigen *In-vitro*-Reifung von Eizellen aus kryokonserviertem Ovarialgewebe gelang bisher nur in wenigen Einzelfällen im tierexperimentellen Bereich und funktioniert beim Menschen noch nicht. Die Entwicklung von Primordialfollikeln im kryokonservierten Ovarialgewebe bis zur reifen Eizelle zieht sich über ein halbes Jahr hin. Es ist aber durchaus vorstellbar, dass in den nächsten Jahren diese Technik auch beim Menschen erfolgreich sein wird [14].

2.2.2.4 Erfolge aus Deutschland und weltweit
Die erste Retransplantation von Ovarialgewebe in Deutschland erfolgte bereits im Jahr 2007 an der Frauenklinik des Universitätsklinikums Erlangen [15] und 2011 wurde das erste Kind nach Retransplantation von kryokonserviertem Ovarialgewebe geboren [16]. Bisher wurden in Erlangen an der Frauenklinik 20 Transplantationen veröffentlicht, wovon sieben Patientinnen schwanger wurden [17]. Bei 6 Patientinnen kam es zur Geburt eines gesunden Kindes und eine Patientin hatte einen Abort. Insgesamt wurden in Deutschland bis Juli 2015 bei 74 Frauen 95 Transplantationen durchgeführt (entsprechend der letzten aktuellen vergestellten Daten des Netzwerkes Fertiprotekt auf der Eshre 2015). Eine Subanalyse der 40 Frauen, bei denen eine Erst-Transplantation bei einem nachgewiesenen POI, also ohne erkennbare Ovarrestfunktion, vor ≥ 12 Monaten zum Analysezeitpunkt durchgeführt wurde, zählte 11 Schwangerschaften und 9 Geburten. Dies entspricht einer Geburtenrate pro Transplantation von ca. 23 %.

Die Zahlen aus Deutschland bezüglich der Retransplantation von ovariellem Gewebe sind vergleichbar mit den Erfolgen im europäischen Ausland. In Dänemark wurden bei 41 Frauen insgesamt 53 Transplantationen durchgeführt. Bei 32 Frauen erfolgte die Transplantation wegen eines Kinderwunsches und von diesen Patientinnen konnten 31 % mindestens ein Kind gebären [18]. Auch in Belgien und Spanien konnten die Arbeitsgruppen von Donnez in Brüssel und Pellicer in Valencia ähnliche Schwangerschaftsraten pro Retransplantation erzielen (vergl. Tab. 2.5). Insgesamt wurden bis jetzt weltweit 60 Geburten nach orthotoper Transplantation von kryokonserviertem Ovarialgewebe veröffentlicht. Wichtig ist, dass mindesten zwei Frauen je drei Kinder zur Welt brachten, was den Nachweis der langfristigen Wirksamkeit des Verfahrens darstellt [6]. Die Retransplantation von kryokonserviertem ovariellem Gewebe ist daher nicht mehr als rein experimentell anzusehen, sondern eine zunehmend etablierte Möglichkeit der Fertilitätsprotektion bei Patientinnen, die sich einer gonadotoxischen Therapie unterziehen müssen.

Tab. 2.5: Serie von 60 Lebendgeburten nach Transplantation von kryokonserviertem Ovarialgewebe (modifiziert nach Donnez et al. [6]).

	Kryokonservierungs-methode	Anzahl an transplantierten Frauen mit Kinderwunsch	Anzahl an Lebendgeburten
Donnez and Dolmans et al.	SF	19	8 (+1)
Meirow et al.	SF	NA	6
Demeestere et al.	SF	NA	3
Andersen's et al.	SF	25	8
Silber et al.	SF	6	4
Piver et al. and Roux et al.	SF	NA	3 (+1)
Pellicer et al.	SF	33	6[a] (+3)
Revel et al.	SF	NA	2
Dittrich et al.	SF	20	6
Revelli et al.	SF	NA	1
Callejo et al.	SF	NA	1
Stern, Gook, and Rozen	SF	14	3[a]
Kawamura and Suzuki et al.	VF	NA	2
Burmeister and Kovacs, et al.	SF	2	1
Rodriguez-Wallberg et al., Hovatta et al.	SF	NA	1

SF = slow freezing, VF = vitrification; [a] Zwillinge

Auch die Induktion der Pubertät durch eine Retransplantation von präpubertärem Ovarialgewebe ist möglich, wie Fallberichte zeigen [19, 20]. Mittlereweile gibt es auch eine Geburt nach Retransplantation von kryokonserviertem prämenarchalem Gewebe. Hierbei wurde ovarielles Gewebe bei einem 13-jährigem Mädchen, welches wegen einer homozygoten Sichelzellanämie eine Stammzelltransplantation erhielt, kryokonserviert und im Alter von 27 Jahren der dann erwachsenen Patientin bei Kinderwunsch retransplantiert [21]. Dieser Fallbericht zeigt, dass auch eine Transplantation nach einer präpubertären Kryokonservierung von Ovargewebe zu Schwangerschaften führen kann.

2.2.2.5 Zusammenfassung

Die Kryokonervierung von Ovarialgewebe mit anschließender orthotoper Transplantation des Gewebes zurück in die Patientin ist unterdessen eine etablierte Methode nicht nur den Kinderwunsch der Patietinnen nach Krebserkrankung zu erfüllen sondern auch deren Fertilität wieder herzustellen. Die Transplantation des Gewebes erfolgt dabei orthotop entweder auf das verbliebene Restovar oder in eine Peritonealtasche in der Fossa ovarica. Die Patientin muss über das Risiko der Übertragung von malignen Zellen zusammen mit dem Ovarialgewebe aufgeklärt werden.

2.2.2.6 Literatur

[1] Donnez J, Jadoul P, Pirard C et al. Live birth after transplantation of frozen-thawed ovarian tissue after bilateral oophorectomy for benign disease. Fertil Steril 2012, 98, 720–725.

[2] Donnez J, Dolmans MM, Pellicer A et al. Restoration of ovarian activity and pregnancy after transplantation of cryopreserved ovarian tissue: a review of 60 cases of reimplantation. Fertil Steril 2013, 99, 1503–1513.

[3] Stern CJ, Gook D, Hale LG et al. First reported clinical pregnancy following heterotopic grafting of cryopreserved ovarian tissue in a woman after a bilateral oophorectomy. Hum Reprod (Oxford, England) 2013, 28, 2996–2999.

[4] Maltaris T, Koelbl H, Fischl F et al. Xenotransplantation of human ovarian tissue pieces in gonadotropin-stimulated SCID mice: the effect of ovariectomy. Anticancer research 2006, 26, 4171–4176.

[5] Cobo A, Garrido N, Crespo J, Jose R, Pellicer A. Accumulation of oocytes: a new strategy for managing low-responder patients. Reprod Biomed Online 2012, 24, 424–432.

[6] Donnez J, Dolmans MM. Ovarian cortex transplantation: 60 reported live births brings the success and worldwide expansion of the technique towards routine clinical practice. J Assist Reprod Genet 2015, 32, 1167–1170.

[7] Imbert R, Moffa F, Tsepelidis S et al. Safety and usefulness of cryopreservation of ovarian tissue to preserve fertility: a 12-year retrospective analysis. Hum reprod (Oxford, England) 2014, 29, 1931–1940.

[8] Bastings L, Beerendonk CC, Westphal JR et al. Autotransplantation of cryopreserved ovarian tissue in cancer survivors and the risk of reintroducing malignancy: a systematic review. Hum reprod update 2013, 19, 483–506.

[9] Kyono K, Doshida M, Toya M, Sato Y, Akahira J, Sasano H. Potential indications for ovarian autotransplantation based on the analysis of 5,571 autopsy findings of females under the age of 40 in Japan. Ferti Steril 2010, 93, 2429–2430.

[10] Perrotin F, Marret H, Bouquin R, Fischer-Perrotin N, Lansac J, Body G. Incidence, diagnosis and prognosis of ovarian metastasis in breast cancer. Gynecol Obstet Fertil 2001, 29, 308–315.

[11] Rosendahl M, Greve T, Andersen CY. The safety of transplanting cryopreserved ovarian tissue in cancer patients: a review of the literature. J Assist Reprod Genet 2013, 30, 11–24.

[12] Lotz L, Montag M, van der Ven H et al. Xenotransplantation of cryopreserved ovarian tissue from patients with ovarian tumors into SCID mice--no evidence of malignant cell contamination. Fertil Steril 2011, 95, 2612–2614 e2611.

[13] Dittrich R, Lotz L, Fehm T et al. Xenotransplantation of cryopreserved human ovarian tissue– a systematic review of MII oocyte maturation and discussion of it as a realistic option for restoring fertility after cancer treatment. Fertil Steril 2015, 103, 1557–1565.

[14] Telfer EE, Zelinski MB. Ovarian follicle culture: advances and challenges for human and nonhuman primates. Fertil Steril 2013, 99, 1523–1533.

[15] Dittrich R, Mueller A, Binder H et al. First retransplantation of cryopreserved ovarian tissue following cancer therapy in Germany. Dtsch Arztebl Int 2008, 105, 274–278.

[16] Dittrich R, Lotz L, Keck G et al. Live birth after ovarian tissue autotransplantation following overnight transportation before cryopreservation. Fertility and sterility 2012, 97, 387–390.

[17] Dittrich R, Hackl J, Lotz L, Hoffmann I, Beckmann MW. Pregnancies and live births after 20 transplantations of cryopreserved ovarian tissue in a single center. Ferti Steril 2015, 103, 462–468.

[18] Jensen AK, Kristensen SG, Macklon KT et al. Outcomes of transplantations of cryopreserved ovarian tissue to 41 women in Denmark. Hum reprod (Oxford, England) 2015, 30, 2838–2845.

[19] Anderson RA, Hindmarsh PC, Wallace WH. Induction of puberty by autograft of cryopreserved ovarian tissue in a patient previously treated for Ewing sarcoma. Eur J Cancer 2013, 49, 2960–2961.

[20] Poirot C, Abirached F, Prades M, Coussieu C, Bernaudin F, Piver P. Induction of puberty by autograft of cryopreserved ovarian tissue. Lancet 2012, 379, 588.

[21] Demeestere I, Simon P, Dedeken L et al. Live birth after autograft of ovarian tissue cryopreserved during childhood. Hum reprod (Oxford, England) 2015, 30, 2107–2109.

Bettina Toth

2.3 GnRH-Analoga

Ziel der Ovarprotektion ist neben dem Erhalt der Fertilität auch die Vermeidung eines dauerhaften Hormonentzugs bei jungen Patientinnen mit dem Risiko für Herz-Kreislauferkrankungen, Osteopenie/Osteoporose, vulvovaginaler Atrophie, kognitiven Einschränkungen sowie weiterer klimakterischer Beschwerden. Aus der Überlegung, dass Gonadotropin-Releasing-Hormon-Agonisten (GnRHa) und ggf. GnRH-Antagonisten (GnRHant) möglicherweise eine Reduktion der ovariellen Aktivität bewirken, sind insbesondere GnRHa seit vielen Jahren ein fester Bestandteil der ovarprotektiven Maßnahmen. Wie von Wolff, M. et al. berichten, werden im Rahmen der durchgeführten fertilitätsprotektiven Behandlungen der im Netzwerk FERTIPROTEKT zusammen geschlossenen Zentren etwa 40 % der Patientinnen mit GnRHa behandelt [1]. Die Gabe des GnRHa sollte ein bis zwei Wochen vor Chemotherapie starten. In Abhängigkeit des zeitlichen Rahmens kann zur Unterdrückung bzw. Abschwächung des initialen *Flare-up*-Effektes ein GnRHant appliziert werden.

Dennoch wird der protektive Effekt von GnRHa vielfach kontrovers diskutiert und es liegen widersprüchliche Daten aus nationalen und internationalen Studien vor. Zahlreiche Faktoren tragen zu den divergierenden Ergebnissen bei, hierzu zählen die Heterogenität des Studienkollektivs, die oftmals geringe Anzahl an Studienteilnehmern, Unterschiede in der Therapie sowie bei der Bestimmung der (noch) vorhandenen Ovarreserve/Ovarfunktion und die jeweiligen Unterschiede bei den eingeschlossenen Altersgruppen [2–6]. Insbesondere scheint auch die unterschiedliche Tumorentität einen zentralen Einflussfaktor zu bilden. Die Tabelle 2.6 gibt einen Überblick über eine Auswahl an aktuellen Studien in Abhängigkeit der einzelnen Tumorentitäten, des Alters der untersuchten Patientinnen und des eingesetzten GnRh-Analogon [4].

Tab. 2.6: Überblick über eine Auswahl an aktuellen Studien in Abhängigkeit der einzelnen Tumorentitäten (modifiziert nach [45]).

Subgruppe	Studien	Anzahl der Pat. (n =)	GnRH+ Chemotherapie	Nur Chemotherapie	RR (95 % CI)	p-Wert
Tumorentität						
Ma-Ca	6	746	386	360	1,09 (0,94–1,25)	0,25
Lymphom	3	131	67	64	1,17 (0,73–1,87)	0,51
Ov-Ca	1	30	15	15	1,48 (1,02–2,13)	0,04
Alter der Patientin						
≤ 40 Jahre	4	193	98	95	1,22 (0,96–1,55)	0,11
≥ 40 Jahre	1	15	8	7	0,89 (0,63–1,25)	0,50
GnRH-Analogon						
GnRha	10	857	443	414	1,13 (0,99–1,29)	0,07
GnRHant	1	50	25	25	1,00 (0,76–1,32)	1,00

Pat.= Patientin, RR = realtives Risiko, Ma-Ca=Mamma-Karzinom, Ov-Ca=Ovarial-Karzinom

Diese aktuelle Metaanalyse zeigte insgesamt keinen Benefit einer GnRH-Analoga-Gabe bei den ausgewählten Studien [4]. Dennoch gibt es einige aktuelle Studien, welche eine verbesserte Ovarfunktion nach GnRha im Vergleich zu Patientinnen ohne GnRH Gabe aufzeigen konnten [3, 5, 7–9].

Bei der Beratung von Patientinnen vor einer Chemotherapie sollte daher offen über die Vor- und Nachteile einer GnRHa-Therapie gesprochen werden (Tab. 2.7). Insbesondere sollte die Patientin darüber informiert werden, dass sowohl die Amerikanische Gesellschaft für Klinische Onkologie (ASCO) als auch die Europäische Gesellschaft für Medizinische Onkologie (ESMO) den Einsatz von GnRHa zur Ovarprotektion bei Chemotherapie nicht empfehlen, auch wenn es sich hierbei um Statements von 2013 handelt [10, 11].

Tab. 2.7: Zusammenfassung möglicher Vor- bzw. Nachteile bei Gabe von GnRH-Analoga.

Vorteile	Nachteile
geringe Kosten	postmenopausale Beschwerden (*Add-back*-Behandlung z. B. mittels transdermalen Östrogenen bei Hormonrezeptor positiven Karzinom nicht möglich)
einfache Applikationsart (Patientin kann sich das Medikament ggf. selbst applizieren).	Osteopenie bei Gabe >6 Monate
keine Zeitverlust (ggf. Einsatz von GnRHa und GnRHant).	uneinheitliche internationale Studienlage
	keine Empfehlung zur Gabe von GnRH in internationalen Leitlinien

2.3.1 Literatur

[1] von Wolff, M., R. Dittrich, J. Liebenthron, F. Nawroth, A. N. Schuring, T. Bruckner and A. Germeyer (2015). Fertility-preservation counselling and treatment for medical reasons: data from a multinational network of over 5000 women. Reprod Biomed Online 31(5): 605–612.
[2] Blumenfeld, Z. and A. Evron (2015). Preserving fertility when choosing chemotherapy regimens – the role of gonadotropin-releasing hormone agonists. Expert Opin Pharmacother 16(7): 1009–1020.
[3] Blumenfeld, Z., H. Zur and E. J. Dann (2015). Gonadotropin-Releasing Hormone Agonist Cotreatment During Chemotherapy May Increase Pregnancy Rate in Survivors. Oncologist 20(11): 1283–1289.
[4] Elgindy, E., H. Sibai, A. Abdelghani and M. Mostafa (2015). Protecting Ovaries During Chemotherapy Through Gonad Suppression: A Systematic Review and Meta-analysis. Obstet Gynecol 126(1): 187–195.
[5] Lambertini, M., L. Boni, A. Michelotti, T. Gamucci, T. Scotto, S. Gori, M. Giordano, O. Garrone, A. Levaggi, F. Poggio, S. Giraudi, C. Bighin, C. Vecchio, M. R. Sertoli, P. Pronzato, L. Del Mastro and G. I. M. S. Group (2015). Ovarian Suppression With Triptorelin During Adjuvant Breast Cancer Chemotherapy and Long-term Ovarian Function, Pregnancies, and Disease-Free Survival: A Randomized Clinical Trial. JAMA 314(24): 2632–2640.

[6]   Lambertini, M., M. Ceppi, F. Poggio, F. A. Peccatori, H. A. Azim, Jr., D. Ugolini, P. Pronzato, S. Loibl, H. C. Moore, A. H. Partridge, P. Bruzzi and L. Del Mastro (2015). Ovarian suppression using luteinizing hormone-releasing hormone agonists during chemotherapy to preserve ovarian function and fertility of breast cancer patients: a meta-analysis of randomized studies. Ann Oncol 26(12): 2408–2419.

[7]   Del Mastro, L., L. Boni, A. Michelotti, T. Gamucci, N. Olmeo, S. Gori, M. Giordano, O. Garrone, P. Pronzato, C. Bighin, A. Levaggi, S. Giraudi, N. Cresti, E. Magnolfi, T. Scotto, C. Vecchio and M. Venturini (2011). Effect of the gonadotropin-releasing hormone analogue triptorelin on the occurrence of chemotherapy-induced early menopause in premenopausal women with breast cancer: a randomized trial. JAMA 306(3): 269–276.

[8]   Behringer, K., H. Mueller, H. Goergen, I. Thielen, A. D. Eibl, V. Stumpf, C. Wessels, M. Wiehlputz, J. Rosenbrock, T. Halbsguth, K. S. Reiners, T. Schober, J. H. Renno, M. von Wolff, K. van der Ven, M. Kuehr, M. Fuchs, V. Diehl, A. Engert and P. Borchmann (2013). Gonadal function and fertility in survivors after Hodgkin lymphoma treatment within the German Hodgkin Study Group HD13 to HD15 trials. J Clin Oncol 31(2): 231–239.

[9]   Moore, H. C., J. M. Unger, K. A. Phillips, F. Boyle, E. Hitre, D. Porter, P. A. Francis, L. J. Goldstein, H. L. Gomez, C. S. Vallejos, A. H. Partridge, S. R. Dakhil, A. A. Garcia, J. Gralow, J. M. Lombard, J. F. Forbes, S. Martino, W. E. Barlow, C. J. Fabian, L. Minasian, F. L. Meyskens, Jr., R. D. Gelber, G. N. Hortobagyi, K. S. Albain and P. S. Investigators (2015). Goserelin for ovarian protection during breast-cancer adjuvant chemotherapy. N Engl J Med 372(10): 923–932.

[10] Loren, A. W., P. B. Mangu, L. N. Beck, L. Brennan, A. J. Magdalinski, A. H. Partridge, G. Quinn, W. H. Wallace, K. Oktay and O. American Society of Clinical (2013). Fertility preservation for patients with cancer: American Society of Clinical Oncology clinical practice guideline update. J Clin Oncol 31(19): 2500–2510.

[11] Peccatori, F. A., H. A. Azim, Jr., R. Orecchia, H. J. Hoekstra, N. Pavlidis, V. Kesic, G. Pentheroudakis and E. G. W. Group (2013). Cancer, pregnancy and fertility: ESMO Clinical Practice Guidelines for diagnosis, treatment and follow-up. Ann Oncol 24 Suppl 6: vi160–170.

Frank-Michael Köhn und Hans-Christian Schuppe

2.4 Fertilitätserhalt beim Mann

2.4.1 Einleitung

Der Begriff „Fertilitätserhalt" beim Mann ist unscharf, da eine Infertilität z. B. infolge einer gonadotoxischen Chemotherapie dauerhaft bestehen bleiben kann. Der Patient umgeht sie nur unter Verwendung seiner eigenen kryokonservierten Spermien, ohne an dem Zustand der Infertilität selbst etwas zu ändern. Jährlich erkranken 480.000 Menschen in Deutschland neu an Krebs. Unter Berücksichtigung der demographischen Entwicklungen wird mit einem Anstieg der Krebsneuerkrankungen zwischen 2010 und 2030 um mindestens 20 % gerechnet [1]. Mehr als die Hälfte der Neuerkrankungen betrifft Männer. Darunter finden sich auch maligne Erkrankungen, von denen Männer in jüngeren Jahren befallen werden können wie Hodentumoren (ca. 4.000 Neuerkrankungen/Jahr), Non-Hodgkin-Lymphome (ca. 8600 Neuerkrankungen/Jahr), Hodgkin-Lymphome (ca. 1200 Neuerkrankungen/Jahr) und Leukämien (ca. 7.200 Neuerkrankungen/Jahr). Der Hodenkrebs ist der häufigste bösartige Tumor bei Männern zwischen 25 und 45 Jahren. Bei Morbus Hodgkin sind ca. 10 % der betroffenen Männer noch keine 20 Jahre alt. Die 10-Jahres-Überlebensraten für Hodenkrebs betragen hierbei über 90 % und für Hodgkin-Lymphome ca. 80 % [1].

Durch die verbesserten therapeutischen Möglichkeiten und ansteigenden Überlebensraten kommt dem Erhalt der Fertilität dieser Patienten eine zunehmende Bedeutung zu. Nach wie vor ist das Ausmaß der Fertilitätsschädigung infolge einer Chemotherapie und/oder Radiatio nicht sicher vorherzusagen; eine mögliche Erholung der Spermatogenese ist von den Chemotherapeutika, deren Kombinationen, den verwendeten Dosierungen und individuellen Faktoren abhängig [2].

Ein weiterer relevanter Gesichtspunkt im Zusammenhang mit dem Fertilitätserhalt von Männern ist die Verlagerung des erstmaligen oder auch erneuten Kinderwunsches in spätere Lebensabschnitte. Dadurch kann die Kryospermakonservierung auch bei bösartigen Erkrankungen notwendig werden, die Männer im höheren Lebensalter betreffen. Zusätzlich sind potentiell gonadotoxische Medikationen bei Autoimmunerkrankungen sowie nach Organtransplantationen zu berücksichtigen, ebenso die Folgen operativer Eingriffe, die die Funktion der Reproduktionsorgane direkt stören oder z. B. zu einer retrograden Ejakulation führen.

Prophylaktisch wirksame medikamentöse Therapieregime, die Hoden vor den gonadotoxischen Effekten von Chemotherapeutika oder einer Radiatio schützen, stehen derzeit immer noch nicht zur Verfügung. Die Kryokonservierung von Spermien ist damit seit mehr als 50 Jahren die einzige etablierte Maßnahme zur Fertilitätsprotektion [3].

Sie hat eine Erweiterung durch die Möglichkeit der Kryokonservierung testikulärer Spermien erfahren, die im Rahmen einer testikulären Spermienextraktion (TESE) nach Hodenbiopsie gewonnen werden können. Dieses Vorgehen kann notwendig werden, da bis zu 65 % der Patienten mit malignen Erkrankungen bereits vor Therapiebeginn Einschränkungen der Ejakulatqualität und in 3–18 % der Fälle eine Azoospermie aufweisen [2, 4, 5].

Es steht zu erwarten, dass zukünftig die Möglichkeiten einer Fertilitätsprotektion durch weitere Methoden ergänzt werden. Dazu gehören das Grafting von Hodengewebe (Transplantation von Hodenfragmenten), die *In-vitro*-Spermatogenese (Kultivierung von Hodengewebe bzw. darin enthaltenen Stammzellen) und die Keimzelltransplantation (autologe Transplantation von spermatogonialen Stammzellen) [6].

Zusätzlich hat in den letzten Jahren die Fertilitätsprotektion von Kindern und Jugendlichen mit malignen Erkrankungen stärkere Berücksichtigung erfahren [7].

2.4.2 Effekte von Chemotherapie und Radiatio auf die Spermatogenese

Keimzellen in der Meiose, d. h. sich differenzierende Spermatogonien und Spermatozyten, sind besonders empfindlich gegenüber einer zytostatischen Therapie oder Bestrahlung, so dass durch ihre Schädigung oder vollständige Zerstörung eine weitere Spermatogenese vorübergehend oder (bei fehlendem Ersatz durch testikuläre Stammzellen) anhaltend unterbleibt.

Nach einer Exposition gegenüber ionisierender Bestrahlung kommt es ca. 10 Wochen später zu einer deutlichen Abnahme der Spermienzahl und nach ca. 18 Wochen zur Azoospermie [8]. Sieben Monate nach einer einmaligen Bestrahlung mit 1 Gy kann eine Initiierung der Spermatogenese beobachtet werden, während erst nach 24 Monaten die Spermienzahlen erreicht werden, wie sie vor der Bestrahlung bestanden. Höhere Dosen und fraktionierte Bestrahlungen bewirken eine stärkere Beeinträchtigung der Spermatogenese. Nach 2.5 Gy fraktionierter Bestrahlung ist mit einer dauerhaften Azoospermie zu rechnen.

Eine Chemotherapie führt in der Regel bereits nach ein bis zwei Monaten zu erheblichen Beeinträchtigungen der Spermatogenese, während eine Azoospermie meist erst nach dem zweiten Monat einsetzt. Werden die Spermatogonien durch die Chemotherapie nicht vollständig zerstört, kann die Spermienzahl ca. drei Monate nach Beendigung der Therapie wieder ansteigen [8]. Die Substanzgruppe mit dem höchsten Risiko für irreversible und langanhaltende Schädigungen der Spermatogenese umfasst die Alkylantien (Tab. 2.8). Aber auch hier sind Reinitiierungen der Spermatogenese mehr als 10 Jahre nach der Chemotherapie beschrieben worden [8].

Tab. 2.8: Gonadotoxizität von Chemotherapeutika [6, 9].

Hohes Risiko	Mittleres Risiko	Geringes Risiko
Cyclophosphamid	Cisplatin	Vincristin
Ifosfamid	Carboplatin	Methotrexat
Chlormethin	Doxorubicin	Dactinomycin
Busulfan		Bleomycin
Melphalan		Mercaptopurin
Procarbazin		Vinblastin
Chlorambucil		

2.4.3 Gewinnung von Spermien bei onkologischen Patienten

Durch die Etablierung der intrazytoplasmatischen Spermieninjektion mit der Möglichkeit der Verwendung einzelner vitaler Spermien sind die früher notwendigen Mindestanforderungen an die Qualität von Ejakulaten vor und nach dem Auftauen nicht mehr relevant [3]. Ebenso ist die Kryokonservierung testikulärer und epididymaler Spermien für eine spätere assistierte Fertilisation möglich geworden [10]. Bei Männern mit onkologischen Erkrankungen können Spermien somit auf verschiedene Weisen gewonnen und kryokonserviert werden:
-   Abgabe von Ejakulaten vor geplanter gonadotoxischer Therapie (insbesondere Chemotherapie), Radiatio oder weiterführenden Operationen
-   Hodenbiopsie mit testikulärer Spermienextraktion bei Unmöglichkeit einer Ejakulation (z. B. situative erektile Dysfunktion oder Orgasmusstörung)
-   Hodenbiopsie mit testikulärer Spermienextraktion bei Azoospermie, kompletter Nekrozoospermie oder hochgradiger Oligoasthenozoospermie vor onkologischer Therapie („Onco-TESE" [11])
-   Hodenbiopsie mit testikulärer Spermienextraktion bei Azoospermie, kompletter Nekrozoospermie oder hochgradiger Oligoasthenozoospermie nach onkologischer Therapie

2.4.4 Aufklärung und Abrufraten von Kryospermadepots

Jeder Patient muss vor Beginn einer onkologischen Therapie über die Möglichkeit einer Kryokonservierung von ejakulierten und bei Bedarf auch testikulären (selten epididymalen) Spermien aufgeklärt werden.

Hierbei ist zu beachten, dass höheres Alter oder bereits gezeugte Kinder kein Beleg für eine abgeschlossene Familienplanung sein müssen.

Die Erläuterung umfasst das Risiko des Fertilitätsverlustes durch Erkrankung und bevorstehende Therapie, notwendige begleitende Untersuchungen (z. B. Ausschluss von Infektionserkrankungen wie HIV und Hepatitis B und C), organisatorische sowie finanzielle Aspekte und Möglichkeiten der späteren Verwendung der Kryospermaproben. Hierbei müssen auch die bei dem Einsatz von kryokonservierten Spermien notwendig werdenden Methoden der assistierten Reproduktion (IVF/ICSI) berücksichtigt werden [12].

Im Einzelfall erfordert ein solches vorbereitendes Gespräch die Berücksichtigung sexualmedizinischer Aspekte wie die Möglichkeit von situativ bedingten Erektions- oder Orgasmusstörungen oder fehlenden Masturbationserfahrungen bei sehr jungen Patienten.

Auch andrologische Nachsorgeuntersuchungen zur Überprüfung der reproduktiven Funktionen (Reinitiierung der Spermatogenese? Hypogonadismus sollten empfohlen werden.

Obwohl in Erhebungen mehr als 90 % der befragten Onkologen die Notwendigkeit einer Kryokonservierung von Spermien vor Chemotherapie oder Radiatio bejahten, wurde nur die Hälfte der Patienten entsprechend beraten. Als Gründe dafür wurden mangelnde Zeit, Fehleinschätzung der anfallenden Kosten und Unkenntnis über geeignete Einrichtungen zur Kryokonservierung angegeben [13].

Weiter relevante Aspekte bei der Kommunikation zwischen beratenden Ärzten und onkologischen Patienten sind [14]:
– Kenntnisstand des Beraters
– persönliche Einstellungen
– Sicherheit im Umgang mit dem Thema
– Wünsche des Patienten
– Kosten
– praktische/logistische Probleme

Die Abrufraten von Kryospermaproben für Maßnahmen der assistierten Reproduktion liegen nur bei 4–16 % [3, 15–17]. Die Anlage eines Spermien-Kryodepots als Fertilitätsreserve trägt jedoch nicht zuletzt auch zur psychischen Entlastung der Betroffenen während und nach der onkologischen Therapie bei.

2.4.5 Kryokonservierung von Spermien – technische Aspekte

Spermien müssen für die Kryokonservierung vorbereitet werden, um eine intrazelluläre Eiskristallbildung mit nachfolgender Schädigung von Zellstrukturen und osmotische Effekte durch ungleichmäßige Eiskristallbildung zu vermeiden [3, 18, 19]. Hierzu werden sie mit Kryoprotektiva, die z. B. Glyzerin enthalten, gemischt, in speziellen Behältern konfektioniert und erst danach eingefroren.

Am häufigsten werden kleine Röhrchen („straws") mit einem Volumen von 250–500 µl verwendet (Abb. 2.9).

Zwei Einfrierverfahren stehen zur Verfügung. Die weiteste Verbreitung hat das sog. „slow freezing". Dabei werden die Straws manuell, semiautomatisch oder vollprogrammiert schrittweise bis auf −196 °C abgekühlt und schließlich in Kryobehälter mit flüssigem Stickstoff verbracht, wo sie dauerhaft gelagert werden können (Abb. 2.10 und 2.11). Die Kryokonservierung von Hodenbiopsien erfolgt analog [20].

Die Vitrifikation, bei der Spermien durch ultraschnelles Einfrieren auch ohne Kryoprotektivum kryokonserviert werden, hat sich bisher noch nicht durchgesetzt. Bei dieser Methode wird ein geringes Probenvolumen direkt in flüssigen Stickstoff eingefroren [21].

Eine besondere Schwierigkeit bereitet die Kryokonservierung sehr geringer Zahlen von Spermien, da sie nach Verdünnung mit dem Kryoprotektivum nach dem Auftauen häufig nicht mehr auffindbar sind. Hier können die Vitrifikation oder Konfektionierung von Spermien in kleinen Kapseln Vorteile bringen [22, 23].

Identifikation, Spermaqualität vor und evtl. nach dem Einfrieren, der Einfriervorgang selbst und die Lagerung von Spermien bzw. Hodengewebsproben sind lückenlos zu dokumentieren.

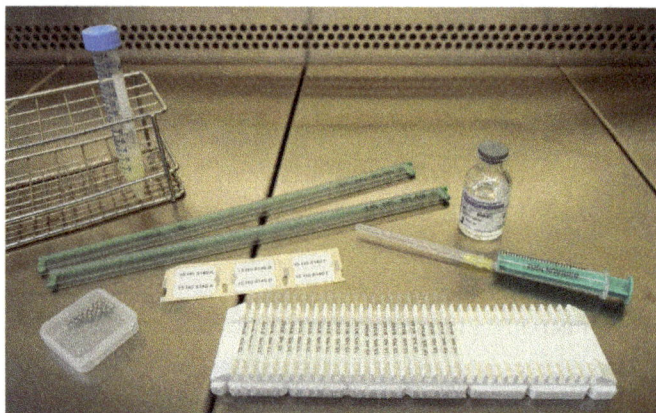

Abb. 2.9: Materialien zur Kryospermakonservierung.

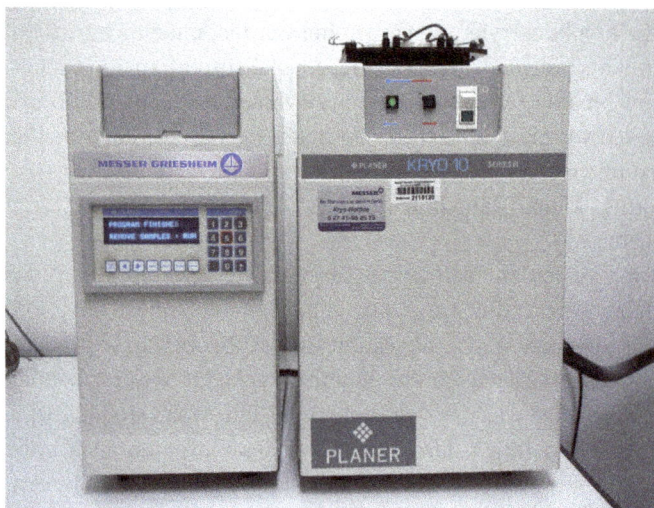

Abb. 2.10: Automatisierte Kryokonservierung von humanen Spermien (Gerät Kryo Planer Serie III, Messer-Griesheim, Krefeld).

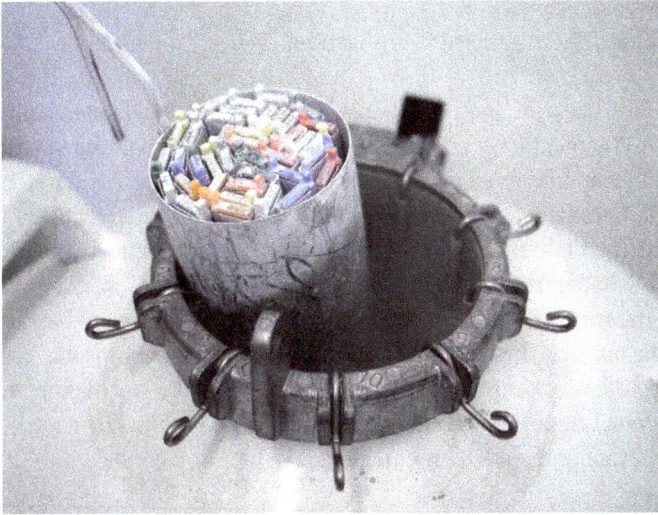

Abb. 2.11: Lagerung kryokonservierter Spermien in flüssigem Stickstoff (in den individuell nummerierten und farbig markierten Kassetten befinden sich die in Straws aliquotierten Proben).

2.4.6 Fertilisierungspotential von kryokonservierten Spermien

Studien und Metaanalysen mit Vergleich nativer und kryokonservierter ejakulierter und testikulärer Spermien haben gezeigt, dass sich die klinischen Schwangerschaftsraten und Fertilisierungsraten nicht unterscheiden [24, 25].

Dennoch scheint der Einfrier- und Auftauprozess nicht ohne Folgen für die Spermien zu sein. Eintretende Zellschäden betreffen z. B. die DNA-Fragmentation, das Akrosom, die Mitochondrien und Flagella [3, 19, 26, 27]. Die Erholungsrate (*recovery rate*) der Motilität nach dem Gefrier-/Auftauvorgang beträgt in Abhängigkeit von der Ausgangs-Ejakulatqualität 40–80 % [3] mit erheblichen intra- und interindividuellen Schwankungen. Schwangerschaften sind beschrieben worden mit Spermien, die zuvor 28 Jahre kryokonserviert gewesen waren [26].

2.4.7 Genetische Risiken durch Verwendung von Spermien onkologischer Patienten

Beim Einsatz zuvor kryokonservierter Spermien für Methoden der assistierten Reproduktion müssen bezüglich genetischer Risiken folgende Aspekte berücksichtigt werden [27]:
– Risiken durch die Grunderkrankung selbst,
– Risiken durch Chemotherapie und Radiatio,

- Risiken durch die Kryokonservierung,
- Risiken durch Verfahren der assistierten Fertilisation.

Verschiedene Studien haben gezeigt, dass Kryokonservierung die Rate von menschlichen Spermien mit DNA-Fragmentation erhöhen kann. Bei Nachbeobachtungen von Kindern aus heterologen Inseminationen mit kryokonservierten Spermien fanden sich aber kein Anstieg von Geburtsdefekten oder Hinweise für chromosomale Defekte [28].

Obwohl bei Patienten mit Krebserkrankungen bereits vor Therapie vermehrt Spermatozoen mit DNA-Schäden nachweisbar sind und auch die Kryokonservierung zu einer erhöhten Rate derartiger Schäden beiträgt, liegen keine Hinweise auf besondere genetische Risiken bei der Verwendung kryokonservierter Spermatozoen vor [29]. Die verfügbaren epidemiologischen Daten haben bisher für die Nachkommen von Patienten mit malignen Erkrankungen kein gesichertes, erhöhtes Risiko für genetische Defekte oder Malformationen nach Therapie ergeben [29, 30].

2.4.8 Rechtliche Aspekte

Patienten müssen vor einer Behandlung mit Möglichkeit des Verlustes der Zeugungsfähigkeit über die Kryokonservierung ihrer Spermien aufgeklärt werden. Ein Vertrag zwischen der versorgenden Einrichtung und dem Patienten regelt dann die Bedingungen der Probenlagerung. Nach deutschem Recht sind kryokonservierte Spermien und testikuläre Proben nach dem Tod des Patienten zu vernichten.

Außerdem muss für die Entnahme, Lagerung und Weiterverarbeitung humaner Spermien eine Genehmigung gemäß § 20b und § 20c Arzneimittelgesetz bei der zuständigen Behörde beantragt werden [31]. Die Arzneimittel- und Wirkstoff-Herstellungsverordnung regelt die entsprechenden Laboruntersuchungen einschließlich Infektionsdiagnostik sowie Qualitätssicherungsanforderungen. Darüber hinaus muss nach §8 Transplantationsgesetz eine jährliche Meldung an das Paul-Ehrlich-Institut erfolgen.

2.4.9 Literatur

[1] Robert Koch-Institut und die Gesellschaft der epidemiologischen Krebsregister in Deutschland e.V., eds. Krebs in Deutschland 2011/2012. 10. Ausgabe. Berlin, 2015.

[2] Trottmann M, Becker AJ, Stadler T et al. Semen quality in men with malignant diseases before and after therapy and the role of cryopreservation. Eur Urol 2007; 52:355–67.

[3] Schuppe HC, Köhn F-M. Kryospermakonservierung. In: Krause W, Weidner W, Diemer T, Sperling H, eds. Andrologie – Krankheiten der männlichen Geschlechtsorgane. Stuttgart: Georg Thieme Verlag, 2011:182–8.

[4] Kliesch S. Fertilitätsprävention. In: Harth W, Brähler E, Schuppe H-C, eds. Praxishandbuch Männergesundheit. Berlin: Medizinisch Wissenschaftliche Verlagsgesellschaft, 2012:98–106.

[5] Auger J, Sermondade N, Eustache F. Semen quality of 4480 young cancer and systemic disease patients: baseline data and clinical considerations. Basic Clin Androl 2016;26:3.

[6] Tournaye H, Dohle GR, Barratt CL. Fertility preservation in men with cancer. Lancet 2014;384:1295–301.

[7] Long CJ, Ginsberg JP, Kolon TF. Fertility Preservation in Children and Adolescents With Cancer. Urology. 2016;91:190–6.

[8] Meistrich ML. Effects of chemotherapy and radiotherapy on spermatogenesis in humans. Fertil Steril. 2013;100:1180–6.

[9] Grunewald S, Paasch U, Glander HJ. Systemic dermatological treatment with relevance for male fertility. J Dtsch Dermatol Ges 2007;5:15–21.

[10] Agarwal A, Ong C, Durairajanayagam D. Contemporary and future insights into fertility preservation in male cancer patients. Transl Androl Urol 2014;3:27–40.

[11] Furuhashi K, Ishikawa T, Hashimoto H et al. Onco-testicular sperm extraction: testicular sperm extraction in azoospermic and very severely oligozoospermic cancer patients. Andrologia 2013;45:107–10.

[12] Nangia AK, Krieg SA, Kim SS. Clinical guidelines for sperm cryopreservation in cancer patients. Fertil Steril 2013;100:1203–9.

[13] Schover LR, Brey K, Lichtin A, Lipshultz LI, Jeha S. Oncologists' attitudes and practices regarding banking sperm before cancer treatment. J Clin Oncol 2002;20:1890–7.

[14] Quinn GP, Vadaparampil ST, Bell-Ellison BA, Gwede CK, Albrecht TL. Patient-physician communication barriers regarding fertility preservation among newly diagnosed cancer patients. Soc Sci Med 2008;66:784–9.

[15] Köhn FM, Schill WB. Kryospermabank München – Zwischenbilanz 1974–1986. Hautarzt 1988;39:91–6.

[16] Tomlinson M, Meadows J, Kohut T et al. Review and follow-up of patients using a regional sperm cryopreservation service: ensuring that resources are targeted to those patients most in need. Andrology 2015;3:709–16.

[17] Muller I, Oude Ophuis RJ, Broekmans FJ, Lock TM. Semen cryopreservation and usage rate for assisted reproductive technology in 898 men with cancer. Reprod Biomed Online 2016;32:147–53.

[18] Köhn FM, Schill WB. Cryopreservation of human spermatozoa. In: Allahbadia GN, Basuray R, eds. The art and science of assisted reproductive technologies New Dehli: Jaypee Brothers, 2003;435–9.

[19] Köhn FM. Cryopreservation of spermatozoa and testicular tissue including autotransplantation of germinal epithelium. In: Schill WB, Comhaire FH, Hargreave TB, eds. Andrology for the clinician. Berlin, Heidelberg, New York: Springer Verlag, 2006:585–91.

[20] Salzbrunn A, Benson DM, Holstein AF et al. A new concept for the extraction of testicular spermatozoa as a tool for assisted fertilization (ICSI). Hum Reprod 1996;11:752–5.

[21] Isachenko V, Maettner R, Petrunkina AM et al. Vitrification of human ICSI/IVF spermatozoa without cryoprotectants: new capillary technology. J Androl 2012;33:462–8.

[22] Araki Y, Yao T, Asayama Y, Matsuhisa A, Araki Y. Single human sperm cryopreservation method using hollow-core agarose capsules. Fertil Steril 2015;104:1004–9.

[23] Kuznyetsov V, Moskovtsev SI, Crowe M, Lulat AG, Librach CL. Vitrification of a small number of spermatozoa in normozoospermic and severely oligozoospermic samples. Syst Biol Reprod Med 2015;61:13–7.

[24] Borges E Jr, Rossi LM, Locambo de Freitas CV et al. Fertilization and pregnancy outcome after intracytoplasmic injection with fresh or cryopreserved ejaculated spermatozoa. Fertil Steril 2007;87:316–20.

[25] Ohlander S, Hotaling J, Kirshenbaum E, Niederberger C, Eisenberg ML. Impact of fresh versus cryopreserved testicular sperm upon intracytoplasmic sperm injection pregnancy outcomes in men with azoospermia due to spermatogenic dysfunction: a meta-analysis. Fertil Steril 2014;101:344–9.

[26] Feldschuh J, Brassel J, Durso N, Levine A. Successful sperm storage for 28 years. Fertil Steril 2005;84:1017.

[27] Choy JT, Brannigan RE. The determination of reproductive safety in men during and after cancer treatment. Fertil Steril 2013;100:1187–91.

[28] Kopeika J, Thornhill A, Khalaf Y. The effect of cryopreservation on the genome of gametes and embryos: principles of cryobiology and critical appraisal of the evidence. Hum Reprod Update 2015;21:209–27.

[29] Lambertini M, Del Mastro L, Pescio MC et al. Cancer and fertility preservation: international recommendations from an expert meeting. BMC Med 2016;14:1.

[30] Winther JF, Olsen JH, Wu H et al. Genetic disease in the children of Danish survivors of childhood and adolescent cancer. J Clin Oncol 2012;30:27–33.

[31] Schroeder-Printzen I, Schroeder-Printzen J, Gleissner J et al. Neue Aspekte der Rechtsprechung bei andrologischen Fragestellungen. Was bedeutet dies für die niedergelassenen Kollegen? Urologe A 2008;47:1592–5.

2.5 Fertilitätserhalt bei Kindern und Jugendlichen

Mit der Einführung von multizentrischen Therapieoptimierungsstudien zur Behandlung von Kindern und Jugendlichen mit einer malignen Erkrankung seit den 1970er-Jahren ist deren Überlebenswahrscheinlichkeit deutlich angestiegen. Aktuell beträgt ihre 15-Jahresüberlebensrate 81 % [1]. Aufgrund dieser Erfolge erhalten die Spätfolgen der onkologischen Therapie für die betroffenen Patienten und ihre Familien zunehmende Bedeutung. Fast alle erwachsenen Überlebenden einer Krebserkrankung im Kindes- oder Jugendalter wünschen sich ein eigenes Kind [2], jedoch ist bei diesen Patienten ein erhöhtes Risiko für Fruchtbarkeitsstörungen bekannt [3]. Die Rate an Schwangerschaftsabbrüchen ist signifikant niedriger als die in der deutschen Allgemeinbevölkerung [2], bei jedoch etwas erhöhter Wahrscheinlichkeit von Fehlgeburten [4].

Für betroffene Mädchen und Jungen, sowie deren Familien, wird eine ausführliche und auf das individuelle Risiko abgestimmte Aufklärung bereits bei Diagnosestellung empfohlen. Diese sollte sowohl das Risiko für eine Fruchtbarkeitsstörung als auch die Möglichkeiten und Risiken fertilitätsprotektiver Maßnahmen vor und nach Therapie umfassen. So ist für die Kryokonservierung und Retransplantation von gonadalem Gewebe das Risiko der gonadalen Metastasierung bei kinderonkologischen Patienten besonders zu beachten und zu besprechen: Neben den systemischen Erkrankungen, wie den Leukämien und den Lymphomen, bei denen das Risiko einer gonadalen Infiltration hoch ist, ist eine gonadale Metastasierung auch bei Patienten mit soliden Tumoren, wie dem Neuroblastom, Rhabdomyosarkom, Ewingsarkom und den Karzinomen, beschrieben worden [5–8]. Ziel hierbei ist die selbstbestimmte Entscheidung der jugendlichen Patienten gemeinsam mit den Eltern. Gleichermaßen sollte auch die Möglichkeit einer späteren Adoption eines Kindes bei Verlust der Fertilität im Beratungsgespräch erwähnt werden. Für Nachkommen ehemaliger Patienten nach onkologischer Therapie im Kindes- und Jugendalter gibt es keinen Hinweis auf ein erhöhtes Auftreten von Fehlbildungen oder nicht hereditär-bedingter Krebserkrankungen [9–11]. Nach onkologischer Therapie ist bei den betroffenen Kindern und Jugendlichen auf eine regelrechte Pubertäts- und Fruchtbarkeitsentwicklung zu achten, um individuell weitere Diagnostik, wie etwa eine Hormon- oder Spermienanalyse, einleiten zu können [12, 13].

Anja Borgmann-Staudt und Magdalena Balcerek

2.5.1 Bei Mädchen

2.5.1.1 Prävalenzen von und Risikofaktoren für die Beeinträchtigung von Pubertätsentwicklung und Fruchtbarkeit

Die meisten Mädchen, die präpubertär eine Chemo- bzw. Strahlentherapie aufgrund einer malignen Erkrankung erhalten haben, haben eine unauffällige Pubertätsentwicklung mit normalem Alter bei Menarche [14]. Eine Abweichung des Menarchealters im Sinne einer Pubertas praecox oder einer Pubertas tarda ist bei Patientinnen nach einer Schädelbestrahlung, welche die Hypothalamus-Hypophysen-Achse mit erfasst, beschrieben worden [14]. Fruchtbarkeitsstörungen, bis hin zur Unfruchtbarkeit, können bei bis zu einem Drittel der Mädchen mit onkologischer Erkrankung nach Chemo- und Strahlentherapie auftreten [3, 15, 16]. Mädchen nach allogener hämatopoetischen Stammzelltransplantation, haben sogar ein Risiko von über zwei Drittel [17]. In einzelnen Fällen ist eine Erholung der Ovarfunktion möglich [18]. Das besonders hohe Risiko bei diesen Patientinnen wird durch eine Ganzkörperbestrahlung (TBI) oder die Verwendung von Busulfan im Rahmen der Konditionierungstherapie verursacht [17–20]. Doch auch eine Beckenbestrahlung, die das Ovar mit einschließt, ist hoch gonadotoxisch [19, 20] (siehe Tab. 2.9). Hierbei ist die für das Ovar toxische Dosis altersabhängig; das postpubertäre Organ ist strahlensensibler als das präpubertäre Ovar [20] (s. Abb. 2.12). Bezogen auf die Lokalisation ist das Risiko bei iliakaler Lymphknotenbestrahlung hoch, bei einer Bestrahlung unterhalb von LWK 5 erhöht und bei einer inguinalen Bestrahlung individuell unterschiedlich. Gonadotoxisch sind auch folgende Chemotherapeutika in den angegebenen kumulativen Dosen [17–20] (siehe Tab. 2.10). Diese Chemotherapeutika werden in folgenden Therapieprotokollen in potentiell gonadotoxischen Dosen verwendet (siehe Tab. 2.11). In Tabelle 2.12 sind jene Therapieprotokolle mit einem geringen gonadotoxischen Risiko zu finden. Auch eine Operation im Becken- oder Hypothalamus-Hypophysenbereich sowie ein Morbus Hodgkin als Grunderkrankung [19, 20] können das Risiko für Fertilitätsstörungen erhöhen. Eine Schädelbestrahlung mit einer Hypophysendosis ≥30 Gray kann durch einen folgenden Mangel an Gonadotropin-Releasing-Hormonen (GnRH) bzw. an follikelstimulierendem Hormon (FSH) oder Luteinisierendem Hormon (LH) auch zur Funktionsstörung der Ovarien im Sinne eines hypogonadotropen Hypogonadismus führen [16, 21]. Dieser ist, auch nach längerem Bestehen, mit einer Hormonersatztherapie behandelbar.

Nach einer abdominellen Bestrahlung, die mit einer Bestrahlungsdosis von >14 Gray den Uterus mit einschließt, können vermehrt Schwangerschaftskomplikationen wie Fehlgeburten, Frühgeburtlichkeit, ein zu niedriges Geburtsgewicht bezogen auf das Gestationsalter und – damit verbunden – eine erhöhte perinatale Sterblichkeit, auftreten [16, 22].

Tab. 2.9: Therapien mit einem **hohen** gonadotoxischen Risiko.

Beckenbestrahlung und Ganzkörperbestrahlung [6, 9, 10, 11] (s. auch Kap. 2.8.2 und Kap. 4.9)	Chemotherapie
– Ovarielle Bestrahlungsdosis ≥10 Gray (Risiko altersabhängig!), ein postpubertäres Organ ist strahlensensibler [9]) – Bestrahlung unterhalb LWK 5 erhöhtes Risiko; iliakale Bestrahlung hohes Risiko; inguinale Bestrahlung Risiko individuell unterschiedlich	– Bei **Mädchen**: Busulfan ≥14 mg/kg/KG kumulative Dosis [6,7] – Bei **Jungen**: Procarbazin ≥ 6 g/m² [12]

Tab. 2.10: Chemotherapeutika und Dosierungen mit einem **mittleren** gonadotoxischen Risiko.

– Busulfan > 0,4 g/m²
– Carboplatin > 2 g/m² (Unsichere Datenlage)
– Cisplatin > 0,5 g/m²,
– Cyclophosphamid > 10 g/m²
– Etoposid > 5 g/m²
– Ifosfamid > 42 g/m²
– Melphalan > 0.14–0.24 g/m²
– Procarbazin bei **Mädchen** > 6 g/m²
– Procarbazin bei **Jungen**: > 3 g/m²

Tab. 2.11: Therapieoptimierungsstudien (TOS) – Protokolle und Studienarme mit Chemotherapeutikadosierungen mit einem **mittleren** gonadotoxischen Risiko.

CWS-SoTiSaR: RMS Subgroup C1, D-H; Other „RMS-like", „Non-RMS-like" in HR, Metastatic STS; CWS 02: SR B, HR; 96: SR, HR; 91: SR, HR HR; 86; 81

EURAMOS-1: MAPIE; COSS 96: HR; 91: IOR; 86: LRV-VI, HR

Tab. 2.11: (fortgesetzt)

Ewing 2008; Euro EWING 99; EICESS 92; CESS 86; 81
HB 1999: HB III SD/PD, IV PR; HCC: III/IV PR
EuroNET-PHL-C1: TG2+3 random 07–11; HD 2002 Pilot TG3, HD 95: TG3; 90: TG3; 82: TG3
HIT 2000: HIT2000-AB4, HIT2000-BIS4-RT; MET-HIT2000-BIS4 CR/PR, P-HIT2000-AB4, P-HIT2000-BIS4-RT; E-HIT2000-AB4, E-HIT2000-BIS4-RT
NB 2004: MR <6M, HR; 97: HR+Mega, HR+DT <6M; 90: RG2+3 A/B-CR, RG3 C-D+4; 82: III +LK, IV
SIOP LGG 2004: Standard/Intensivierte Induktion; 96
SIOP 2001/GPOH: II-IV + HR; 93-01: I-V + HR, IV Non-CR

Tab. 2.12: Therapieoptimierungsstudien (TOS) – Protokolle und Studienarme mit einem **geringen** gonadotoxischen Risiko.

AIEOP-BFM ALL 2009, ALL-BFM 2000, 95, 90, 86, 83, 81, 79, 77
AML-BFM 2004, 02, 98, 93, 87, 83, 78
Co-ALL-08-09, 03, 97, 92, 89, 85, 82, 80
CWS–SoTiSaR 2009: RMS Subgroup A, B, C2; 02: LR, SR A; 96: LR; 91: LR, HR LR
EURAMOS-1: MAP, MAPifn; COSS 96: LR, S1, S2; 91: COSS, COSS/IOR; 90; 89; 86 LR I–IV; 85; 82; 80; 77
EuroNET-PHL-C1 2007–2011 TG1, TG2 + 3 random, seit 2012 TG1-3; EuroNETPHL-LP1; HD 2002 Pilot; HD 95: TG1; 90: TG1; 87; 85
HB 99: I + II; III PR; HCC: I/II; III/IV PR operabel; SD/PD; PR (operabel, SD/PD); 94; 89
HIT-GBM D, C, B, A
HIT-HGG 2007
HIT 2000: HIT2000-BIS4 + RT; MET-HIT2000-BIS4 SD/PD, MET-HIT2000-AB4; PHIT2000-BIS4 + RT; E-HIT2000- BIS4 + RT; HIT-MED 99; HIT-SKK 92; HIT 91; 89; 88; HIT-SKK 87
Kraniopharyngeom 2007, 2000; HIT-Endo 99, 96
NB 2004: Observation, MR N 6M; 97: SR, HR + DT N 6M; 90: RG2 + 3 A/B + CR, RGS-C 85; 82: II–II, III-LK; 79
NHL-BFM Registry 2012, B-NHL BFM 04, NHL-BFM 95, 90, 86, 83, 81, 79, 77, 76, 75
MAHO 98; 94; 92; 88; 82
MAKEI 96; 89; 86; 83
SIOP 2001/GPOH: I, II–IV ohne HR; 93-01 I–V ohne HR; 89; 82; 80; 79

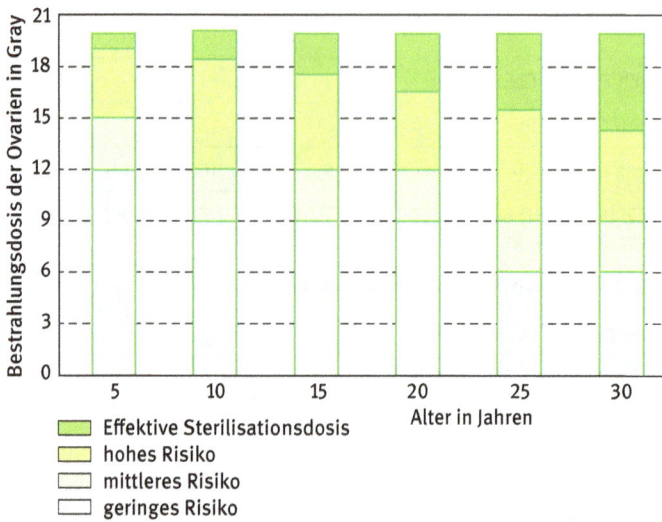

Abb. 2.12: Abhängigkeit des Auftretens von akutem Ovarialversagen
von ovarieller Strahlendosis und dem Alter bei Radiotherapie, mod. nach [20].

2.5.1.2 Diagnostische Nachsorge

Um Abweichungen von der normalen Pubertäts- und Fruchtbarkeitsentwicklung
frühzeitig nach onkologischer Therapie zu erkennen, sollten im Rahmen der Nachsorgeuntersuchungen und darüber hinaus bei dem weiterbehandelnden Allgemeinarzt
oder der Frauenärztin jährlich Anamnese, inklusive Menstruationsanamnese und
Angaben zur Hormoneinnahme, sowie die Tannerstadien erhoben werden. Das Auftreten einer transienten Amenorrhö ist hierbei auch über ein Jahr nach Chemo- und
Strahlentherapie hinausgehend möglich [23]. Ein Tannerstadium 1 oder 2 bei Mädchen
nach dem 14. Lebensjahr (beginnende Entwicklung der Brustknospe, wenige lange,
flaumige Haare mit geringer Pigmentierung) oder kein Progress in 12 Monaten deutet
auf eine verzögerte Pubertätsentwicklung hin.

Bei entsprechendem Risiko und Wunsch der Betroffenen sollen weiterführende
Hormonanalysen ab dem 14. Lebensjahr von dem behandelnden Arzt angeboten und
eingeleitet werden [13]. Bei einem 28 Tage Zyklus besteht die Hormonanalyse aus LH
(Norm: <10 U/l), FSH (<10 U/l), Östradiol (<50 pg/ml) und Anti-Müller-Hormon (AMH)
(>1 ng/ml) im Serum am 1. bis 5. Zyklustag, sowie aus Estradiol (>100 pg/ml) und Progesteron (>12 ng/ml) am 21. Zyklustag. AMH ist hierbei ein Maß für die Eizellreserve,
jedoch in der Abschätzung der Fruchtbarkeit als alleiniger Marker nicht immer eindeutig interpretierbar v. a. in den mittleren Bereichen [23] und sollte daher im Verlauf
wiederholt bestimmt oder mit anderen Parametern kombiniert werden. Die Beurteilung der Ergebnisse von LH, FSH, Östradiol und Progesteron muss unter Berücksichtigung der Sexualhormoneinnahme erfolgen. Die Einschätzung der Eizellreserve, und

damit des Risikos einer vorzeitigen Ovarialinsuffizenz, kann durch eine Ultraschalluntersuchung mit Bestimmung der antralen Follikelanzahl (Follikeldurchmesser unter 10 mm am Zyklusanfang) im Ovar ergänzt werden [24].

2.5.1.3 Besonderheiten des Fertilitätserhalts bei Mädchen mit onkologischer Therapie

Die zur Verfügung stehenden fertilitätsprotektiven Maßnahmen unterscheiden sich darin, ob der Therapiebeginn vor oder nach Eintritt der Pubertät liegt. Neben etablierten Maßnahmen stehen auch experimentelle, insbesondere bei präpubertären Kindern, zur Verfügung.

Vor Therapiebeginn besteht bei postpubertären Mädchen die Möglichkeit der Kryokonservierung von unbefruchteten (im Jugendlichenalter selten befruchteten) Oozyten (Kap. 2.1.1). Diese erfordert eine vorausgehende etwa 14-tägige hormonelle Stimulation, die ab jedem Zyklustag durchführbar ist. Allerdings ist ein Verschieben einer dringlichen onkologischen Therapie nicht immer möglich. Für die Gewinnung der Oozyten sind im Allgemeinen regelmäßige vaginale Ultraschalluntersuchungen und eine transvaginale Follikelpunktion notwendig. Letztere ist nur möglich, wenn die Größe des Hymenalsaumes eine solche Untersuchung zulässt. Zu beachten ist, dass die vaginalen Manipulationen zu einer psychischen Belastung der Patientinnen führen können.

Die Kryokonservierung von Ovargewebe (Kap. 2.2.1) ist sowohl bei prä- als auch postpubertären Mädchen möglich, jedoch ist diese Maßnahme noch experimentell. Sie erfordert im Gegensatz zur Gewinnung von Eizellen für eine Kryokonservierung keine vorausgehende hormonelle Stimulation. Die Entnahme von Ovargewebe erfolgt per Laparoskopie und sollte sinnvollerweise in Kombination mit anderen notwendigen Maßnahmen (z. B. Legen eines zentralvenösen Zuganges) in einer Narkose erfolgen. Eine Aktivierung, auch des präpubertären Ovargewebes, nach Retransplantation ist bereits beschrieben: So wurde von zwei Fällen mit erfolgreicher Pubertätsinduktion [25, 26] und einer Geburt [27] bei Patientinnen mit retransplantiertem Ovargewebe, welches in der Kindheit kryokonserviert wurde, berichtet. Gerade bei Kindern erscheint diese Maßnahme gut geeignet, da die spätere Schwangerschaftsrate bei einer Retransplantation von Ovargewebe mit hoher Follikeldichte, wie sie bei Kindern vorliegt, besonders hoch ist. Dennoch ist die Gefahr der Retransplantation von malignen Zellen besonders zu beachten und eine solche ist auch bei Patientinnen mit einem hierfür niedrigen Risiko nicht auszuschließen. Die Betroffenen sind darüber zu informieren, dass das Gewebe eventuell nicht, oder nur nach einer geeigneten Gewebeprobenuntersuchung, für eine Retransplantation zu verwenden ist.

Liegen die Ovarien bei einer Strahlentherapie im Strahlenfeld, so ist je nach Strahlendosis eine Transposition (Ovaropexie) bei sowohl prä- als auch postpubertären Mädchen zu erwägen. Die Erfolgsraten sind belegt, doch stark von Komplikationen, wie Durchblutungsstörungen und Zystenbildung des verlagerten Ovars, abhängig. Sollen die Ovarien unter das Diaphragma verlegt werden, müssen die Tuben durchtrennt werden. Dies macht eine spätere *In-vitro*-Fertilisation erforderlich. Liegt auch der Uterus im Strahlenfeld muss je nach Bestrahlungsdosis darauf hingewiesen werden, dass hieraus erhöhte Schwangerschaftsrisiken resultieren können.

Die Wirksamkeit einer medikamentösen Protektion (i. B. GnRH-Agonisten, Kap. 2.3) bei Jugendlichen ist bislang noch fraglich. Bei präpubertären Mädchen ist diese Maßnahme nicht indiziert. Die Gabe von GnRH-Agonisten bei postpubertären Mädchen sollte idealerweise ein bis zwei Wochen vor Beginn der Chemotherapie verabreicht werden, um eine ungewünschte ovarielle Stimulation aufgrund der initialen FSH-Freisetzung („*Flare up*") zu vermeiden. Ist das Zeitfenster bis zum Beginn der Chemotherapie deutlich kürzer als eine Woche können GnRH-Agonisten mit GnRH-Antagonisten kombiniert werden, um den „*Flare up*" zu verringern. Zu empfehlen sind monatlich oder dreimonatlich zu applizierende Depotpräparate, deren supprimierende Wirkung bis ein bis zwei Wochen nach der letzten Chemotherapie anhalten sollte

Nach Therapie besteht bei Kinderwunsch und Nachweis eines hypogonadotropem Hypogonadismus die Möglichkeit einer Hormontherapie mit Gonadotropinen. Bei einer prämaturen Ovarialinsuffizienz (POF) ist eine Hormonersatztherapie mit einem Östrogen/Gestagenpräparat indiziert. Liegt eine Pubertas tarda vor, kann diese mit Östrogenpräparaten behandelt werden [28], eine Pubertas praecox mit GnRH-Analoga [29]. Weitere Möglichkeiten zur Erfüllung des Kinderwunsches sind eine künstliche Befruchtung durch Insemination, *In-vitro*-Fertilisation (IVF) oder intracytoplasmatische Spermieninjektion (ICSI) mit vor Therapie, oder nach Stimulation bei Subfertilität, gewonnener Oozyten. Auch soll immer die Möglichkeit der Adoption eines Kindes mit den Patienten besprochen werden.

2.5.1.4 Literatur

[1] Kaatsch, P., Spix C., German Childhood Cancer Registry – Annual Report 2015 (1980–2014). 2015: Institute of Medical Biostatistics, Epidemiology and Informatics (IMBEI) at the University Medical Center of the Johannes Gutenberg University Mainz.
[2] Hohmann, C., et al., Patient counselling on the risk of infertility and its impact on childhood cancer survivors: results from a national survey. J Psychosoc Oncol, 2011. 29(3): p. 274–85.
[3] Balcerek, M., et al., Suspected infertility after treatment for leukemia and solid tumors in childhood and adolescence. Dtsch Arztebl Int, 2012. 109(7): p. 126–31.
[4] Hohmann, C., A. Borgmann, and T. Keil, Re: Induced abortions in Danish cancer survivors: a population-based cohort study. J Natl Cancer Inst, 2011. 103(8): p. 698.
[5] Kamiyama R, F.N., A study of leukemic cell infiltration in the testis and ovary. Bull Tokyo Med Dent Univ., 1976. 23: p. 203–10.
[6] Reid, H. and H.B. Marsden, Gonadal infiltration in children with leukaemia and lymphoma. J Clin Pathol, 1980. 33(8): p. 722–9.
[7] Somjee, S., et al., Metastatic ovarian neuroblastoma: a case report. Pediatr Hematol Oncol, 1999. 16(5): p. 459–62.

[8]   Young, R.H., H.P. Kozakewich, and R.E. Scully, Metastatic ovarian tumors in children: a report of 14 cases and review of the literature. Int J Gynecol Pathol, 1993. 12(1): p. 8–19.

[9]   Nagarajan, R. and L.L. Robison, Pregnancy outcomes in survivors of childhood cancer. J Natl Cancer Inst Monogr, 2005(34): p. 72–6.

[10] Tawn, E.J., et al., Chromosome analysis in childhood cancer survivors and their offspring—no evidence for radiotherapy-induced persistent genomic instability. Mutat Res, 2005. 583(2): p. 198–206.

[11] Winther, J.F., et al., Radiotherapy for childhood cancer and risk for congenital malformations in offspring: a population-based cohort study. Clin Genet, 2009. 75(1): p. 50–6.

[12] Borgmann-Staudt, A., Balcerek, M., Jantke, A., Hinz, S. AMWF S1-Leitlinie (025/034) Beeinträchtigung der Gonadenfunktion nach Chemo- und Strahlentherapie imKindes- und Jugendalter: Risiken, Diagnostik, Prophylaxe- und Behandlungsmöglichkeiten. 2015 [cited 2015 14.12.]; Available from: http://www.awmf.org/uploads/tx_szleitlinien/025-034_l_S1_Beeinträchtigung_Gonadenfunktion_nach_Krebs_im_Kindesalter_2015–03.pdf.

[13] Denzer, C., Brabant, G., Brämswig, J., Dörffel, W., Dörr, H.-G., Hauffa, B.P., Langer, T., Müller, H., Ott-Renzer, C., Rohrer, T., Schnabel, D., Vorwerk, P., Wabitsch, M. AWMF S3-Leitlinie (025/030) Endokrinologische Nachsorge nach onkologischen Erkrankungen im Kindes- und Jugendalter. 2014 [cited 2015 14.12.]; Available from: http://www.awmf.org/uploads/tx_szleitlinien/025-030l_S3_Endokrinologische_Nachsorge_nach_onkologischen_Erkrankungen_Kindes_Jugendalter_2014_03.pdf.

[14] Wessel, T., et al., Age at menarche in childhood cancer survivors: results of a nationwide survey in Germany. Horm Res Paediatr, 2012. 77(2): p. 108–14.

[15] Rendtorff, R., et al., Hormone and Sperm Analyses after Chemo- and Radiotherapy in Childhood and Adolescence. Klin Padiatr, 2010. 222(3): p. 145–9.

[16] Green, D.M., et al., Fertility of female survivors of childhood cancer: a report from the childhood cancer survivor study. J Clin Oncol, 2009. 27(16): p. 2677–85.

[17] Borgmann-Staudt, A., et al., Fertility after allogeneic haematopoietic stem cell transplantation in childhood and adolescence. Bone Marrow Transplant, 2012. 47(2): p. 271–6.

[18] Pfitzer, C., et al., Dynamics of fertility impairment and recovery after allogeneic haematopoietic stem cell transplantation in childhood and adolescence: results from a longitudinal study. J Cancer Res Clin Oncol, 2015. 141(1): p. 135–42.

[19] Reinmuth, S., et al., Impact of chemotherapy and radiotherapy in childhood on fertility in adulthood: the FeCt-survey of childhood cancer survivors in Germany. J Cancer Res Clin Oncol, 2013. 139(12): p. 2071–8.

[20] Wallace, W.H., R.A. Anderson, and D.S. Irvine, Fertility preservation for young patients with cancer: who is at risk and what can be offered? Lancet Oncol, 2005. 6(4): p. 209–18.

[21] Koustenis, E., et al., Impact of cranial irradiation and brain tumor location on fertility: a survey. Klin Padiatr, 2013. 225(6): p. 320–4.

[22] Reulen, R.C., et al., Pregnancy outcomes among adult survivors of childhood cancer in the British Childhood Cancer Survivor Study. Cancer Epidemiol Biomarkers Prev, 2009. 18(8): p. 2239–47.

[23] Jantke, A., et al., Association between self-reported questionnaire data on fertility and results of hormone analyses in women after childhood cancer: a cross-sectional study. J Obstet Gynaecol Res, 2012. 38(10): p. 1254–9.

[24] Nawroth F, L.M., Gnoth C, et al., Bewertung von ovarieller Reserve und Fertilität mit steigendem Lebensalter. Gemeinsame Stellungnahme der Deutschen Gesellschaft für Gynäkologische Endokrinologie und Fortpflanzungsmedizin (DGGEF) e.V., der Deutschen Gesellschaft für Reproduktionsmedizin (DGRM) e.V. und des Berufsverbandes der Frauenärzte (BVF) e.V. Frauenarzt, 2013. 54: p. 682–8.

[25] Poirot, C., et al., Induction of puberty by autograft of cryopreserved ovarian tissue. Lancet, 2012. 379(9815): p. 588.

[26] Ernst, E., et al., Case report: stimulation of puberty in a girl with chemo- and radiation therapy induced ovarian failure by transplantation of a small part of her frozen/thawed ovarian tissue. Eur J Cancer, 2013. 49(4): p. 911–4.

[27] Demeestere, I., et al., Live birth after autograft of ovarian tissue cryopreserved during childhood. Hum Reprod, 2015. 30(9): p. 2107–9.

[28] B.P. Hauffa, G.S.-S. AWMF S1-Leitlinie (027/025) Pubertas tarda und Hypogonadismus. 2011 [cited 2015 14.12.]; Available from: http://www.awmf.org/uploads/tx_szleitlinien/027-025l_S1_Pubertas_tarda_Hypogonadismus_2011-01.pdf.

[29] H.-G. Dörr, G.S.-S., S. Heger. AWMF S1-Leitlinie (027/026) Pubertas praecox. 2011 [cited 2015 14.12.]; Available from: http://www.awmf.org/uploads/tx_szleitlinien/027-026l_S1_Pubertas_praecox.pdf.

Sabine Kliesch
2.5.2 Bei Jungen

2.5.2.1 Einleitung

Kinderkrebserkrankungen können heute dank verbesserter Therapieoptionen in einem hohen Prozentsatz geheilt werden [1]. In der Altersgruppe der jungen Erwachsenen (20–39 Jahre) kommt ein Langzeitüberlebender einer kinderonkologischen Erkrankung auf rund 530 Erwachsene [2]. Allerdings zerstört die effektive Strahlen- und Chemotherapie nicht selektiv nur die mitoseaktiven Tumorzellen, sondern auch die gonadal teilungsaktiven Spermatogenesezellen, einschließlich der spermatogonialen Stammzellen, und führt damit zu einer gonadalen Akut- und Spättoxizität. Aber auch nicht-onkologische Erkrankungen werden zum Teil mit potentiell gonadotoxischen Substanzen behandelt, und die Betroffenen erleben ebenfalls die Folgen der Gonadenschädigung in Form einer zum Teil irreversiblen Infertilität. Darüber hinaus können bestehende Grunderkrankungen (Hodenektopie, Abdominalhoden, genetische Erkrankungen wie das Klinefelter Syndrom oder Gonadendysgenesie dazu führen, dass die Fertilität primär irreversibel kompromittiert ist, so dass sich auch hier die Frage stellt, inwieweit eine Fertilitätsprotektion vor der Pubertät eventuell sinnvoll sein kann; Übersicht bei [3].

2.5.2.2 Aktueller Stand der Fertilitätsprotektion

Im Erwachsenen- sowie im Adoleszentenalter nach Eintritt der Spermache ist die Kryokonservierung von Spermien akzeptierter Standard für die Fertilitätsprotektion [4–6]. Bei bis zu 15–20 % der betroffenen Patienten ist entweder eine Samengewinnung nicht möglich, oder es besteht bereits bei Diagnosestellung eine Azoospermie. In diesen Fällen bietet sich mit Hilfe der (mikrochirurgischen) testikulären Spermienextraktion die Option an, ein Kryodepot mit testikulären Spermien anzulegen [7].

Für präpubertäre Jungen ist die Kryokonservierung von Spermien definitiv keine Option, und auch in der frühen Pubertätsentwicklung vor der entsprechenden gonadalen und/oder sexuellen Reife für die Spermienproduktion und/oder Masturbation ist die Kryokonservierung von Spermien nur eine theoretische Option.

2.5.2.3 Fertilitätsprotektion beim präpubertären und frühpubertären Jungen

Beim frühpubertären Jugendlichen mit bereits initiierter Spermatogenese, aber noch nicht abgeschlossener Spermarche bietet sich die Möglichkeit, durch Extraktion von Spermien aus Hodengewebe ein Kryodepot zur Fertilitätsreserve zu gewinnen [8]. Bei den frühpubertären Jugendlichen ohne Spermatogenese und beim präpubertären Keimepithel besteht heutzutage die einzige Option zur Fertilitätsprotektion in der experimentellen Kryokonservierung spermatogonialer Stammzellen (SSC) aus Hodenbiopsien [3, 8]. Da es sich hierbei um rein experimentelle Ansätze handelt, wurde 2012 das Netzwerk „Androprotect" durch die Münsteraner Arbeitsgruppe (Prof. Dr. med. Sabine Kliesch und Prof. Dr. rer. nat. Stefan Schlatt) ins Leben gerufen [9]. Das Netzwerk, das sich im Aufbau befindet und im Centrum für Reproduktionsmedizin und Andrologie des Universitätsklinikums Münster beheimatet ist, hat zum Ziel, für Deutschland ein funktionierendes Netzwerk gemeinsam mit den pädiatrisch-onkologischen Zentren aufzubauen, so dass allen Betroffenen und ihren Eltern die Perspektive zur Fertilitätsprotektion geboten werden kann.

2.5.2.4 Voraussetzungen zur Fertilitätsprotektion beim präpubertären Jungen

Die Auswertung einer Umfrage der ESHRE *Task Force on Fertility Preservation* im Jahr 2012 zeigt, dass in sieben aktiven europäischen Zentren bis Dezember 2012 bei 266 Jungen in einer Altersspanne vom ersten Lebensjahr bis 16 Jahre mit malignen und zum Teil auch nicht-malignen Erkrankungen Hodengewebe konserviert wurde mit dem Ziel, die Keimbahnstammzellen vor Therapiebeginn zu gewinnen und durch Kryokonservierung zu erhalten [3, 8]. Weitere sieben Zentren planten zu diesem Zeitpunkt, ein Angebot zur Fertilitätsprotektion beim Jungen zu etablieren [3].

Die Beratung der Eltern und Kinder, die Abstimmung zwischen Kinderonkologen, Andrologen, Kinderurologen und/oder -chirurgen sowie die technischen Voraussetzungen im Labor sind aufwendig [8, 10].

Der operative Eingriff zur Hodengewebsentnahme sollte in Kombination mit anderen Maßnahmen durchgeführt werden (z. B. Knochenmarkspunktion, Portimplantation). Eine Therapieverzögerung ist zu vermeiden und muss aus onkologischer Sicht vertretbar sein. Bei Jungen, die bereits 12 Jahre oder älter sind, sollte eine Doppelstrategie verfolgt werden, um sowohl gonadales Gewebe auf DMSO-Basis zur Kryokonservierung von spermatogonialen Stammzellen als auch zur Kryokonservierung von evtl. bereits vorhandenen Spermien (üblicherweise auf Glycerolbasis) zu ermöglichen [3, 8].

Die Vorschriften zur Entnahme, Kryokonservierung und späteren Verarbeitung der Proben sind länderspezifisch uneinheitlich. Die Anforderungen an das Labor sowie die Vorschriften zur Entnahme und Verarbeitung des Gewebes unterliegen in Deutschland dem AMG und sind deutlich höher als bei der Kryokonservierung von Spermien. § 20b AMG findet bei der Entnahme und § 20c AMG bei der Kryokonservierung des Gewebes Anwendung. Ein Ethikvotum ist bei diesem experimentellen Verfahren Voraussetzung. Von dem Gewebe muss unter ethischen Aspekten ein Teil sowohl für den Patienten kryokonserviert und aufbewahrt werden; ein Teil des Gewebes wird zu Forschungszwecken verwendet. Nur die begleitende Forschung wird perspektivisch die Informationen über Qualität, Stammzellpotential sowie die Optionen der Refertilisierung ermöglichen. Aus diesem Grund ist die Kryokonservierung dieser immaturen Gewebeproben ausschließlich in spezialisierten Zentren, die die begleitende Forschung gewährleisten, eine *conditio sine qua non* [8].

2.5.2.5 Experimentelle Techniken zur Fertilitätsprotektion beim präpubertären Jungen

Drei grundsätzlich unterschiedliche Strategien zur Refertilisierung sind denkbar:
1. Gewebetransplantation ektop oder orthotop,
2. Injektion/Transplantation von spermatogonialen Stammzellen,
3. *In-vitro*-Spermatogenese.

Allen drei Optionen ist ihr rein experimenteller Ansatz gemeinsam, Publikationen zur erfolgreichen Anwendung beim Menschen fehlen.

Bei der **Gewebetransplantation** werden die SSC in ihrer testikulären Umgebung belassen. Eine autologe Transplantation kann nur zur Anwendung kommen, wenn eine Tumorzellkontamination ausgeschlossen ist. Vielversprechend konnte im nicht-humanen Primatenmodell nach Radiatio die Re-Initiierung der Spermatogenese mit Ausbildung elongierter Spermatiden nach skrotaler Transplantation gezeigt werden [11]. Der funktionelle Nachweis der Intaktheit der gebildeten Spermien konnte bislang nur im Mausmodell mit Spermiengewinnung und nachfolgender ICSI gezeigt werden [12, 13]. Das erfolgversprechende tierexperimentelle Xenografting [14] erscheint für den Menschen als die am wenigsten erfolgversprechende Methode [3].

Ebenfalls im Mausmodell weit entwickelt ist die **Transplantation von testikulären Stammzellen,** die erstmals 1994 beschrieben und heute zur experimentellen Standardmethode zur Erforschung testikulärer Stammzellen und zur Refertilisierung von genetisch oder experimentell infertilen Mäusen weiterentwickelt wurde [3, 9, 15]. Eines der größten Probleme bereitet die Isolierung und *In-vitro*-Kultur der SCC, die dann letztlich auch die Option eröffnen, die SSC über das Rete testis zu injizieren, eine durchaus ernst zu nehmende Option für Rinder, nicht-humane Primaten und den Menschen [16]. Die SSC müssen sowohl ihr Stammzellpotential behalten und dürfen keine (epi-)genetischen Aberrationen entwickeln [17–19]. Ermutigende Resultate wurden im Rhesusaffen erzielt: Mittels Stammzelltransplantation wurde die Sperma-togenese wieder initiiert, und die gewonnen Spermien konnten für eine erfolgreiche Fertilisierung nach ICSI eingesetzt werden [20].

Die mit Abstand eleganteste Methode scheint die ***In-vitro*-Gewinnung von Spermien aus Stammzellen** zu sein [21–23]. Die Charakterisierung der Zellpopulation, das Gelingen der Kultur, der Erhalt der Stammzellcharakateristika, die Interaktion von Stammzellen und somatischen Zellen sowie die (epi-)genetische Stabilität der Zellen sind wesentliche Voraussetzungen für das Gelingen [24]. Der Nachweis der Spermienfunktionalität fehlt bislang.

Auch die induzierte Pluripotenz von somatischen Zellen ist eine Möglichkeit, die allerdings bislang noch sehr wenig validiert ist. [25]

Zusammenfassend lässt sich zum heutigen Stand des Wissens festhalten, dass die Verwendung spermatogonialer Stammzellen als Fertilitätsreserve eine auch unter Sicherheitsaspekten für die Zukunft ernst zu nehmende Option zur Wiederherstellung der Fertilität des Mannes darstellt.

Androprotect in Deutschland steht als Name für ein Netzwerk, in dem zukünftig Kinderonkologen, Andrologen, (Kinder-)Urologen, Kinderchirurgen und Grundlagenwissenschaftler zusammen arbeiten können. Dänemark, Estland, Island, Litauen, Norwegen, Schweden und Finnland haben sich im Jahr 2013 zum Netzwerk „Nordfertil" (*Nordic Centre for Fertility Preservation*) zusammen geschlossen [8]. Ein intensiver auch wissenschaftlicher Austausch der beteiligten (Forschungs-)Einrichtungen wird eine Voraussetzung sein, um das beste experimentelle Verfahren in die klinische Anwendung zu führen.

2.5.2.6 Zusammenfassung und Fazit

Die Kryokonservierung von immaturem Hodengewebe weist in die Zukunft der Fertilitätsprotektion beim präpubertären Jungen und frühpubertären Jugendlichen. Bei der Aufklärung der Betroffenen und ihrer Eltern ist der derzeit rein experimentelle Charakter des Verfahrens darzulegen. Die verschiedenen experimentellen Ansätze sind vielversprechend und lassen die klinische Anwendbarkeit in der Zukunft wahrscheinlich werden [8, 9].

Die Kryokonservierung von Spermien aus Ejakulat und Hodengewebe beim Adoleszenten und Erwachsenen ist aktuell das Standardverfahren, über das vor gonadotoxischer Therapie aufgeklärt werden muss. Die Kryokonservierung von immaturem Hodengewebe beim Kind ist derzeit rein experimentell. Die Aufklärung über diese Option sollte aufgrund der damit verbundenen Perspektiven nach dem Überleben der Kinderkrebserkrankung oder einer primär gonadenschädigenden Erkrankung (Abdominalhoden, DSD) Bestandteil der Aufklärung vor Therapie werden.

2.5.2.7 Literatur

[1] Deutsches Kinderkrebsregister Jahresbericht/annual Report 2012. http://www. kinderkrebsregister.de/dkkr/ergebnisse/jahresbericht/Jahresbericht-2012.html.

[2] Ward E, DeSantis C, Robbins A, Kohler B, Jemal A. Childhood and adolescent cancer statistics. CA Cancer J Clin 2014, 64:83–103.

[3] Picton HM, Wyns C, Anderson RA, Goossens E, Jahnukainen K, Kliesch S, Mitchell RT, Pennings G, Rives N, Tournaye H, van Pelt AM, Eichenlaub-Ritter U, Schlatt S; ESHRE Task Force On Fertility Preservation In Severe Diseases. A European perspective on testicular tissue cryopreservation for fertility preservation in prepubertal and adolescent boys. Hum Reprod 2015;30:2463–75.

[4] Kliesch, S., Behre, H.M., Nieschlag, E. Cryopreservation of semen from adolescent patients with malignancies. Medical and Pediatric Oncology, 1996; 26:20–27.

[5] Kamischke A, Jürgens H, Hertle L, Berdel WE, Nieschlag E. Cryopreservation of sperm from adolescents and adults with malignancies. J Androl. 2004;25:586–592.

[6] Gromoll J, Tüttelmann F, Kliesch S. „Social freezing" – die männliche Seite. Urologe 2015, 55:58–62.

[7] Kliesch, S., Kamischke, A., Cooper, T.G., Nieschlag, E. Kryokonservierung menschlicher Spermien zur Zeugungsreserve. In: Nieschlag, E., H.M. Behre, S. Nieschlag (Hrsg) Andrologie: Grundlagen und Klinik der reproduktiven Gesundheit des Mannes. 3. Aufl, Springer, Berlin, Heidelberg, , 2009, Kap. 24, 515–531.

[8] Kliesch S. Androprotect und Perspektiven der Fertilitätstherapie. Urologe 2016, 55:898-903.

[9] Schlatt S, Kliesch S. Fertilitätsprotektion bei Männern – Mehr als nur Spermienkryokonservierung. Gyn Endokrinol 2012;10:91–7.

[10] Wyns C, Collienne C, Shenfield F, Robert A, Laurent P, Roeglers L, Brichard B. Fertility preservation in the male pediatric population: factors influencing the decision of parents and children. Hum Reprod 2015, 30:2022–2013.

[11] Jahnukainen K, Ehmcke J, Nurmio M, Schlatt S. Autologous ectopic grafting of cryopreserved testicular tissue preserves the fertility of prepubescent monkeys that receive sterilizing cototoxic therapiy. Cancer Res 2012;72:5174–5178.

[12] Schlatt S, Honaramooz A, Boiani M, Schöler HR, Dobrinski I. Progeny from sperm obtained after ectopic grafting of neonatal mouse testes. Biol Reprod 2003:68;2331–2335.

[13] Ohta H, Wakayama T. Generation of normal progeny by intracytoplasmic sperm injection following grafting of testicular tissue from cloned mice that died postnatally. Biol Reprod 2005:73;390–395.

[14] Shinohara T, Inoue K, Ogonuki N, Kanatsu-Shinohara M, Miki H, Nakata K, Kurome M, Nagashima H, Toyokuni S, Kogishi K, Honjo T, Ogura A. Birth of offspring following transplantation of cryopreserved immature testicular pieces and in-vitro microinsemination. Hum Reprod 2002:17;3039–3045.

[15] Brinster RL, Zimmermann JW. Spermatogenesis following male germ-cell transplantation. Proc Natl Acad Sci U S A 1994, 91:11298–11302.

[16] Ning L, Meng J,. Goossens E, Lahoutte T, Marichal M, Tournaye H. In search of an efficient injection technique for future clinical application of spermatogonial stem cell transplantation: infusion of contrast dyes in isolated cadaveric human testes. Fertil Steril. 2012 98(6):1443–1448

[17] Goossens E, de Vos P, Tournaye H. Array comparative genomic hybridization analysis does not show genetic alterations in spermatozoa and offspring generated after SSC transplantation in the mouse. Hum Reprod 2010, 25:1836–1842.

[18] Goossens E, Bilgec T, Van Saen D, Tournaye H. Mouse germ cells go through typical epigenetic modifications after intratesticular tissue grafting. Hum Reprod. 2011, 26: 3388–3400.

[19] Struijk RB, Mulder CL, van der Veen F, van Pelt AM, Repping S. Restoring fertility in sterile childhood cancer survivors by autotransplanting spermatogonial stem cells: are we there yet? Biomed Res Int. 2013; Article ID 903142, 1–12.

[20] Hermann BP, Sukhwani M, Winkler F, Pascarella JN, Peters KA, Sheng Y, Valli H, Rodriguez M, Ezzelarab M, Dargo G, Peterson K, Masterson K, Ramsey C, Ward T, Lienesch M, Volk A, Cooper DK, Thomson AW, Kiss JE, Penedo MC, Schatten GP, Mitalipov S, Orwig KE. Spermatogonial stem cell transplantation into rhesus testes regenerates spermatogenesis producing functional sperm. Cell Stem Cell. 2012; 11(5):715–26.

[21] Stukenborg J, Wistuba J. Luetjens C, Elhija M., Huleihel M., Lunenfeld E, Gromoll J, Nieschlag E, Schlatt S, Coculture of spermatogonia with somatic cells in a novel three-dimensional soft-agar-culture-system. J Androl. 2008, vol. 29(3), 312–329.

[22] Stukenborg JB, Schlatt S, Simoni M, Yeung CH, Elhija MA, Luetjens CM, Huleihel M, Wistuba J. New horizons for in vitro spermatogenesis? An update on novel three-dimensional culture systems as tools for meiotic and post-meiotic differentiation of testicular germ cells. Mol Hum Reprod 2009;15:521–529.

[23] Sato T, Katagiri K, Yokonishi T, Kubota Y, Inoue K, Ogonuki N, Matoba S, Ogura A, Ogawa T In vitro production of fertile sperm from murine spermatogonial stem cell lines", Nat Commun 2011, 2:. 472.

[24] Kossack N, Terwort N, Wistuba J, Ehmcke J, Schlatt S, Schöer H, Kliesch S, Gromoll J. A combined approach facilitates the reliable detection of human spermatogonia in vitro. Hum Reprod 2013, 28:3012–3015.

[25] Yang S, Bo J, Hu H, Guo X, Tian R, Sun C, et al. Derivation of male germ cells from induced pluripotent stem cells in vitro and in reconstituted seminiferous tubules. Cell proliferation. 2012;45(2):91–100.

2.6 Grenzbereiche des Fertilitätserhalts

Heribert Kentenich

2.6.1 Eizellspende, Leihmutterschaft

2.6.1.1 Einleitung

Eizellspende und Leihmutterschaft sind in Deutschland nach dem Embryonenschutz-gesetz verboten. Dieses Verbot bedeutet für den Arzt, dass er einer Patientin, für die eine Eizellspende oder Leihmutterschaft in Frage kommt, keinerlei direkte Behandlung anbieten kann.

Es ist aber allgemeine ärztliche Aufgabe, die Patientin in allen Lebenssituationen zu beraten. Dazu gehören Information, Aufklärung und Beratung zu biologischen, psychischen und sozialen Fragen des betreffenden Problems. Dieses trifft insbesondere auf Frauen zu, die durch Krebserkrankung die Fähigkeit verloren haben, (genetisch) eigene Kinder zu bekommen. Patientinnen ohne Eizellen oder ohne Gebärmutter, die für eine mögliche Eizellspende oder Leihmutterschaft in Frage kommen, sollen zu allgemeinen Fragen ihrer Lebensplanung beraten werden, wozu auch der Verzicht auf das eigene Kind, die Durchführung einer Adoption oder die Annahme eines Pflegekindes gehören können.

Der nachfolgende Überblick soll den Arzt in die Lage versetzen, die Patientin umfassend zu diesen Fragen zu beraten. Die Patientin selbst ist von den Verboten nicht betroffen.

2.6.1.2 Verbot der Eizellspende

Die Eizellspende ist nach dem **Embryonenschutzgesetz** in Deutschland eindeutig verboten. Geschätzte 3–4 % aller Frauen haben aber aus genetischen oder anderen Gründen bereits vor dem 40. Lebensjahr keine Möglichkeit mehr, mit eigenen Eizellen schwanger zu werden, obwohl sie in psychischer und sonstiger körperlicher Hinsicht dazu in der Lage wären. Jährlich begeben sich mehrere 1.000 Frauen wegen vorzeitig erloschener Eierstockfunktion und Kinderwunsch in Deutschland in ärztliche Beratung. Diese Frauen werden nach Diagnosestellung auch über Alternativen beraten, welche Verzicht auf das genetisch eigene Kind, psychologische Beratung und Hinweis auf die Adoption sowie die Möglichkeit, ein Pflegekind aufzunehmen, wären. Tatsächlich lassen sich viele dieser Frauen mit einer Eizellspende im Ausland behandeln.

Indikationen für eine Eizellspende (vor den Wechseljahren) wären:

Genetische Prädispositionen (z. B. Turner-Syndrom 45X), Patientinnen ohne Ovarien (nicht genetisch bedingt), Patientinnen mit verschiedenen Operationen an den Eierstöcken (z. B. rezidivierende Zysten, Endometriose III. Grades, Borderlinetumoren des Ovars), Patientinnen mit vorzeitiger Menopause (ungefähr 1 % der Frauen unter 40 Jahren) sowie Patientinnen mit mehrfach nachgewiesener „*Low-Response*" im Stimulationsverfahren (z. B. weniger als drei gewonnene Eizellen nach hoch dosierter Hormonstimulation beim IVF-Verfahren) und weitere Indikationen [1]. Nach **internationalen Zahlen** aus Ländern, bei denen die Eizellspende erlaubt ist (USA, Großbritannien), ist davon auszugehen, dass bei etwa 1.000–3.000 Patientinnen pro Jahr in Deutschland ein Bedarf für eine Eizellspende aus medizinischer Indikation vor Erreichen der Wechseljahre besteht [2, 3]. In Europa wurden im Jahre 2012 insgesamt 30.489 Patientinnen mit Eizellspende behandelt [4]. Die **Erfolgsraten** einer Behandlung mit Eizellspende sind hoch. Die Geburtenrate („*Baby take home rate*") liegt zwischen 37 % (Großbritannien) und 55 % (USA) pro Embryotransfer [2, 3].

2.6.1.3 Medizinische Aspekte der Empfängerin (Schwangerschaft und Geburt)

Seit der Geburt des ersten Kindes nach Eizellspende im Jahr 1984 wurden umfangreiche Untersuchungen zu Schwangerschaftsverlauf und Geburt nach Eizellspende durchgeführt. Eine höhere Inzidenz von schwangerschaftsinduziertem Hypertonus, Neigung zur Zuckerstoffwechselstörung und Plazentapathologie werden beschrieben, wobei diese Störungen mit dem erhöhten Alter der Mütter begründet sein können. Metaanalysen zeigen allerdings, dass auch nach Adjustierung des mütterlichen Alters das Risiko für schwangerschaftsinduzierten Hypertonus erhöht ist [5–9]. Schwangerschaften nach Eizellspende haben die immunologische Besonderheit, dass neben dem fremden paternalen Anteil (Spermium) auch der maternale Anteil (Eizelle) fremd ist und immunologisch zu tolerieren ist. Bezüglich der Geburt sind die Kaiserschnittraten sowie die Neigung zu postpartalen Blutungen erhöht [5].

Untersuchungen zu den Kindern zeigen keine vermehrten Auffälligkeiten bei den Neugeborenen [5, 7, 10, 11].

Besondere Vorsicht bei der Indikationsstellung gilt bei Frauen mit Turner-Syndrom. Diese Frauen haben eine erhöhte Rate an kardialen Problemen mit der Gefahr der Aorta-Dissektion. Insofern ist die kardiologische Begleitung vor einer Kinderwunschbehandlung, aber auch während der Schwangerschaft zwingend geboten [12, 13].

2.6.1.4 Medizinische Aspekte und Gefahren für die Spenderin

Für die Eizellspenderin sind bei der Spende medizinische Komplikationen möglich. Aufgrund nationaler und internationaler Statistiken zu den Komplikationen bei der Stimulationsbehandlung und Follikelpunktion sind wesentliche Komplikationen bei etwa geschätzt 0,1 % anzugeben [14] bis 0,3 % [15]. Wahrscheinlich hat die Eizellspenderin später bezüglich der Verwirklichung ihres eigenen Kinderwunsches keine Nachteile zu erwarten [16].

2.6.1.5 Aspekte des Kindeswohls

Grundsätzlich muss das spätere Kindeswohl in allen Aspekten mit bedacht werden. Insofern ist der Frage nachzugehen, inwieweit das Kindeswohl nach Eizellspende beeinträchtigt sein könnte. Die bisherigen Untersuchungen zeigen, dass die sozioemotionale Entwicklung der Kinder und die Qualität der Eltern-/Kind-Beziehung normal zu sein scheinen, wie Untersuchungen im Vergleich spontan gezeugten Kindern zeigen [17–20].

Die Vater-Kind-Beziehung scheint ebenfalls keine Besonderheiten aufzuweisen [21].

Psychologisch scheint wesentlich, dass dem späteren Kind die genetische Herkunft auf Verlangen bekannt gemacht werden kann. Zum jetzigen Zeitpunkt wird Kindern von Frauen aus Deutschland, die zur Behandlung ins Ausland gehen, die Möglichkeit häufig verwehrt, auf Verlangen Kontakt zur genetischen Mutter aufzunehmen, da in vielen europäischen Ländern nur eine anonyme Eizellspende erlaubt ist [22].

Ethisch ist wesentlich, dass die Spenderin einen besonderen gesundheitlichen Schutz genießt, da sie selbst keine direkten Vorteile von der Hormonbehandlung und Eizellspende hat [23].

Da eine Samenspende in Deutschland als ethisch akzeptabel gilt und auch praktiziert wird, so wäre das Verbot der Eizellspende sorgsam zu begründen. Wenn sich die Belastungen für die Eizellspenderinnen allerdings minimieren lassen (z. B. durch moderne Formen der Stimulationsbehandlung) und sowohl die Empfängerin als auch die Spenderin nach ausführlicher Beratung der Maßnahme zustimmen, dann lässt sich die Ungleichbehandlung der Samenspende und Eizellspende schwerlich nachvollziehen.

Frauen aus Deutschland lassen sich mit insgesamt etwa 2.000 Behandlungszyklen pro Jahr im Ausland behandeln [24]. Den nach Behandlung im Ausland geborenen Kindern ist es aber aufgrund der Gesetze im Ausland meist nicht möglich, später ihre genetische Herkunft über Kontakt zur Eizellspenderin erfahren zu können. Dieses ist aber bei Samenspende in Deutschland positiv geregelt, da dem Kind, welches nach Samenspende geboren wurde, die Möglichkeit gegeben ist, spätestens nach Erreichen des 18. Lebensjahr den Samenspender kennenzulernen.

Schlussendlich verhindert das Verbot der Eizellspende eine adäquate Behandlung der betroffenen Frauen in Deutschland.

2.6.1.6 Aspekte der Beratung des Kinderwunschpaares

Frauen nach Krebsoperationen und/oder Chemotherapie ist es oft nicht möglich, eigene Kinder zu bekommen, da die Eierstöcke keine oder nur noch sehr wenige Eizellen erhalten.

Der beratende Arzt sollte die Patientin zu Alternativen (z. B. Verzicht auf das eigene Kind oder Adoption) beraten.

Wenn die Patientin jedoch den Weg einer Eizellspende gehen will, so macht sie sich selbst nicht strafbar. Der Arzt sollte im Fokus seiner Beratung die biologischen, psychischen, sozialen und juristischen Aspekte der Eizellspende haben. Sobald die Patientin durch Eizellspende schwanger geworden ist, entsteht kein rechtliches Risiko seitens des Arztes hinsichtlich der Betreuung von Schwangerschaft und Geburt.

Grundsätzlich erscheint es sinnvoll, dass die Frau bei einer Schwangerschaft nach Eizellspende dieses auch relativ offen dokumentieren lässt, da die Risikoberechnungen partiell vom Alter der Frau abhängen, die die Eizelle gespendet hat.

2.6.1.7 Leihmutterschaft

Leihmutterschaft (*Surrogacy*) ist in zahlreichen Ländern eine anerkannte Behandlungsmethode bei nicht erfüllbarem Kinderwunsch, bei der eine Frau eine Schwangerschaft für eine andere (auftraggebende) Frau austrägt.

In Deutschland ist die Leihmutterschaft verboten. Im Folgenden sollen Definition, Rechtslage, Indikation, medizinische und psychologische Aspekte sowie ethische Erwägungen erörtert werden.

Definition

Eine Leihmutter ist eine Frau, die für eine auftraggebende Frau oder ein Paar ein Kind austrägt.

Folgende Formen der Leihmutterschaft sind möglich [25].

– Vollumfängliche Leihmutterschaft: Hierbei ist keine genetische Verwandtschaft der Leihmutter mit dem Kind vorhanden. Die Gameten können von beiden auf-

traggebenden Eltern, von einem Elternteil oder von keinem Elternteil stammen (Embryonenspende). Die Schwangerschaft entsteht durch Embryotransfer.
- Teilweise Leihmutterschaft: Es besteht eine genetische Verwandtschaft der Leihmutter mit dem Kind; z. B. könnte die Schwangerschaft durch Insemination bei der Leihmutter entstanden sein.

Eine Leihmutterschaft ist auch innerhalb der Familie möglich (z. B. bei der Schwester, oder von Mutter zu Tochter oder Tochter zu Mutter). Hier bestehen sehr hohe Anforderungen an Information, Aufklärung und Beratung [26].

Rechtslage

Die Leihmutterschaft ist in Deutschland nach dem Embryonenschutzgesetz verboten. Grundsätzlich regelt § 1591 Bürgerliches Gesetzbuch (BGB) in Deutschland, dass die Mutter eines Kindes die Frau ist, die es geboren hat. Innerhalb Europas ist die Leihmutterschaft juristisch geregelt u. a. in Großbritannien, Belgien, Griechenland, Spanien und den Niederlanden; außerhalb Europas ist sie u.a. in Israel, Australien, Russland sowie in den meisten Staaten der USA möglich.

Paare aus Deutschland gehen daher für eine mögliche Leihmutterschaft vor allem in diese Länder. Die Paare selbst machen sich nicht strafbar. Da die rechtliche Handhabung zur Leihmutterschaft innerhalb Europas und weltweit unterschiedlich ist, müssen die auftraggebenden Eltern und die Leihmütter die gesetzlichen Rahmenbedingungen des betreffenden Landes (insbesondere zur Adoption) berücksichtigen [25].

Indikation

Die ESHRE *Task Force on Ethics and Law* [27] sieht folgende Indikationen:
- fehlender Uterus (z. B. Mayer-Rokitansky-Küster-Hauser-Syndrom, Z.n. Hysterektomie z. B. wegen Krebserkrankung)
- Uterus ohne funktionsfähiges Endometrium (z. B. nicht behandelbares Asherman-Syndrom mit Verlust des Endometrium)

und folgende Kontraindikationen:
- Alle Kontraindikationen gegen eine Schwangerschaft aufgrund schwerwiegender Grunderkrankungen der Leihmutter.
- In einigen Ländern werden auch Leihmutterschaften aus sozialen Gründen durchgeführt, ohne dass eine medizinische Indikation besteht. Dieses soll hier nicht weiter erörtert werden.

Die Gameten können von den auftraggebenden Eltern, von der Leihmutter oder von Dritten stammen.

Medizinische Aspekte

Für eine Leihmutter bestehen die üblichen Risiken einer Schwangerschaft für sich selbst (z. B. Entwicklung einer Präeklampsie) oder auch für die Schwangerschaft an sich (z. B. Fehlgeburt oder ektope Schwangerschaft sowie Mehrlingsschwangerschaften) [28].

Die Untersuchungen bezüglich Infektionen (HIV, Hepatitis B, C) wären in einer gleichen Weise anzuwenden wie bei sonstiger Kinderwunschbehandlung. Grundsätzlich sollte nur ein Embryo übertragen werden, um Mehrlingsschwangerschaften zu vermeiden.

Wenn die Eizellen der Leihmutter verwendet werden, so sollte dies aufgrund des Alters eine hinreichende Aussicht auf Erfolg bieten.

Die Raten an Mehrgeburtlichkeit und Fehlgeburt scheinen mit anderen Schwangerschaften vergleichbar zu sein [28]. Neben den medizinischen Aspekten stehen psychologische Aspekte im Vordergrund, da die Leihmutter selbst entscheidet, ob und wie häufig sie pränatale Untersuchungen durchführt, ob sie sich entsprechend „schonend" verhält (z. B. nicht Rauchen, kein Alkohol) und, ob sie den üblichen Empfehlungen für den Schwangerschaftsverlauf- und Geburtsmodus folgt (Vorsorgeuntersuchungen, Spontangeburt oder Sectio).

Diese Entscheidungen sind im Lichte ihrer eigenen Autonomie zu sehen. Letztlich kann sie bei Vorliegen entsprechender juristischer Voraussetzungen sogar einen Schwangerschaftsabbruch durchführen lassen.

In einigen Ländern liegen statistische Überblicke über Schwangerschaft nach Leihmutterschaft vor. In den USA werden die Daten über das *Center of Disease Control* (CDC) sowie über die *Society for Assisted Reproductive Technology* (SART) zusammengeführt [29]. Die Datenlage ist nicht komplett.

Schwangerschaften pro Zyklus wurden im Jahre 2004 mit 35,15 % und im Jahre 2008 mit 39,45 % angegeben [29]. Auf Grundlage dieser Daten handelt es sich ein Verfahren, welches im Vergleich zu anderen Verfahren der künstlichen Befruchtung als relativ erfolgreich anzusehen ist. Daten zur weltweiten Übersicht der Reproduktionsmedizin [30] zeigen keine auswertbaren Zyklen zur Leihmutterschaft.

Psychologische Erwägungen

Die psychologischen Untersuchungen haben die psychosozialen Auswirkungen auf die betroffenen Parteien, insbesondere auf die auftraggebenden Eltern, das Kind sowie die Leihmutter [25] zum Inhalt.

Eine Untersuchung von van den Akker [31] beschäftigte sich mit der Frage des Verhaltens der auftraggebenden Mütter und der Leihmütter während der Schwangerschaft: Die auftraggebenden Mütter waren während der Schwangerschaft signifikant ängstlicher.

Die Arbeitsgruppe um Golombok führte Longitudinaluntersuchungen durch bezüglich der Kinder, die durch Leihmutterschaft entstanden waren, und der auftraggebenden Familien. Diese werden verglichen mit Familien nach Eizellspende und nach Spontankonzeption. Die Autoren fanden keine Hinweise, dass sich die Leihmutterschaft oder der fehlende genetische Hintergrund negativ auf die Eltern-Kind-Beziehung, auf das psychische Wohlergehen der Mütter, Väter und Kinder auswirkt [28, 32–36].

Etwa ein Drittel der Leihmütter zeigte leichte und mäßige Schwierigkeiten bei der Übergabe des Kindes. Dieser Anteil war signifikant höher, wenn es sich bei den Leihmüttern um Frauen handelte, die den auftraggebenden Eltern schon vorher bekannt waren [25]. Knapp 10 % der Leihmütter suchten während oder nach der Schwangerschaft wegen psychologischer Probleme den Hausarzt oder einen Psychologen auf [25, 37]. Der Kontakt zu den Leihmüttern wird als harmonisch beschrieben. Im Alter von 10 Jahren waren 90 % der Kinder über die Art ihrer Konzeption (Leihmutterschaft) informiert. Dieses wirkte sich im Wesentlichen positiv auf die Beziehung zwischen den Kindern und Leihmüttern aus [36].

Die psychologischen Untersuchungen lassen den Schluss zu, dass die Eltern-Kinder-Beziehung und die Entwicklung der Kinder unauffällig zu sein scheinen. Problematisch kann ein kontrollierendes Verhalten der auftraggebenden Mutter/ Eltern gegenüber der Leihmutter in der Schwangerschaft sein. Auch die Übergabe des Kindes von Leihmutter auf die auftraggebenden Eltern kann psychische Schwierigkeiten beinhalten. Endgültige Aussagen sind allerdings wegen der begrenzten Anzahl der Untersuchungen nicht möglich [28].

Ethische Aspekte

Grundlage der Behandlung und Einwilligung ist das Prinzip der Autonomie, da die Freiwilligkeit als oberstes Prinzip anzuerkennen ist. Die ESHRE *Task Force on Ethics and Law* [27] schätzt die bestehenden moralischen Einwände gegenüber einer Leihmutterschaft sowie die damit verbundenen Risiken und Komplikationen als nicht so schwerwiegend ein, dass sie ein gänzliches Verbot rechtfertigen würden [25, 27]. Ähnlich äußert sich das Ethikkomitee der Amerikanischen Gesellschaft für Reproduktionsmedizin [38].

Bedeutsam erscheinen die Aspekte der Bezahlung.

Grundlage sollte eine Leihmutterschaft auf altruistischer Basis sein. Dennoch sind die entstehenden Kosten und Mühen mit in die Festlegung eines finanziellen Entgelts einzubeziehen. Eine Instrumentalisierung oder Ausbeutung des menschlichen Körpers der Leihmutter und ihrer Persönlichkeit insgesamt muss vermieden werden.

Insofern stehen die Aspekte der Information, Aufklärung, Beratung und die Herstellung eines Informed consent im Vordergrund. Hierbei ist darauf zu achten, dass genügend Zeit für alle beteiligten Parteien im Beratungsprozess vor einer endgültigen vertraglichen Fixierung bleibt.

Aspekte der Beratung und Betreuung der Leihmutterschaft

Die Daten zu medizinischen, psychosozialen und juristischen Aspekten machen deutlich, dass die Beratungserfordernisse an alle Parteien im Zusammenhang mit Leihmutterschaft sehr hoch sind. Ärzte in Deutschland sollten bei einer Erörterung einer möglichen Leihmutterschaft mögliche Alternativen wie Verzicht auf ein Kind, die Möglichkeiten der Adoption im Inland und Ausland sowie von Pflegschaften mit in den Beratungsprozess einbeziehen. Der Arzt muss darauf hinweisen, dass die Leihmutterschaft in Deutschland verboten ist und er sollte eine juristische Beratung zu den entsprechenden juristischen Voraussetzungen des betreffenden Landes empfehlen, in dem das Paar eine Leihmutterschaft möglicherweise anstrebt.

Zugleich sollte der Arzt insbesondere eine negative Stigmatisierung der Paare vermeiden, die bei medizinischer Unmöglichkeit, ein eigenes Kind zu bekommen, eine Leihmutterschaft im Ausland erwägen und diese evtl. auch durchführen.

In jüngster Zeit mehren sich die juristischen Stimmen in Deutschland, in einem Fortpflanzungsmedizingesetz die Leihmutterschaft zu erlauben und zu regeln [39], da die Verbotsgründe für die Zukunft nicht tragfähig genug erscheinen.

2.6.1.8 Literatur

[1] Kentenich, H, Griesinger, G. (2013): Zum Verbot der Eizellspende in Deutschland: Medizinische, psychologische, juristische und ethische Aspekte. J. Reproduktionsmed. Endokrinol; 10 (5–6), 273–278.
[2] HFEA (2014): Fertility treatment in 2013. HFEA 2014, www.hfea.gov.uk.
[3] CDC (2015) Assisted Reproductive Technology (ART). Report. Network success rate: 2013 national summary. www.cdc.gov/art.
[4] Kupka M, Assisted Reproduction Technology (ART) in Europe 2012 (2015) Preliminary result generated from European registers by ESHRE. ESHRE Annual Meeting. June 16. 2015.
[5] Van der Hoorn, M.L.P., Lashley, E.E.L.O., Bianchi, D.W., Claas, F.H.J., Schonkeren, C.M.C., Scherjon, S.A. (2010): Clinical and immunologic aspects of egg donation pregnancies: a systematic review. Hum Reprod. Update 16 (6): 704–712.
[6] Pecks U, Maass N, Neulen J (2011) Eizellspende – ein Risikofaktor für Schwangerschaftshochdruck. Deutsches Ärzteblatt 108 (3): 23–31.
[7] Stoop, D., Baumgarten, M., Haentjens, P. et al (2012) : Obstetric outcome in donor oocyte pregnancies : a matched-pair analysis. Reprod Biol Endocrinol. June 6; 10:42. Doi: 10.1186/1477-7827-19-42.
[8] Storgaard MB (2015): Risk of preeclampsia and hypertensive disorders of pregnancy (HDP) in singleton and twin oocyte donation (OD) pregnancies – a systematic review and meta-analysis. ESHRE Annual meeting 2015. Poster 565.
[9] Thurin-Kjellberg A (2015) Maternal and perinatal outcomes in oocyte donation pregnancies in Sweden 2003–2012. ESHRE Annual meeting 2015. Poster 588Casey P, Readings J, Blake L, Jadva V, Golombok S (2009) Child development and parent-child relationships in surrogacy, egg donation and donor insemination families at age 7. Abstracts of the 24th Annual Meeting of the ESHRE, Barcelona, Spain, 7–9 July.
[10] Söderström-Anttila, V., Sajaniemi, N., Tiitinen, A., Hovatta, O. (1998): Health and development of children born after oocyte donation compared with that of those born after in-vitro-fertilization, and parents' attitudes regarding secrecy. Human Reproduction; 13: 2009–2015.

[11] Söderström-Anttila, V. (2001): Pregnancy and child outcome after oocyte donation. Human Reprod. Update; 7: 28–32.

[12] Hagman, A., Loft, A., Wennerholm et al (2013a): Obstetric and neonatal coutcome after oocyte donation in 106 women with Turner syndrome: a Nordic cohort study. Human Reproduction; 28 (6): 1598–1609.

[13] Hagman, A., Källen, K., Bryman, I., Landin-Wilhelmsen, K., Barrenäs, M.L., Wennerholm U.B. (2013b): Morbidity and mortality after childbirth in women with Turner karyotype. Human Reproduction 28 (7): 1961–1973.

[14] DIR (2015): Deutsches IVF-Register. Jahrbuch 2014. Ärztekammer Schleswig Holstein.

[15] Sahuquillo S, Meseguer M, Martinez A et al (2011) The incidence of minor and serious complications related to controlled ovarian stimulation and oocyte retrieval in oocyte donors. Abstract of the 27th Annual Meeting of ESHRE, Stockholm Sweden, 3 July–6 July, i57.

[16] Vercammen D, Stoop D, De Vos M, Polyzos N P, Nekkebroeck J, Devroey P (2011) Oocyte donation does not affect future reproductive outcome. A follow-up study. Abstract of the 27th Annual Meeting of ESHRE, Stockholm Sweden, 3 July–6 July, i262.

[17] Golombok S, Murray C, Brinsden P, Abdalla H (1999) Social versus biological parenting: family functioning and the socioemotional development of children conceived by egg or sperm donation. Journal of child psychology and psychiatry and allied disciplines 40: (4) 519–27.

[18] Golombok S, Jadva V, Lycett E, Murray C, MacCallum F (2005) Families created by gamete donation: follow-up at age 2. Human Reproduction 20: 286–293.

[19] Casey P, Readings J, Blake L, Jadva V, Golombok S (2009) Child development and parent-child relationships in surrogacy, egg donation and donor insemination families at age 7. Abstracts of the 24th Annual Meeting of the ESHRE, Barcelona, Spain, 7–9 July.

[20] Ilioi EC, Jadva V, Golombok S (2015) A longitudinal study of families created by reproductive donation: Follow-up at adolescence. Fertil Steril 104 (3): Supplement, September 2015, ASRM Abstracts. e26.

[21] Casey, P., Jadva, V., Readings, J., Blake, L., Golombok, S. (2011): Fathers in assisted reproduction families: quality of parenting, psychological well-being, and father-child relationship at age 7. Abstracts of the 27th Annual Meeting of the ESHRE, Stockholm, Sweden, 3–6 July.

[22] Max-Planck-Institut für ausländisches und internationales Strafrecht; (2007) http://www.mpicc. de/meddb/.

[23] ESHRE Task Force on Ethics and Law (2002) Gamete and embryo donation. Human Reproduction 17: 1407–1408.

[24] Shenfield F, de Mouzon J, Pennings G et al. (2010) Cross border reproductive care in six European countries. Human Reproduction 25: 1361–1368.

[25] Tschudin S, Griesinger G (2012) Leihmutterschaft. Gynäkologische Endokrinologie 10: 135–138.

[26] ESHRE Task Force on Ethics and Law including de Wert G, Dondorp W, Pen-nings G, Shenfield F, Devroey P, Tarlatzis B, Barri P, Diedrich K (2011): Intra-familial medically assisted reproduction. Hum Reprod, 26 (3): 504–509.

[27] ESHRE Task Force on Ethics and Law 10 including Shenfield F, Pennings G, Cohen J, Devroey P, de Wert G, Tarlatzis B (2005): Surrogacy. Hum Reprod 20: 2705–2707.

[28] Söderström-Anttila, V., Wennerholm, U.-B., Loft et al (2016): Surrogacy: outcomes for surrogate mothers, children and the resulting families – a systematic review. Hum. Reprod Update, 22: 260–276.

[29] Council for Responsible Genetics (CTG) (2010) Surrogacy in America www.councilforresponsiblegenetics.org.

[30] ICMART (International Committee for Monitoring Assisted Reproductive Technol-ogies) word report: assisted reproductive technology 2004. Sullivan EA, Zegers-Hochschild F, Mansour R, Ishihara O, de Mouzon J, Nygren KG, Adamson GD (2013) Hum Reprod 28: 1375–1390.

[31] Van den Akker O (2007): Psychological trait and state characteristics, social support and attitude to the surrogate pregnancy and baby. Human Reprod 22: 2287–2295.

[32] Golombok S, Murray C, Jadva V, MacCallum F, Lycett E. (2004) Families created through surrogacy arrangements: parent-child relationships in the 1st year of life. Dev Psychol 40: 400–411.

[33] Golombok S, MacCallum F, Murray C, Lycett E, Jadva V. (2006 a) Surrogacy families: parental functioning, parent-child relationships and children's psychological development at age 2. J Child Psychol Psychiatry 47: 213–222.

[34] Golombok S, Murray C, Jadva V, Lycett E, MacCallum F, Rust J. (2006 b) Non-genetic and non-gestational parenting: consequences for parent-child relation-ships and the psychological wellbeing of mothers, fathers and children at age 3. Hum Reprod 21: 1918–1924.

[35] Golombok S, Readings J, Blake L, Casey P, Marks A, Jadva V. (2011) Families created through surrogacy: mother-child relationships and children's psychologi-cal adjustment at age 7. Dev psychol 47: 1579–1588.

[36] Jadva V, Blake L, Casey P, Golombok, S (2012) Surrogacy families 10 years on: relationship with the surrogate, decisions over disclosure and children's under-standing of their surrogacy origins. Hum Reprod 27; 3008–3014.

[37] Jadva V, Murray C, Lycett E, MacCallum F, Golombok S (2003) Surrogacy: the experiences of surrogate mothers. Hum Reprod 18: 2196–2204.

[38] Ethics Committee of the American Society for Reproductive Medicine (2013) Consideration of the gestational carrier: a committee opinion. Fertil Steril 99: 1838–1841.

[39] Gassner, U, Kersten J, Krüger M, Lindner JF, Rosenau H, Schroth U (2013) Fort-pflanzungsmediz-ingesetz Augsburg-Münchner-Entwurf (AME-FMedG) Mohr Siebeck, Tübingen.

Sören von Otte
2.6.2 Fertilitätserhalt durch Social Freezing

Das neue Konzept der präventiven Kryokonservierung unbefruchteter Eizellen wird seit wenigen Jahren äußerst kontrovers diskutiert. Dieser Artikel stellt den techni-schen, sozialen und gesellschaftlichen Rahmen, innerhalb dessen sich diese Methode entwickelt hat, dar.

2.6.2.1 Einleitung: das demografische Dilemma
Die regelmäßig vom statistischen Bundesamt in Wiesbaden publizierten Daten zur Bevölkerungsvorausberechnung zeigen: Wir werden immer älter und dabei auch immer weniger [1, 2].

Die sich mittels Bevölkerungsvorausberechnungen grafisch in Form der Bevöl-kerungspyramide leicht nachvollziehbare Alterung Deutschlands findet durch relative Zunahme der Bevölkerung nach der reproduktiven und produktiven Phase statt.

Unsere Gesellschaft wird zukünftig auf wenigen jungen (und produktiven) Mitgliedern und vielen alten (und nicht mehr produktiven) Mitgliedern aufbauen, das heißt die ehemals nach oben spitz zulaufende Bevölkerungspyramide wird in Zukunft „auf dem Kopf stehen" (Abb. 2.13).

Demographen warnen seit Jahren, dass diese bereits heute stattfindende Überalterung unserer Gesellschaft unausweichlich zu volkswirtschaftlichen Problemen führen wird. Allerdings soll die ökonomische Dimension der Problematik an dieser Stelle nicht näher diskutiert werden.

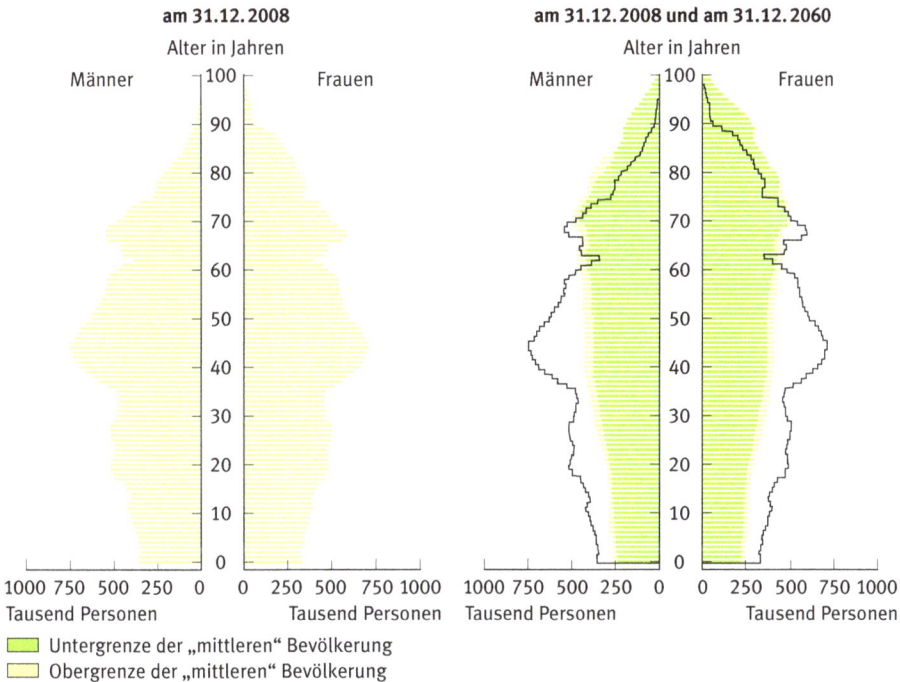

Abb. 2.13: Bevölkerungsvorausberechnung des Statistischen Bundesamtes Wiesbaden im Zeitraum von 2008 bis 2060 (Quelle: 02_BevoelkerungDeutschland2060.pdf; S. 16: Schaubild 3: Altersaufbau der Bevölkerung in Deutschland, am 31.12.2008 und am 31.12.2060).

Der prognostizierte Bevölkerungsaufbau Deutschlands zeigt eine Abnahme der Gesamtbevölkerung. Selbst die heute noch besonders bevölkerungsstarken mittleren Altersklassen werden in den kommenden Jahren verschwunden sein, zu den älteren und den jüngeren gehören weniger Personen. Bis zum Jahr 2060 werden die stark besetzten Jahrgänge weiter nach oben verschoben und dabei schließlich ausdünnen [2].

Während paradoxerweise in China aufgrund der dortigen Bevölkerungsexplosion und der damit einhergehenden, ebenfalls negativen volkswirtschaftlichen Folgen offensiv die Ein-Kind-Politik betrieben wird, ist diese bei uns aufgrund einer niedrigen Geburtenrate mit 1,36 Geburten pro Frau längst (ungewollte) Realität geworden: Deutschland hat seit über 40 Jahren eine der niedrigsten Geburtenraten der Welt [3]. Die Zahlen des Statistischen Bundesamtes in Deutschland zeigen deutlich, dass parallel zur Abnahme der Zahl geborener Kinder auch das Alter bei Geburt des ersten Kinds stetig ansteigt [4]. Auch im internationalen Vergleich stehen wir damit nach Daten der OECD schlecht dar: Deutschland liegt mit dem durchschnittlichen Alter bei Geburt des ersten Kindes im oberen Drittel der Alterserhebung (Abb. 2.14) [5].

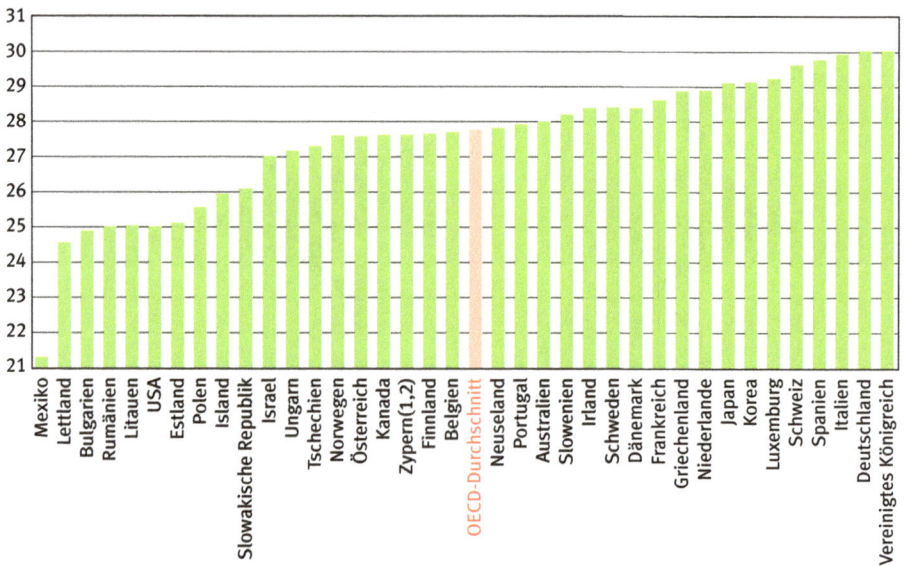

Abb. 2.14: Ländervergleich des mittleren Alters bei Geburt des ersten Kindes, *Organisation for Economic Cooperation and Development* (OECD) 2009. Modifiziert nach [5].

Deutschland liegt mit einem durchschnittlichen Alter von dreißig Jahren im internationalen Vergleich klar im oberen Drittel der Datenerhebung. Dieses hohe Alter ist das Ergebnis einer jahrelangen kontinuierlichen Entwicklung, deren Ende derzeit aber noch nicht absehbar ist, d. h. möglicherweise setzt sich der Trend zur immer späteren Erstgeburt fort [3].

Das biologische Zeitfenster, innerhalb dessen Frauen Kinder bekommen können (reproduktive Phase), bleibt allerdings konstant. Mit zunehmendem Anstieg des Alters bei Geburt des ersten Kindes verbleibt somit eine immer kürzere Zeit für die weitere Familienplanung. Das Aufschieben der ersten Geburt auf ein höheres Alter ist daher ein Indikator für die Abnahme der insgesamt erreichten Kinderzahl bzw. auch eine der wesentlichen Ursachen unerfüllten Kinderwunsches [3].

Nach wie vor haben zwar die meisten Frauen Kinder, jedoch nimmt die Zahl jährlich in Deutschland geborener Kinder als Folge der sinkenden Geburtenrate ab. Im Jahr 2009 erreichte sie einen historischen Tiefstand mit nur noch 651.000 geborenen Kindern (Abb. 2.15).

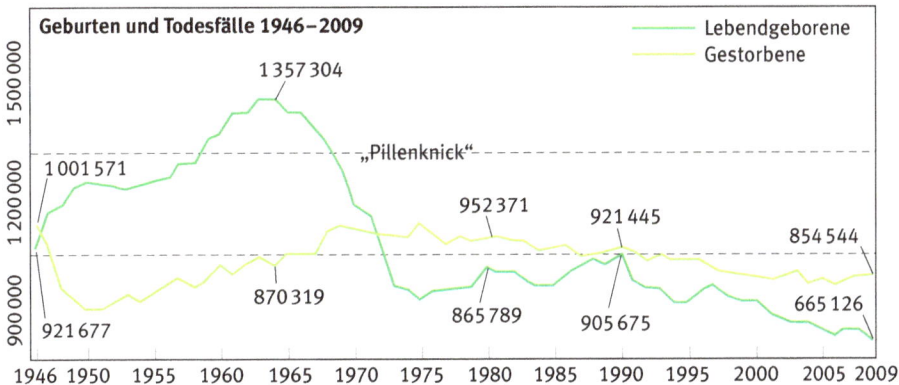

Abb. 2.15: Rückgang der Geburtenzahlen in Deutschland. Nach den „Baby-Boomer-Jahren" (ca. 1960–1965) kam es zu einem deutlichen Rückgang der Zahl geborenen Kinder. Dies wird auf die zunehmende Verbreitung der oralen Kontrazeption („Pillenknick") zurückgeführt. Quelle: Statistisches Bundesamt Wiesbaden 2009. Modifiziert nach [1, 6, 7].

Parallel zu dieser Entwicklung nimmt seit dem Ende des „Baby-Booms" in den 1960er-Jahren die Anzahl kinderloser Frauen kontinuierlich zu. So liegt die Kinderlosigkeit der heute 50- bis 75-jährigen Frauen in Deutschland bei etwa 14 %, bei den 45- bis 49-jährigen Frauen, von denen nur noch wenige Kinder bekommen werden, jedoch bereits bei 23 % [8].

Weiterhin hat der Bildungsstand der Frauen einen deutlichen Einfluss auf Kinderzahl und Kinderlosigkeit. So sind von den 40- bis 75-jährigen Frauen in den alten Bundesländern nur 13 % der Frauen mit niedrigem Bildungsstand kinderlos geblieben, wohingegen 26 % der Frauen derselben Altersgruppe mit hohem Bildungsstand keine Kinder haben [8].

Diese aus demographischer Sicht problematische Entwicklung ist also ganz wesentlich darauf zurückzuführen, dass junge Frauen zunehmend in der Phase ihrer höchsten Fruchtbarkeit zwischen 20 und 30 Jahren zugunsten ihrer individuellen Lebens- und Karriereplanung auf Kinder verzichten und die Realisierung der Familienplanung verspätet begonnen wird.

Junge Frauen stehen in dieser Lebensphase vor der Entscheidung „Kind oder Karriere". Doch leider ist die beste Zeit für die Reproduktion auch die beste Zeit für berufliches Fortkommen. Die Folge sind neben der abnehmenden Kinderzahl auch zunehmende Raten ungewollt kinderloser Paare, ein Anstieg der reproduktionsmedizinischen Behandlungen und des zunehmenden Durchschnittsalters der Paare, die sich in diese Behandlungen begeben (Abb. 2.16).

Mittleres Alter der Frauen und Männer 1997–2014
IVF, ICSI, IVF/ICSI – prospektive und retrospektive Daten

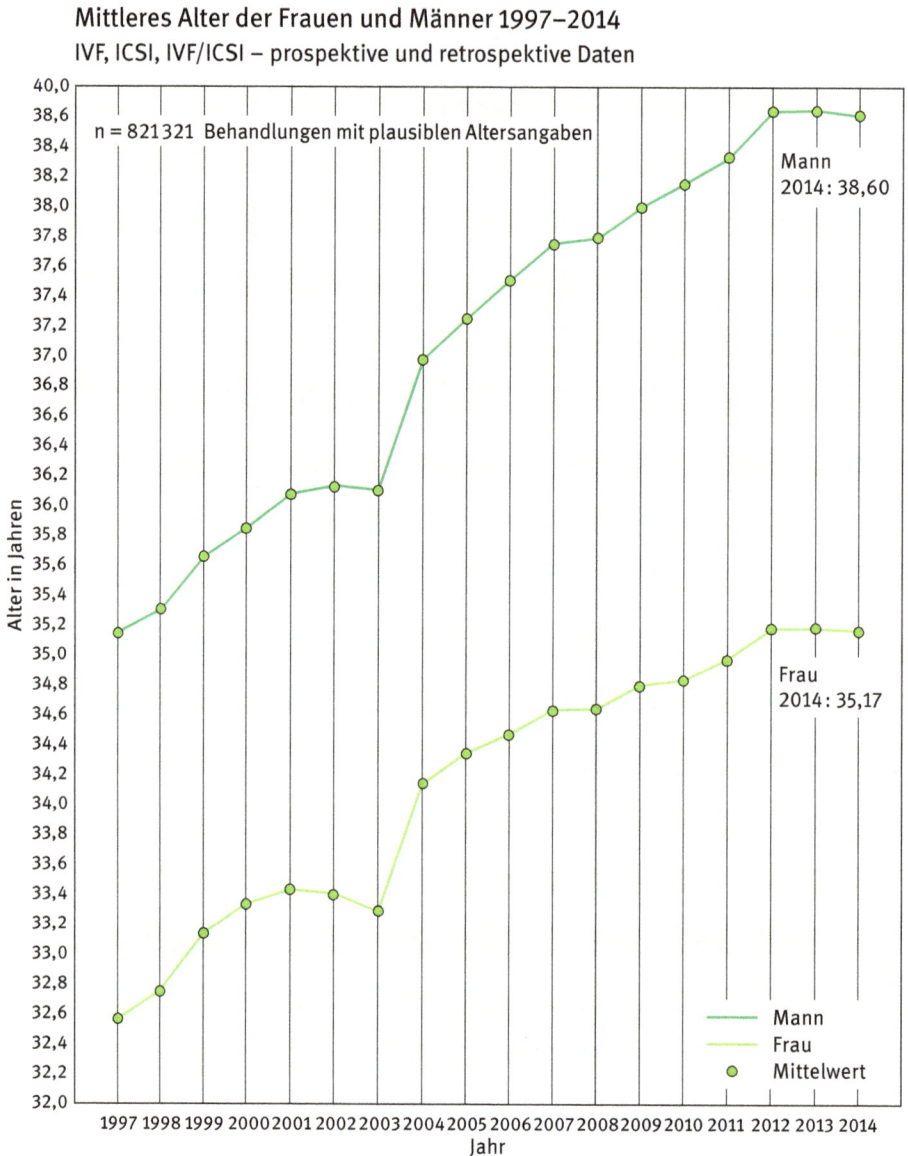

Abb. 2.16: Seit über 10 Jahren stetige Zunahme des mittleren Alters der behandelten Patienten bei IVF oder ICSI. Daten aus dem Deutschen IVF-Register (DIR). Modifiziert nach [9].

2.6.2.2 Es wird eng in der „Rushhour des Lebens"

Seit etwa vier Jahrzenten vollzieht sich in Deutschland somit ein struktureller Wandel in der Arbeitswelt der Frauen, der durch eine Zunahme der Frauenerwerbstätigkeit, zunehmende Bildungsexpansion sowie eine Verschiebung zu höher qualifizierten Berufen gekennzeichnet ist [3]. Längere Ausbildungsphasen, ein später Berufseinstieg und das Absolvieren der gewünschten Schritte auf der Karriereleiter führen zum Aufschub der Erstgeburt, demzufolge steigendem Alter der Erstgebärenden sowie zur Verkürzung der reproduktiven Zeitspanne. Reproduktion wird gezielt verhindert, Sexualität mit modernen kontrazeptiven Methoden kontrolliert.

Dieser Prozess wird begleitet von einer Phase der parallelen Lebenspartnersuche mit einer heute vergleichsweise späten festen Bindung. Das Resultat: Für viele Frauen, die sich nach langer Ausbildungsphase, spätem Berufseinstieg, spätem Erreichen der ökonomischen Selbstständigkeit sowie schließlich erfolgreicher Partnersuche für die Familiengründung entscheiden, wird die Spanne zwischen dem „Kinder-wollen" und dem noch „Kinder-bekommen-können" knapp [10].

In diesem kurzen Lebensabschnitt, der „*Rushhour* des Lebens" zwischen etwa 25 und 35 Jahren, kumulieren und konkurrieren biographisch zentrale Weichenstellungen wie Partnerwahl, berufliche Selbstverwirklichung und Familienplanung. Insbesondere Frauen geraten als Folge ihrer spezifisch reproduktionsbiologischen Grenzen unter Druck, um wichtige Entscheidungen für Familiengründung und -erweiterung zu treffen [11].

Als Folge stecken sie in dieser *Rushhour* des Lebens fest: Einerseits verbleibt ihnen für die Geburt von Kindern immer weniger Zeit, andererseits fehlt der geeignete Lebenspartner und Berufsausübung und Familie sind häufig nicht kompatibel, so dass die Entscheidung für Kinder zwangsläufig immer später stattfindet.

Hinzu kommen in dieser Situation noch spezifisch deutsche Besonderheiten, die eine Entscheidung zur Familiengründung bzw. dann auch -erweiterung erschweren: die Berufswelt klammert die Reproduktion der Gesellschaft aus. Mangels kindorientierter Gesellschaftsnormen sind Familie und Karriere nur schwer miteinander kompatibel. So weist z. B. Schweden ähnlich wie Deutschland auch ein hohes Erstgeburtenalter auf, jedoch werden die Geburten dort aufgrund kinderorientierter sozialpolitischer Rahmenbedingungen zur Familienerweiterung in höherem Alter kompensatorisch nachgeholt. Dadurch erreichen schwedische Frauen im Gegensatz zu deutschen Frauen eine vergleichsweise hohe Kinderzahl, während in Deutschland ein großer Teil dieser Geburten wegfällt [12, 13].

Denkbare „Exit-Strategien" aus dem demographischen Dilemma

Natürlich wäre eine Gesellschaftspolitik, die es Frauen ermöglicht, Kinder und Karriere zu verbinden, die beste Lösung. Doch eine solche politische Lösung – insbesondere für Frauen höherer Bildungsstufen – ist derzeit nicht in Sicht. Die in der Verantwortung stehende Politik steht hier vor großen Herausforderungen, deren mögliche Lösungsansätze an dieser Stelle nur kurz skizziert werden sollen:

– **Aufklärung:** Bereits in der Schule kann begonnen werden, nicht nur über die heute übliche Verhütungsaufklärung, sondern auch über die Phase optimaler Fruchtbarkeit und altersabhängiger Probleme zu informieren. Auch Gynäkologen stehen als „Hausärzte der Frau" in der Verantwortung, über die Zusammenhänge von Fruchtbarkeit und Alter, z. B. im Rahmen der routinemäßigen Vorsorgeuntersuchungen verstärkt aufzuklären.

– **Sozialpolitik:** Die Vereinbarkeit von Familie und Beruf muss gestärkt werden, dazu gehören z. B. die Verbesserung der Betreuungsmöglichkeiten für Kinder, eine Trendumkehr durch Förderung kinderorientierter Gesellschaftsnormen und Sozialkampagnen zur Erleichterung der Elternschaft in früherem Lebensalter, die verbesserte Integration von Familien mit Kindern in das Erwerbsleben (z. B. Elternzeit, Krippenplatz). Finanzielle Anreize und weitergehende Absicherungen für junge Familien müssen ausgebaut werden.

– **Zuwanderungspolitik:** Der heute schon wichtige Zustrom von Fachkräften aus dem Ausland wird zukünftig weiter an Bedeutung gewinnen.

– **Reproduktionsmedizin:** Änderung im Sinne einer Liberalisierung der juristischen Rahmenbedingungen durch Schaffung eines Fortpflanzungsmedizingesetzes. Eine danach denkbare Option, die aufgrund der rechtlichen Rahmenbedingungen des aktuell gültigen Embryonenschutzgesetzes derzeit nicht umsetzbar ist, wäre die Legalisierung der heute nur im Ausland zulässigen Eizellspende. Weiterhin könnte die Kostenerstattungssituation für Paare, die sich für diese Behandlungen entscheiden, verbessert werden.

Reproduktionsmedizin als Antwort?

Auch reproduktionsmedizinische Maßnahmen alleine vermögen den Alterungsprozess unserer Bevölkerung nicht zu stoppen. Dies gilt sowohl für die Zahl durchführbarer Behandlungen (quantitativer Aspekt), als auch für die qualitative Ebene, denn Reproduktionsmedizin an älteren Paaren, d. h. mit älteren Gameten, kann die „biologische Uhr" nicht zurückdrehen. Selbst bei Maximaltherapie wie IVF und ICSI zeigen die Daten des Deutschen IVF-Registers zwar eine Steigerung der Konzeptionschancen über das Niveau der natürlichen Fertilität, jedoch reflektieren alle Erfolgsstatistiken national wie international eindrucksvoll die altersabhängige Abnahme der Schwangerschaftsraten (Abb. 2.17) [9].

Frauen steht aktuell infolge altersabhängig sinkender Erfolgsraten bei Erreichen des Endes ihrer fertilen Phase meist mit über 40 Jahren nur die Möglichkeit zum Verzicht auf Kinder oder der in Deutschland unzulässigen Eizellspende zur Verfügung (s. o.).

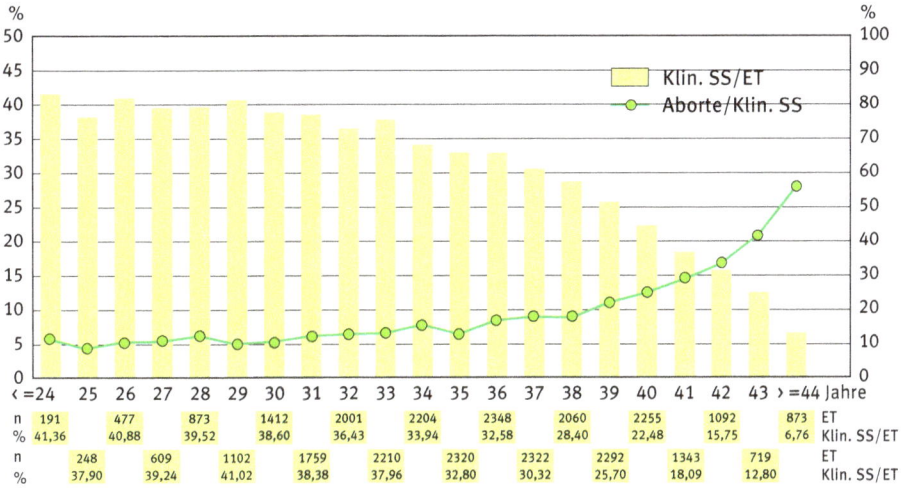

n	191	477	873	1412	2001	2204	2348	2060	2255	1092	873	ET
%	41,36	40,88	39,52	38,60	36,43	33,94	32,58	28,40	22,48	15,75	6,76	Klin. SS/ET
n		248	609	1102	1759	2210	2320	2322	2292	1343	719	ET
%		37,90	39,24	41,02	38,38	37,96	32,80	30,32	25,70	18,09	12,80	Klin. SS/ET

Abb. 2.17: Deutsches IVF-Register 2013, Behandlungsergebnisse in Abhängigkeit vom Alter der Frau, ICSI-Zyklen in Deutschland. Modifiziert nach [9].
Altersabhängige Abnahme der Erfolgsrate von ICSI-Behandlungen in Deutschland bei simultaner Zunahme der Abortraten (grüne Kurve). Auch die reproduktionsmedizinische Maximaltherapie kann diese Abnahme nicht kompensieren.

2.6.2.3 Ein neuer Weg: Anlegen einer Zeugungsreserve durch präventive Kryokonservierung unbefruchteter Eizellen

Eine neue reproduktionsmedizinische Entwicklung, die präventive Kryokonservierung unfertilisierter Oozyten (*Social Freezing*), die Jahre später im Rahmen einer dann möglichen „autologen Eizellspende" eingesetzt werden, könnte sich bei weiterer Verbreitung und flächendeckender technischer Optimierung für viele Frauen zu einer „Exit-Strategie aus der Rushhour des Lebens" entwickeln. Junge Frauen wären nicht länger vor die Entscheidung „Kind oder Karriere" gestellt, sondern könnten insbesondere vor dem Hintergrund einer schwierigen Partnerwahl die Familienplanung auf die Zeit nach Erreichen der erwünschten Rahmenbedingungen verschieben. Nachfolgend werden die technische Entwicklung sowie die heute erreichbare Effizienz anhand aktueller Daten erörtert.

2.6.2.4 Historie: die Entwicklung der Kryokonservierung unbefruchteter Oozyten

Historisch liegen die Anfänge der Kryokonservierung unfertilisierter Oozyten (oozytäre Kryokonservierung) bereits in den 80er-Jahren, in denen einzelne sporadische Berichte über erfolgreiche Schwangerschaften publiziert wurden [14, 15].

Allerdings verhinderten bereits früh Hinweise auf eine mögliche Schädigung der meiotischen Spindel durch Kryokonservierung [16] und den Verlust kortikaler Granulierung, die zu einer Abnahme der Fertilisationsraten führten [17, 18] und niedrige

Erfolgsraten im Vergleich zur konventionellen und relativ stabilen Kryokonservierung von fertilisierten Oozyten bzw. von Embryonen eine weitere Verbreitung. Die Methoden ruhten bis in die 90er-Jahre. Seitdem wurden zunehmend Studien mit guten oozytären Überlebensraten [19], guten Fertilisationsraten [20, 21] euploider embryonaler Entwicklung [22, 23] und entwicklungsfähigen Blastozysten nach oozytärer Kryokonservierung publiziert [24]. Erste Geburten mit gesunden Kindern nach oozytärer Kryokonservierung folgten nach jahrelanger Unterbrechung und sorgten für ein Wiedererwachen des Interesses [25, 26].

Die technischen Weiterentwicklungen, die diese Erfolge möglich machten, konzentrierten sich auf Veränderungen der eingesetzten Kryokonservierungsmedien (z. B. modifizierte Sucrose- und Natriumkonzentrationen) [27–31]. Erst der Einsatz einer im Gegensatz zur bisher praktizierten langsamen Einfriertechnik (*Slow Freezing*) ultraschnellen Variante der Kryokonservierung (Vitrifikation) ließ eine deutliche Effizienzsteigerung zu [32].

Das Grundprinzip der Vitrifikation besteht im Einsatz extrem hoher Abkühlraten des biologischen Materials (ultrarapides Cooling), dem Einsatz hoher Konzentrationen der Kryoprotektiva sowie der Anwendung an sehr geringen Volumina (Abb. 2.18) [23–35].

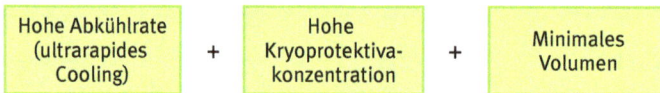

Hohe Abkühlrate (ultrarapides Cooling)	+	Hohe Kryoprotektiva-konzentration	+	Minimales Volumen

Abb. 2.18: Grundprinzipien der Vitrifikation, bei der Zellen in einen gelartigen Zustand transformiert werden, um das Risiko einer deletären intrazellulären Eiskristallbildung zu vermeiden. Ziel ist dabei immer ein maximaler Erhalt der strukturellen Integrität und Entwicklungskompetenz der Eizelle.

Auch Sorgen um die Integrität der sehr empfindlichen meiotischen Teilungsspindel konnten durch Untersuchungen, die mehrheitlich die Repolimerisation depolimerisierter oozytären Spindel demonstrierten, genommen werden [37–41]. Darüber hinaus konnte auch das Problem reduzierter Fertilisationsraten durch prämature Aktivierung kortikaler Granulierungen durch Anwendung der ICSI-Technik behoben werden [24]. Gerade aufgrund der sehr restriktiven Gesetzgebung in Italien, die bei IVF/ICSI eine Insemination von mehr als drei Oozyten untersagte (Gesetz Nr. 40/2004, gültig von 2004 bis 2009), wurden die Protokolle zu Kryokonservierung unbefruchteter Oozyten technisch weiter optimiert [42, 43].

Eine Zusammenstellung von mehr als 900 geborenen Kindern nach oozytärer Kryokonservierung, bei denen es keine Häufung kongenitaler Anomalien gab, bestätigte, dass es sich um eine brauchbare und sinnvolle Technik handelt [44].

2.6.2.5 Die Effizienz einer präventiven Kryokonservierung unfertilisierter Oozyten durch Vitrifikation heute – die aktuelle Datenlage

Die hohe Effizienz der Anwendung der Vitrifikation zur oozytären Kryokonservierung wurde in drei vergleichenden Pilotstudien kleinerer Fallzahl, die übereinstimmend hohe Überlebens-, Fertilisations- und Schwangerschaftsraten belegten, publiziert. Erstaunlicherweise ließen sich in diesen ersten Vergleichsstudien auch keine Unterschiede zu den Schwangerschaftsraten nach Frischtransfer dokumentieren [45–47].

Nach diesen ersten Pilotuntersuchungen, die die Leistungsfähigkeit der Vitrifikation eindrucksvoll demonstrierten, wurden zwischenzeitlich zwei weitere Studien größeren Umfanges publiziert, die die ersten Daten bestätigten.

Rienzi et al. untersuchten vor dem Hintergrund der oben skizzierten juristischen Rahmenbedingungen in Italien die Effizienz der Vitrifikation überzähliger Oozyten, die bei konventioneller ICSI-Therapie nicht inseminiert werden konnten, im Rahmen eines Non-Inferiority-Trials an insgesamt 224 Oozyten von 40 Patientinnen. Nach Denudierung wurden MII-Oozyten mit normaler Morphologie zufällig zur ICSI an drei frischen Oozyten oder zur Vitrifikation (spätere ICSI) zugeordnet. Falls keine Schwangerschaft nach dem ersten Transfer eintrat, wurden weitere drei der zuvor kryokonservierten unbefruchteten Oozyten aufgetaut und sekundär der ICSI-Prozedur zugeführt. Eingesetzt wurde das Kitazato-Vitrifikationssystem. Die Überlebensrate der vitrifizierten Oozyten nach Auftau betrug 96,8 %, ihre Fertilisationsrate lag bei 76,6 %. Die Entwicklungsrate idealer Embryonen war in beiden Gruppen identisch. Auch wenn ein direkter Vergleich der Schwangerschaftsraten nicht zulässig ist, da einige Patienten bereits schwanger nach Frischtransfer ausschieden, kam die Arbeitsgruppe doch zu hervorragenden klinischen Schwangerschaftsraten von 38,5 % pro Embryotransfer. Die Autoren schlussfolgern, dass das Verhalten von frischen und vitrifizierten Oozyten sowie das erreichbare biologische und klinische Outcome identisch ist (Tab. 2.12) [48].

Tab. 2.13: Biologische und klinische Outcomeparameter sind identisch, ein direkter Vergleich der klinischen Schwangerschaftsrate ist methodisch bedingt nicht zulässig (vergleiche Text). Es zeigen sich keine signifikanten Unterschiede. Abkürzungen p = Signifikanzniveau mit p<0,05; n.s. = nicht signifikant; n.d.= nicht durchführbar. Modifiziert nach [48].

	Frisch-ICSI	Vitrifikations-ET	p
Fertilisationsrate (%)	100/120 (83,3)	95/120 (79,2)	n.s.
2-PN-Stadien (%)	96/100 (96,0)	86/95 (90,5)	n.s.
Exzellente Embryonen (%)	52/100 (52,0)	49/95 (51,6)	n.s.
Klinische SS-Rate (%)	54/124 (43,2)	15/40 (37,5)	n.d.

Cobo et al. untersuchten den Einsatz der gleichen Vitrifikationstechnik im Rahmen eines Eizellspendeprogrammes an 600 Empfängerinnen, denen randomisiert entweder Embryonen aus frischen oder aus zuvor vitrifizierten Oozyten transferiert wurden. Auch hier zeigte sich im biologischen und klinischen Outcome keinerlei Unterschied. Auch hier folgerten die Autoren Äquieffizienz zwischen kryokonservierten und frischen Oozyten (vergl. Tab. 2.13) [49].

Tab. 2.14: Biologische und klinische Outcomeparameter im Eizellspendeprogramm bei Verwendung frischer und kryokonservierter Eizellen sind identisch. Ein direkter Vergleich der klinischen Schwangerschaftsrate ist methodisch bedingt nicht zulässig (vergleiche Text). Es zeigen sich keine signifikanten Unterschiede. Abkürzungen ET = Embryotransfer, p = Signifikanzniveau mit p<0,05; n.s. = nicht signifikant. Modifiziert nach [49].

	Frisch-ET	Vitrifikations-ET	p
Empfängerinnen (n)	300	300	
Fertilisationsrate (%)	2256 (74,2)	2334 (73,3)	n.s.
Implantationsrate (%)	205 (39,9)	204 (40,9)	n.s.
Klinische SS-Rate/ET (%)	148 (55,4)	144 (55,6)	n.s.
Fortdauernde Schwangerschaftsrate (%)	43,7	41,7	n.s.

Weitere Studien, die insbesondere vor dem Hintergrund noch limitierter Informationen zum erwarteten Outcome bei Einsatz vitrifizierter Eizellen als Beratungsgrundlage interessierter Patientinnen von großem Interesse sind, befassen sich mit Non-Donor-Behandlungen.

In einer metaanalytischen Arbeit publizierten beispielsweise Cil et al. ihre Berechnungen zur Lebendgeburtenerwartung in Abhängigkeit von Anzahl der kryokonservierten Eizellen, Alter der Patientin bei Kryokonservierung und Technik des Einfrierens. Bei Verwendung der tabellarischen Darstellungen dieser Arbeit ist aber einschränkend darauf hinzuweisen, dass es sich bei den verwandten Outcomedaten nicht um primär fertile Frauen, sondern um die Daten infertiler Paare handelt. Weiter muss das Alter der inkludierten Studien der Jahre 2003 bis 2010 beachtet werden [50].

Eine weitere – allerdings unizentrische – Studie aus den USA stammt von einer Arbeitsgruppe, die ausgiebige persönliche Erfahrungen auf dem Gebiet des Social Freezings hat und demonstriert anschaulich die Effektivität der Methode. Doyle et al. untersuchten in einer retrospektiven Kohortenstudie aus der Datenbank ihres Zentrums der Jahre 2009 bis 2015 die Lebendgeburtenraten bei Patientinnen mit originärem Social Freezing und verglichen diese mit mit den Erfolgsraten von Patientinnen mit klassischer ICSI. Die Autoren kommen zum Ergebnis einer identischen Lebendgeburtenrate von durchschnittlich 38,6 % im Falle der ICSI-Behandlung nach Eizellauftau nach Social Freezing verglichen mit 36 % bei konventioneller „Frisch-ICSI-Behandlung" [51].

Natürlich müssen weitere Studien dieser Art folgen, um eine fundierte Beratungsgrundlage von Interessentinnen zu erhalten.

Weitere Indikationen

Die heute wichtigste Indikation der oozytären Kryokonservierung stellt derzeit noch der Fertilitätserhalt vor gonadotoxischer Therapie bei onkologischen oder chronischen Erkrankungen dar [52]. Sofern ein Zeitintervall von etwa 14 Tagen vor Beginn der tumorspezifischen Therapie zur Verfügung steht, kann eine ovarielle Stimulation zur präventiven Oozytengewinnung durchgeführt werden. Die Kryokonservierung von unfertilisierten Eizellen bietet sich immer an, wenn die betroffene Patientin entweder keinen Partner hat oder es sich noch nicht um eine gefestigte Paarbeziehung handelt.

Zur Vorbereitung der Oozytengewinnung bietet sich auch das luteale Stimulationskonzept an, um zwecks Zeitersparnis die Unabhängigkeit vom aktuellen Zyklusgeschehen zu erreichen [53].

Einen weiteren Ansatz stellt der Einsatz der Kryokonservierung im Rahmen von Eizellspendeprogrammen dar [49]. Die ständige Verfügbarkeit von Eizellen steigert die Flexibilität der gesamten Therapie.

Auch als Behandlungskonzept bei *Low Response* wurde die Sammlung von Eizellen, die im modifiziert-natürlichen Zyklus gewonnen werden, vorgeschlagen [54]. Die Gewinnung einer geringen Eizellmenge über mehrere Monate und deren nachfolgende Kryokonservierung könnte z. B. bei eingeschränkter Verfügbarkeit von Spermien eingesetzt werden.

Zusammenstellung von Indikationen für die Kryokonservierung unfertilisierter Oozyten:
- Onkologische Fertilitätsprävention
- Eizellspende: „*Oocyte Banking*"
- Low Response: Sammeln von Oozyten
- Präventive Eizellkryokonservierung aus sozialen Gründen (*Social Freezing*)

2.6.2.6 Die Behandlung
Das Protokoll (Abb. 2.19)

Um eine möglichst einfache, komplikationsarme und effektive Gewinnung von Eizellen zu gewährleisten, bietet sich zur ovariellen Stimulation die Verwendung eines GnRH-Antagonistenprotokolls unter Verwendung eines GnRH-Agonisten zur Induktion der finalen Oozytenmaturation an. Der GnRH-Antagonist sollte dabei im fixen Protokoll eingesetzt werden, d. h. ab Tag 5 bei Einsatz eines Depot-Gonadotropins bzw. ab Tag 6 der täglichen Gonadotropingabe [55]. Die Verwendung des GnRH-Agonisten zur Induktion der finalen Eizellreifung hat derzeit keine Zulassung und ist damit *Off-label*. Laut Zulassung sollte humanes Choriongonadotropin (hCG) eingesetzt werden. Bei Induktion der finalen Eizellreifung mit einem GnRH-Agonisten wird durchschnittlich eine zusätzliche ausgereifte Oozyte gewonnen. Weiter kann das Auftreten eines OHSS jedoch nahezu ausgeschlossen werden [56]. Die Kriterien zur Ovulationsinduktion entsprechen denen bei konventioneller Anwendung des GnRH-Antagonistenprotokolls, d. h. ab Erreichen einer Leitfollikelgröße von 17 mm bei drei oder mehr proliferierenden Follikeln [57].

Zur Ovulationsinduktion bietet sich gerade in diesem Therapiekonzept die sicherheitssteigernde Gabe eines GnRH-Agonisten an. Darunter kann die Entstehung eines OHSS sicher vermieden werden [58].

Zu den einsetzbaren GnRH-Agonisten und -Dosierungen zählen [59]:
- Buserelin 0,5 mg s.c.
- Buserelin 0,2 mg i.n.
- Triptorelin 0,2 mg s.c.
- Leuprolide 1 mg s.c.

Für die Patientin, die sich zu dieser Präventionsstrategie entscheidet, bietet die Verwendung eines zyklussynchronen und damit kurzen und einfachen Behandlungsprotokolls insgesamt folgende Vorteile:
- weitere Vereinfachung durch Verwendung eines im Antagonistenprotokoll zugelassenen langwirksamen Follikelstimulans (Corifollitropin alpha),
- sichere Vermeidung eines OHSS durch den GnRH-Agonisten-Trigger (*Off-label*),
- höhere Ausbeute an final maturierten Oozyten im MII-Stadium durch den GnRH-Agonisten-Trigger.

Übersicht des Behandlungsablaufes (Dauer 2 Wochen)

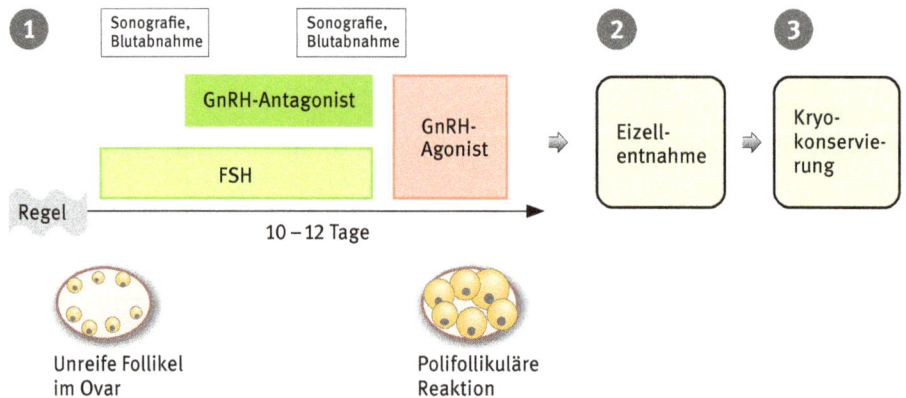

Abb. 2.19: Schema eines möglichen Behandlungsprotokolls.
Verwendung eines GnRH-Antagonisten im fixen Antagonistenprotokoll, die Ovulationsinduktion erfolgt aufgrund mehrerer Vorteile in diesem Fall durch Gabe eines GnRH-Agonisten.

Kosten

Als präventivmedizinische Leistung müssen alle Leistungen, die im Zusammenhang mit der oozytäre Kryokonservierung erbracht werden, privat liquidiert werden. Die geschätzten Kosten für Eizellgewinnung und Kryokonservierung belaufen sich auf 1.500 bis 2.000 €. Hinzu kommen jährliche Kosten für die Lagerung der Zellen von etwa 200 bis 400 €. Die Kosten für die Medikation eines Stimulationszyklus dürften sich in Abhängigkeit vom FSH-Bedarf auf etwa 1.500 bis 2.000 € belaufen. Die Patientin ist darüber aufzuklären, dass Kosten einer späteren Fertilisation nicht enthalten sind. Aufgrund der für die Kryokonservierung erforderlichen Entfernung des Kumulus-Zellkomplexes ist die Durchführung einer Fertilisation durch spätere Anwendung des ICSI-Verfahrens mit entsprechenden Zusatzkosten in Höhe von ca. 2.000 € je nach Anzahl der jeweils aufgetauten und behandelten Oozyten unvermeidbar.

Risiken der Behandlung

Um nicht falsche Hoffnungen zu wecken und Frauen in falscher Sicherheit zu wiegen, muss im Rahmen der Aufklärung trotz aller vielversprechender Daten klar angesprochen werden, dass nach heutigem Stand der Wissenschaft nach durchgeführter oozytärer Kryokonservierung niemals eine Garantie für eine spätere Mutterschaft durch die nach präventiver Kryokonservierung mögliche „autologe Eizellspende" gegeben werden kann. Zum Thema Aufklärung gehört auch die Besprechung der verschiedenen Aspekte des Alters bei Social freezing: im Hinblick auf den Zeitpunkt der Oozyten-Entnahme sollte der interessierten Patientin mitgeteilt werden, dass eine möglichst frühzeitige Entnahme im Leben die höchsten Chancen für das Herbeiführen einer Schwangerschaft/Lebendgeburt in sich trägt. So ist aufgrund der altersabhängigen Abnahme der natürlichen Fertilität davon auszugehen, dass eine präventive Eizellentnahme im Alter zwischen 20 und 30 Jahren mit den höchsten Schwangerschaftschancen einhergeht und eine Entnahme spätestens bis zu einem Alter von 35 Jahren erfolgen sollte [62].

Es sollte auf die üblichen Risiken der ovariellen Stimulation hingewiesen werden. Die Entwicklung einer OHSS ist durch Einsatz eines GnRH-Agonisten vermeidbar.

Auf das gestiegene Schwangerschaftsrisiko aufgrund des höheren mütterlichen Alters zum Zeitpunkt der Konzeption und der damit verbundenen mütterlichen Erkrankungen muss hingewiesen werden. Dieser Einwand gilt in analoger Weise auch für die in anderen Ländern routinemäßig durchgeführte heterologe Eizellspende. Zu den in ihrer Inzidenz steigenden Erkrankungen zählen z. B. die hypertensiven Schwangerschaftserkrankungen, das HELLP-Syndrom, der Gestationsdiabetes, die Frühgeburtlichkeit etc. (vgl. Kap. 2.6.1) Zu Details sei an dieser Stelle auf entsprechende Übersichtsartikel verwiesen [60].

Die Datenlage zum neonatalen Outcome und zur frühkindlichen Entwicklung ist derzeit dünn. Zwar wurden in bisher publizierten Studien keine Auffälligkeiten berichtet, jedoch ist die Fallzahl naturgemäß gering [61, 62].

Erfolgt bei einem Paar aufgrund eines hochgradigen andrologischen Faktors, der mit einer Subfertilität des betroffenen Paares einhergeht, eine ICSI-Behandlung an nicht konventionell gewonnenen Eizellen, ist die Fehlbildungsrate der nach ICSI geborenen Kinder um das etwa 1,3-Fache gegenüber Kindern erhöht, die auf normalem Wege gezeugt worden sind (Spontankonzeption) [63].

Nach heutigem Kenntnisstand wird dies allerdings nicht durch die Anwendung der ICSI-Technologie an sich erklärt, sondern durch Risikofaktoren der behandelten, subfertilen Paare. Konzipieren subfertile Paaren spontan, weisen deren Kinder ebenfalls ein erhöhtes Fehlbildungsrisiko auf. Da nach *Social Freezing* zur Fertilisation aufgetauter Oozyten allerdings die Anwendung der ICSI erforderlich ist, weil denudierte Oozyten nicht anders fertilisiert werden können und kein primär eingeschränkter andrologischer Befund im Vordergrund steht, ist unklar, ob die erhöhte ICSI-Fehlbildungsrate tatsächlich auf die Methode des Social Freezing übertragbar ist. Grundsätzlich sind aufgrund der bestehenden Unsicherheiten weitere Untersuchungen einzufordern und Patientinnen diesbezüglich auch aufzuklären.

2.6.2.7 Aktuelle Empfehlungen der Fachgesellschaften zur präventiven Kryokonservierung

Während die amerikanische Fachgesellschaft ASRM in sich zunächst sehr kritisch in ihrer bereits 2008 publizierten Stellungnahme mit der Thematik auseinandersetzte und ihre Bewertung dann fünf Jahre später revidierte, hat die Europäische Gesellschaft für Reproduktionsmedizin (ESHRE) bereits in 2012 ein primär positives Votum formuliert [64–66].

Hintergrund mag sein, dass zum frühen Zeitpunkt der Positionierung der ASRM nicht die vergleichenden Studien größeren Umfanges vorlagen, so dass diesbezüglich zunächst eine kritische Position eingenommen werden musste. Beide Fachgesellschaften fordern heute aber übereinstimmend eine ausgiebige Aufklärung der Patientin, so dass diese zu einer informierten Entscheidungsfindung in der Lage ist.

Auch das deutsche Netzwerk FertiPROTEKT hat sich im Rahmen seiner jährlichen Jahrestreffen am 24. März 2012 positiv für die Durchführung der präventiven Kryokonservierung ausgesprochen und dazu Kriterien definiert, die nachfolgend aufgeführt werden (Tab. 2.14). Diese wurden auch in einer Übersichtsarbeit, auf die an dieser Stelle hingewiesen werden soll, erörtert [66].

Tab. 2.15: Stellungnahme des Netzwerkes FertiPROTEKT zur Kryokonservierung unbefruchteter Eizellen bei nichtmedizinischen Indikationen vom 24.3.2012.

Obwohl das Netzwerk FertiPROTEKT seine primäre Aufgabe auch weiterhin in der Betreuung von Patientinnen mit medizinischen Gründen für eine Kryokonservierung von Gameten bzw. Ovargewebe sieht, möchten wir aufgrund zunehmender Nachfragen zur Kryokonservierung bei nichtmedizinischen Indikationen („social freezing") Stellung nehmen. Aufgrund der vorliegenden Daten zu den Erfolgsaussichten des Verfahrens (Überlebensrate nach Kryokonservierung etwa 80–90 %, Fertilisierungsrate nach ICSI etwa 60–70 %, Implantationsrate pro aufgetauter Eizelle etwa 10 %, Geburtenrate pro aufgetauter Eizelle etwa 8 %) halten wir für die individuelle Beratung und Entscheidung sowie die Umsetzung der Methode die folgenden Punkte für wichtig.
Diese sollen eine Hilfestellung geben, um die Chancen der Patientin sowie das Risiko einer späteren Schwangerschaft für Mutter und Kind individuell abzuwägen. Über die medizinischen Zusammenhänge sollte eingehend und differenziert beraten werden, damit die Patientin ihre Erfolgsaussichten realistisch einschätzen kann und keiner ungerechtfertigten Erwartungshaltung erliegt.

1. Die zum Zeitpunkt der Kryokonservierung volljährige Patientin muss individuell beraten und über die höheren Erfolgsaussichten im Alter < 35 Jahre informiert werden.
2. Die individuellen Voraussetzungen der Patientin (z. B. aufgrund des Anti-Müller-Hormon(AMH)-Wertes) sollten in einem oder mehreren Stimulations-/Punktionszyklen die Möglichkeit der Gewinnung von insgesamt mindestens 10 (besser > 15) Eizellen erwarten lassen.
3. Zur Stimulation sollte ein Protokollmit geringem Überstimulationsrisiko angewendet werden (z. B. Antagonistenprotokoll mit einem GnRH-Agonisten zur Ovulationsinduktion).
4. Es muss ein etabliertes und speziell zur Kryokonservierung von Oozyten geeignetes Einfrierverfahren verwendet werden. Nach gegenwärtigem Kenntnisstand führt die Vitrifikation zu besseren Erfolgsraten als das *Slow Freezing*.
5. Voraussetzungen für die Durchführung der Vitrifikation sind eine ausreichende Erfahrung mitdieser Technik und das Wissen um die Besonderheiten bei der Vitrifikation von nbefruchteten Eizellen. Bei Anwendung der langsamen Kryokonservierung müssen entsprechend geeignete Einfrierlösungen für Oozyten sowie adaptierte Einfrierprotokolle verwendet werden.
6. Die Patientin muss über die mit dem Alter zunehmenden Schwangerschaftsrisiken aufgeklärt werden. Ein Transfer ab dem 50. Lebensjahr sollte vermieden werden. Die Schwangerschaftsbetreuung ist dem individuellen Risiko anzupassen.
7. Die Leistungen im Rahmen der Kryokonservierung bei nichtmedizinischer Indikation werden über die GOÄ abgerechnet.
8. Eine Kryokonservierung von Oozyten ohne medizinische Indikation muss auf speziellen Dokumentationsbögen in einem Register von FertiPROTE KT erfasst werden, um langfristig wichtige Daten zur Komplikations- und Erfolgsrate zu rekrutieren. Die Namen der beteiligten Zentren werden auf mder Homepage von FertiPROTE KT aufgeführt.

2.6.2.8 Fazit

Neben der fertilitätserhaltenden Perspektive für partnerlose Frauen in der Onkologie und dem Einsatz z. B. bei *Low Response* zur „Eizellsammlung" kommt hier ein präventives Therapiekonzept zur Anwendung, welches das Potenzial hat, sich zu einer Strategie gegen das in modernen westlichen Ländern zunehmende Problem des reproduktiven Alterns zu entwickeln. Ähnlich der revolutionären Einführung der Pille in den 60er-Jahren zur Optimierung der Kontrazeption wird hier eine innovative

Strategie zur Verbesserung der Konzeption denkbar. Zur Veränderung der demografischen Entwicklung kann diese Technik alleine sicherlich nicht dienen. Dazu wird ein Bündel an Maßnahmen, die nicht zuletzt im sozialpolitischen Themenkatalog liegen, erforderlich sein.

Die oozytäre Kryokonservierung hat sich erst in den letzten 10 Jahren stetig und in den letzten drei Jahren dann rasant entwickelt. Heute bereits bieten zahlreiche Zentren weltweit diese Technik an. Neuere Daten zeigen, dass die konservative Stellungnahme der ASRM von 2008 mittlerweile als überholt anzusehen ist. Weitere Daten, insbesondere zur Sicherheit der Technik sind einzufordern. Einige juristische Fragestellungen sind derzeit unbeantwortet. Dazu gehört z. B. das maximale Alter eines Embryotransfers zur Vermeidung einer „geriatrischen IVF" oder die theoretisch denkbare Forderung alleinstehender Frauen, mittels Samenspende und präventiv vor Jahren kryokonservierten Oozyten eine Schwangerschaft zeugen und austragen zu wollen.

Heute sind vorhandene Studiendaten zu verschiedenen Aspekten der Technik noch unzureichend, um alle offenen Fragen eindeutig beantworten zu können.

Zu fordern ist, dass Patientinnen vor einer vorschnellen Vermarktung und Kommerzialisierung der Technologie für eine informierte Entscheidungsfindung umfassend und non-direktiv beraten werden. Dazu sollte hinsichtlich der Effizienz des Verfahrens auch erwähnt werden, dass die überzeugenden Ergebnisse der Literatur durch Vitrifikation mit klar definierten technischen Rahmenbedingungen zustande kamen und dass nach derzeitigem Stand das ältere Verfahren des Slow Freezing nicht mit gleicher Effizienz geeignet ist. „Kryokonservierung ist nicht gleich Kryokonservierung" – hier existieren nach derzeitigem Stand des Wissens noch sehr große methodische Unterschiede.

2.6.2.9 Literatur

[1] Statistisches Bundesamt (Destatis) (Hrsg). Bundeszentrale für politische Bildung. Datenreport 2011 – Ein Sozialbericht für die Bundesrepublik Deutschland Band I. ISBN 978-3-8389-7050-9.

[2] Statistisches Bundesamt (Hrsg.). Bevölkerung Deutschlands bis 2060. 12. koordinierte Bevölkerungsvorausberechnung. Begleitmaterial zur Pressekonferenz am 18. November 2009 in Berlin. Wiesbaden 2009.

[3] Bertram H, Bujard M, Rösler W J. Rushhour des Lebens: Geburtenaufschub Einkommensverläufe und familienpolitische Perspektiven Reproduktionsmed. Endokrinol 2011; 8 (2), 91–99.

[4] Statistisches Bundesamt Wiesbaden 2011. 3.18 Durchschnittliches Alter der Eltern bei der Geburt ihrer lebendgeborenen Kinder nach der Legitimität. Datenversand auf individuelle Anfrage.

[5] OECD (2011), OECD Family Database, OECD, Paris. Im Internet abrufbar unter www.oecd.org/social/family/database

[6] Statistisches Jahrbuch der Stadt Regensburg 2000. Informationen zur Stadtentwicklung. ISSN 0933-8101.

[7] Statistisches Bundesamt Wiesbaden, 2012 (destatis). GENESIS-Online Datenbank. Statistik der Sterbefälle Deutschland. Stand: 02.07.2012.

[8] Statistisches Bundesamt, Wiesbaden 2007 (Hrsg.). Pötzsch O. Geburten in Deutschland. Bestellnummer: 0120007-07900-4.

[9] IVF-Register, Jahrbuch 2013. J Reproduktionsmed Endokrinol 2014; 11 (5–6).

[10] Bertram H, Rösler W, Ehlert N. Nachhaltige Familienpolitik. Zukunftssicherung durch einen Dreiklang von Zeitpolitik, finanzieller Transferpolitik und Infrastrukturpolitik. BMFSFJ, Berlin, 2006.

[11] Bertram H. Keine Zeit für Liebe: die Rushhour des Lebens. Familiendynamik 2007; 32: 108–16.

[12] Billari F, Liefbroer A, Philipov D. The postponement of childbearing in Europe. In: Austrian Academy of Sciences (Hrsg). Vienna Yearbook of Population Research. Wien, 2006; 1–18.

[13] Eurostat Pressemitteilung. Demographie Bericht 2010. Die aktuellsten Zahlen über demographische Herausforderungen in der EU 50/12011 – 1. April 2011.

[14] Chen C. Pregnancy after human oocyte cryopreservation. Lancet. 1986;19:1884–6.

[15] Chen C. Pregnancies after human oocyte cryopreservation. Ann NY Acad Sci. 1988;541:541–9.

[16] Pickering SJ, Braude RP, Johnston MH, Cant A, Currie J. Transient cooling to room temperature can cause irreversible disruption of the meiotic spindle in the human oocyte. Fertil Steril. 1990;54:102–8.

[17] Pickering SJ, Braude RP, Johnston MH, Cant A, Currie J. Transient cooling to room temperature can cause irreversible disruption of the meiotic spindle in the human oocyte. Fertil Steril. 1990;54:102–8.

[18] Vincent C, Pickering SJ, Johnson MH. The hardening effect of dimethylsulfoxide on the mouse zona pellucida requires the presence of an oocyte and is associated with reduction in the number of cortical granules. J Reprod Fertil. 1990;89:253–9.

[19] Gook DA, Osborn SM, Johnston W. Cryopreservation of mouse and human oocytes using 1,2 propanediol and the configuration of the meiotic spindle. Hum Reprod. 1993;8:1101–9.

[20] Bernard A, Hunter JE, Fuller BJ, Imoedeme D, Curtis P, Jackson A. Fertilization and embryonic development of human oocytes after cooling. Hum Reprod. 1992;7:1447–50.

[21] Gook DA, Osborn SM, Bourne H, Johnston WI. Fertilization of human oocytes following cryopreservation: normal karyotypes and absence of stray chromosomes. Hum Reprod. 1994;9:684–91.

[22] Van Blerkom J, Davis P. Cytogenetic, cellular, and developmental consequences of cryopreservation of immature and mature mouse and human oocytes. Microsc Res Tech. 1994;27:165–93.

[23] Cobo A, Rubio C, Gerli S, Ruiz A, Pellicer A, Remohi J. Use of fluorescence in situ hybridization to assess the chromosomal status of embryos obtained from cryopreserved oocytes. Fertil Steril. 2001;75:354–60.

[24] Gook DA, Schiewe M, Osborn SM, Asch RH, Jansen RP, Johnston WI. Intracytoplasmic sperm injection and embryo development of human oocytes cryopreserved using 1, 2-propanediol. Hum Reprod. 1995;10:2637–41.

[25] Porcu E, Fabbri R, Damiano G, Giunchi S, Fratto R, Ciotti PM, Venturoli S, Flamigni C. Clinical experience and applications of oocyte cryopreservation. Mol Cell Endocrinol. 2000;169:33–7.

[26] Coticchio G, Garetti S, Bonu MA, Borini A. Cryopreservation of human oocytes. Hum Fertil. 2001;4:152–7.

[27] Fabbri R, Porcu E, Marsella T, Rocchetta G, Venturoli S, Flamigni C. Human oocyte cryopreservation: new perspectives regarding oocyte survival. Hum Reprod. 2001;16:411–6.

[28] Bianchi V, Cottichio G, Distratis V, Di Giusto N, Flamigni C, Borini A. Differential sucrose concentration during dehydration (0.2 Mol/L) and rehydration (0.3 Mol/L) increases theimplantation rate of frozen human oocytes. Reprod Biomed Online. 2007;14:64– 71.

[29] De Santis L, Cino I, Rabelloti E, Papaleo E, Calzi F, Fusi F, Brigante C, Ferrari A. Oocyte cryopreservation: clinical outcome of slow-cooling protocols differing in sucrose concentration. Reprod Biomed Online. 2007 Jan;14(1):57–63.

[30] Boldt J, Cline D, McLaughlin D. Human oocyte cryopreservation as an adjunct to IVF-embryo transfer cycles. Hum Reprod. 1993;18:1250–5.

[31] Quintans CJ, Donaldson MJ, Bertolino M, Pasqualini R. Birth of two babies using oocytes that were cryopreserved in a choline based freezing medium. Hum Reprod. 2002;17:3149–52.

[32] Kuleshova L, Gianaroli L, Magli C, Ferraretti A, Trounson A. Birth following vitrification of a small number of human oocytes: case report. Hum Reprod. 2002;14:3077–9.

[33] Kuwayama M, Valta G, Kato O, Leibo S. Highly efficient vitrification method for cryopreservation of human oocytes. Reprod Biomed Online. 2005;11:300–8.

[34] Yoon TK, Chung HM, Lim JM, Han SY, Ko JJ, Cha EY. Pregnancy and delivery of healthy infants developed from vitrified oocytes in a stimulated in vitro fertilization-embryo transfer program. Fertil Steril. 2000;734:180–1.

[35] Huang JY, Tulandi T, Holzer H, Tan SL, Chian RC. Combining ovarian tissue cryobanking with retrieval of immature oocytes followed by in vitro maturation and vitrification: an additional strategy of fertility preservation. Fertil Steril. 2008;89:567–72.

[36] Oakes MB, Gomes CM, Fioraventi J, Serafini P, Motta EL, Smith GD. A case of oocyte and embryo vitrification resulting in clinical pregnancy. Fertil Steril. 2008;90(2013):e5–8.

[37] Gao S, Li Y, Gao X, Hu J, Yang H, Chen ZJ. Spindle and chromosome changes of human MII oocytes during incubation after slow freezing/fast thawing procedures. Reprod Sci. 2009;16:391–6.

[38] Cobo A, Perez S, De los Santos MJ, Zulatequi J, Domingo J, Remoh J. Effect of different cryopreservation protocols on the metaphase II spindle in human oocytes. Reprod Biomed Online. 2008;17:350–9.

[39] Ciotti PM, Porcu E, Notarangelo L, Magrini O, Buzzocchi A, Venturoli S. Meiotic spindle recovery is faster in vitrification of human oocytes compared to slow freezing. Fertil Steril. 2009;91:2399–407.

[40] Coticchio G, De Santis L, Rossi G, Borini A, Albertini D, Scaravelli G, Alecci C, Bianchi V, Nottola S, Cecconi S. Sucrose concentration influences the rate of human oocytes with normal spindle and chromosome configurations after slow cooling cryopreservation. Hum Reprod. 2006;21:1771–6.

[41] Rienzi L, Martinez F, Ubaldi F, Minasi MG, Iacobelli M, Tesarik J, Greco E. Polscope analysis of meiotic spindle changes in living metaphase II human oocytes during the freezing and thawing procedures. Hum Reprod. 2004;19:655–9.

[42] Borini A, Bonu MA, Coticchio G, Bianchi V, Cattoli M, Flamigni C. Pregnancies and births after oocyte cryopreservation. Fertil Steril. 2004;82:601–5.

[43] Levi Setti P, Albani E, Novara P, Cesana A, Morreale G. Cryopreservation of supernumerary oocytes in IVF/ICSI cycles. Hum Reprod. 2006;21:370–5.

[44] Noyes N, Porcu E, Borini A. Over 900 oocyte cryopreservation babies born with no apparent increase in congenital anomalies. Reprod Biomed Online. 2009;18:769–76.

[45] Grifo JA, Noyes N. Delivery rate using cryopreserved oocytes is comparable to conventional in vitro fertilization using fresh oocytes: potential fertility preservation for female cancer patients. Fertil Steril 2010;93:391–396.

[46] Cobo A, Kuwayama M, Perez S, Ruiz A, Pellicer A, Remohi J. Comparison of concomitant outcome achieved with fresh and cryopreserved donor oocytes vitrified by the CryoTop method. Fertil Steril. 2008;89:1657–64.

[47] Nagy ZP, Chang CC, Shapiro DB, Bernal DP, Elsner CW, Mitchell-Leef D, Toledo AA, Kort HI. Clinical evaluation of the efficiency of an oocyte donation program using egg cryo-banking. Fertil Steril. 2009;92:520–6.

[48] Rienzi L, Romano S, Albricci L, Maggiulli R, Capalbo A, Baroni E, Colamaria S, Sapienza F, Ubaldi F. Embryo development of fresh ‚versus' vitrified metaphase II oocytes after ICSI: a prospective randomized sibling-oocyte study. Hum Reprod. 2010 Jan;25(1):66–73.

[49] Cobo A, Meseguer M, Remohí J, Pellicer A. Use of cryo-banked oocytes in an ovum donation programme: a prospective, randomized, controlled, clinical trial. Hum Reprod. 2010 Sep;25(9):2239–46.

[50] Cil AP et al. Age-specific probability of live birth with oocyte cryopreservation: an individual patient data meta-analysis. Fertil Steril 2013; 100: 492–99.

[51] Doyle JO, Richter KS, Lim J, Stillman RJ, Graham JR, Tucker MJ. Successful elective and medically indicated oocyte vitrification and warming for autolo- gous in vitro fertilization, with predicted birth probabilities for fertility preservation according to number of cryopreserved oocytes and age at retrieval. Fertil Steril 2016;105:459–66.

[52] von Wolff M, Montag M, Dittrich R, Denschlag D, Nawroth F, Lawrenz B. Fertility preservation in women – a practical guide to preservation techniques and therapeutic strategies in breast cancer, Hodgkin's lymphoma and borderline ovarian tumours by the fertility preservation network FertiPROTEKT. Arch Gynecol Obstet. 2011 Aug;284(2):427–35.

[53] von Wolff M, Thaler CJ, Frambach T, Zeeb C, Lawrenz B, Popovici RM, Strowitzki T.Ovarian stimulation to cryopreserve fertilized oocytes in cancer patients can be started in the luteal phase. Fertil Steril. 2009 Oct;92(4):1360–5.

[54] Cobo A, Garrido N, Crespo J, José R, Pellicer A. Accumulation of oocytes: a new strategy for managing low-responder patients. Reprod Biomed Online. 2012 Apr; 24(4): 424–32.

[55] Fachinformation Orgalutran 0,25 mg/0,5 ml Injektionslösung, Stand: Juli 2011.

[56] Griesinger G, Schultz L, Bauer T, Broessner A, Frambach T, Kissler S. Ovarian hyperstimulation syndrome prevention by gonadotropin-releasing hormone agonist triggering of final oocyte maturation in a gonadotropin-releasing hormone antagonist protocol in combination with a "freeze-all" strategy: a prospective multicentric study.Fertil Steril. 2011 May;95(6):2029–33.

[57] Devroey P, Aboulghar M, Garcia-Velasco J, Griesinger G, Humaidan P, Kolibianakis E, Ledger W, Tomás C, Fauser BC Improving the patient's experience of IVF/ICSI: a proposal for an ovarian stimulation protocol with gnrH antagonist co-treatment. Hum Reprod. 2009 Apr;24(4):764–74.

[58] Devroey P, Polyzos NP, Blockeel C. An OHSS-Free Clinic by segmentation of IVF treatment. Hum Reprod. 2011 Oct;26(10):2593–7.

[59] Parneix I, Emperaire JC, Ruffie A, Parneix P. Comparison of different protocols of ovulation induction, by GnRH agonists and chorionic gonadotropin. Gynecol Obstet Fertil. 2001 Feb;29(2):100–105.

[60] Ritzinger P, Dudenhausen JW, Holzgreve W. Späte Mutterschaft und deren Risiken. J Reproduktionsmed Endokrinol 2011;8(2):112–122.

[61] Chian RC, Huang JY, Tan SL, Lucena E, Saa A, Rojas A, Ruvalcaba Castellón LA, García Amador MI, Montoya Sarmiento JE. Obstetric and perinatal outcome in 200 infants conceived from vitrified oocytes. Reprod Biomed Online. 2008;16:608–10.

[62] Noyes N, Porcu E, Borini A. Over 900 oocyte cryopreservation babies born with no apparent increase in congenital anomalies. Reprod Biomed Online. 2009;18:769–76.

[63] Davies MJ, Moore VM, Willson KJ, Van Essen P, Priest K, Scott H, Haan EA, Chan A, Reproductive Technologies and the Risk of Birth Defects. 2012 May 10; 336 (19): 1803-13 N Engl J Med

[64] Practice Committee of Society for Assisted Reproductive Technology; Practice Committee of American Society for Reproductive Medicine. Essential elements of informed consent for

elective oocyte cryopreservation: A Practice Committee opinion. Fertil Steril. 2008 Nov;90 (5 Suppl):S134–5.

[65] The Practice Committees of the American Society for Reproductive Medicine and the Society for Assisted Reproductive Technology. Mature oocyte cryopreservation: a guideline. Fertil Steril. 2013, 99, No. 1: 37–43.

[66] Dondorp W, de Wert G, Pennings G, Shenfield F, Devroey P, Tarlatzis B, Barri P, Diedrich K. Oocyte cryopreservation for age-related fertility loss. ESHRE Task Force on Ethics and Law, Hum Reprod. 2012 May;27(5):1231–7.

[67] Nawroth F, Dittrich R, Kupka M, Lawrenz B, Montag M, von Wolff M. Kryokonservierung von unbefruchteten Eizellen bei nichtmedizinischen Indikationen („social freezing") Aktueller Stand und Stellungnahme des Netzwerkes FertiPROTEKT. FRAUENARZT 53 (2012) Nr. 6.

Markus C. Fleisch

2.7 Zukunftsentwicklung im Fertilitätserhalt

Trotz aller Fortschritte in der Reproduktionsmedizin stellt die Kompensation eines uterinen Sterilitätsfaktors weiterhin eine besondere Herausforderung dar.

Für lange Zeit erschien ein Ersatz einer nicht angelegten, erkrankten oder chirurgisch entfernten Gebärmutter als unlösbares Problem. Patientinnen mit Mayer-Rokitansky-Küster-Hauser(MRKH)-Syndrom, nach pelviner Radiatio oder Hysterektomie hatten unwiederbringlich die Möglichkeit einer späteren Schwangerschaft im eigenen Körper verloren. Dennoch existieren mit „der künstlichen Gebärmutter" als fast schon futuristischem Konzept und der aktuell erstmals funktionell erfolgreich realisierten Uterustransplantation Bemühungen, hier für zukünftige Lösungen zu sorgen.

2.7.1 Uterus-Transplantation

Infertilität durch den Faktor Uterus galt lange Zeit als nicht behandelbar. Anfang der 2000er-Jahre hat ein Team aus Saudi-Arabien am *King Fahad Hospital and Research Center* in Dschidda über die erste Uterustransplantation bei einem Menschen berichtet [1]. Das Transplantat musste nach 99 Tagen wegen einer Nekrose und Prolaps wieder entfernt werden. In Folge gab es Berichte über erfolgreiche Transplantationen im Tiermodell bei Mäusen, Schafen, Schweinen und Kaninchen [2]. Ziel war die Erstellung von Modellen, um chirurgische Techniken, die Hypoxietoleranz des Transplantats und geeignete Immusuppressiva sowie Abstoßungsreaktionen nach syn- und allogener Transplantation zu untersuchen.

Das Team um Mats Brännstrom von der Frauenklinik der Universität Götheborg in Schweden hatte im Jahr 1999 das Uterus Transplantationsprojekt begonnen. In einem ersten Schritt wurde die Transplantation mikrochirurgisch im Mausmodell durchgeführt. In Folge konnten auch Schwangerschaften im Mausmodell nach Transplantation erzielt werden [3]. Das Team um Brännstrom führte eine Reihe von autologen Uterustransplantationen im Schwein, Schaf und bei zwei Affenarten durch, um die Risiken für diese nicht-lebensrettende Transplantation im Menschen möglichst zu minimieren [2].

Im Mai 2012 hatte die zuständige Ethikkommission schließlich einer Lebendspende-Transplantation für bis zu 10 Eingriffe beim Menschen zugestimmt. Als erstes wurden zwei Schwedinnen operiert, die jeweils den Uterus ihrer Mutter durch ein 10-köpfiges Operationsteam transplantiert bekamen. Die OP-Dauer für die Uterusentnahme lag bei 10–13 Stunden, für die Empfängerin bei vier bis sechs Stunden. 2014 wurde bereits über insgesamt neun erfolgreiche Transplantationen berichtet [4]. Nach sechs Monaten waren sieben Organe weiterhin in situ und hatten eine reguläre Menstruationsblutung, zwei mussten wegen Gefäßverschlüssen im Bereich des Tranplantats bzw. wegen Infektion explantiert werden. Vier Patientinnen zeigten leichte Abstoßungsepisoden, die durch Kortikosteroidgabe erfolgreich behandelt werden konnten.

Kürzlich berichtete die Gruppe über die erste Geburt bei einer 35-jährigen Patientin mit MRKH-Syndrom aus der ursprünglichen Gruppe von neun Transplantat-Empfängerinnen [5]. Die Transplantation wurde im Jahr 2013 durchgeführt, in Vorbereitung vor dem Eingriff wurden Eizellen nach ovarieller Stimulation gewonnen, fertilisiert und kryokonserviert. Etwa 12 Monate nach erfolgreicher Transplantation wurde dann der Transfer eines einzelnen Embryos durchgeführt, um eine Mehrlingsschwangerschaft möglichst zu vermeiden. Die Patientin entwickelten bei zunächst unter Immunsuppression unauffälligem Schwangerschaftsverlauf (AZT; Tacrolismus und Corticosteroide) im dritten Trimenon eine Präeklampsie und wurde bei auffälligem CTG in der 31+5 SSW von einem der Schwangerschaftswoche entsprechend zeitgerecht entwickelten Jungen per Sectio caesarea entbunden. Grundsätzlich ist vorgesehen, nach einer oder zwei erfolgreiche Schwangerschaften die transplantierte Gebärmutter wieder zu explantieren, um die Dauer der Immunsuppression und die daraus resultierenden Nebenwirkungen zu minimieren.

Mit diesem Bericht wurde erstmalig die Machbarkeit der Transplantation eines funktionellen Uterus und das erfolgreiche Austragen einer Schwangerschaft in dem Organ dokumentiert. Mehr Daten und Fälle sind erforderlich, um die Sicherheit für Mutter und Kind beurteilen zu können. Ob die im ersten Falle eingetretene Frühgeburtlichkeit wegen einer Präeklampsie in anderen Fällen zu erwarten ist, bleibt abzuwarten, da die Studie jedoch weiterläuft, werden in Kürze neue Daten publiziert werden. Die interdisziplinären Operationen sind technisch anspruchsvoll und erfordern die Logistik eines Transplantationszentrums. Auch ethische Bedenken, z. B. bezogen auf die Gesundheit der Spender, das Transplantieren eines nicht überlebenswichtigen Organs, Zuteilung von Spenderorganen etc. sind naheliegend und werden die Erfahrungen in zukünftigen Fällen begleiten. Ungeachtet dessen hat das vielversprechende Programm das Interesse weiterer potenzieller Transplantationszentren inner- und außerhalb Europas geweckt, die ihrerseits Transplantationen in naher Zukunft planen [6].

2.7.2 Arbeiten zum Konzept „Künstliche Gebärmutter"

Den Vorgang, einen menschlichen Embryo außerhalb des Körpers heranwachsen zu lassen, hatte bereits 1924 der britische Wissenschaftler JBS Haldane als „Ectogenesis" bezeichnet. Die Idee vom Wachstum außerhalb des menschlichen Körpers übt Faszination auf Schriftsteller wie auch manche Feministinnen aus. Hierin bestünde die Möglichkeit einer Trennung von Schwangerschaft und Mutter, was medizinisch in Situationen helfen könnte, in denen Hindernisse für ein intrakorporales Wachstum vorliegen (Schwere mütterliche Erkrankung, schwere frühe Präeklampsien, fehlender oder dysfunktioneller Uterus, etc.). Insofern wäre auch eine Überwindung der mit extremer Frühgeburtlichkeit verbunden Probleme theoretisch möglich. Die Beherrschung der *In-vitro*-Fertilisation und die Verbesserungen in der Versorgung von Frühgeborenen hätten hier zusätzliche Voraussetzungen geschaffen. Gleichzeitig kommen bei dem Gedanken, die Entwicklung des Embryos von der Mutter und damit dem Menschen zu trennen, schnell schwere ethische Bedenken auf, da eine solche Möglichkeit für eine Vielzahl von Zwecken missbraucht werden könnte. Insgesamt gibt es nur wenig publizierte Untersuchungen in diesem Zusammenhang. Eine komplette artifizielle Kompensation der komplexen plazentaren Funktionen, die über den reinen Austausch von Nährstoffen, Sauerstoff, Kohlendioxid und Abfallstoffen weit hinausgehen, erscheint wenig wahrscheinlich.

Die ersten Versuche zur Implantation humaner Embryonen außerhalb der Gebärmutter wurden 1982 in Bologna, Italien unternommen und am Mount Sinai Hospital 1983 in New York fortgeführt und 1986 publiziert [7]. Die Gruppe entwickelte ein *Ex-vivo*-Perfusionsmodell eines Uterus mit erster Embryoimplantation im Jahr 1989 [8]. Aufgrund der kritischen Resonanz wurde das Programm gestoppt.

Die Reproduktionsmedizinerin Hung-Ching Liu, Direktorin des *Reproductive Endocrine Laboratory at Cornell University's Center for Reproductive Medicine and Infertility in Manhattan*, legte im Anschluss an die Versuche zur *Ex-vivo*-Uterusperfusion mit ihren wissenschaftlichen Arbeiten indirekt den ersten Meilenstein auf den Weg zum künstlichen Uterus. Im Rahmen ihrer Studien zur Embryo-Implantation kreierte Liu 2003 ein dreidimensionales Zellkulturmodell mit Endometriumzellen, das es ermöglichte, Mausembryonen mit Herzaktion und Bewegung heranwachsen zu lassen. Allerdings zeigten die Embryonen erhebliche morphologische Entwicklungsstörungen. Die Ergebnisse dieser Arbeiten wurden, nicht zuletzt vor dem Hintergrund der zu erwartenden Reaktion von Politikern und Aktivisten, nie publiziert. Anfänglich verwendete Liu nach IVF überzählige menschliche Embryonen. Nach 10 Tagen Wachstum wurden die Experimente vor dem Hintergrund der in den USA gültigen Gesetzeslage beendet. Ungeachtet dessen wurde jedoch das

Ziel greifbar, die menschliche Gebärmutter durch eine künstliche *in vitro* zu ersetzen [9].

Die Gesetze in den meisten Ländern, die wirtschaftlich in der Lage wären, Experimente zur Entwicklung einer künstlichen Gebärmutter durchzuführen, limitieren weitere Forschung in diese Richtung.

2.7.3 Literatur

[1] Fageeh W, Raffa H, Jabbad H, Marzouki A 2002. Transplantation of the human uterus. Int J Gynaecol Obstet 76:245–51.
[2] Johannesson L, Enskog A, Dahm-Kähler P, et al. 2012. Uterus transplantation in a non-human primate: long-term follow-up after autologous transplantation. Hum Reprod 27:1640–8.
[3] Racho El-Akouri R, Kurlberg G, Brännström M 2003. Successful uterine transplantation in the mouse: pregnancy and post-natal development of offspring. Hum Reprod 18: 2018–23.
[4] Brännström M, Johannesson L, Dahm-Kähler P et al. 2014. First clinical uterus trial: a six-month report. Fertil Steril 101: 1228–36.
[5] BrännströmM, Johannesson L, Bokström H, et al 2015. Livebirth after uterus transplantation. Lancet 385:607–16.
[6] http://www.spiegel.de/gesundheit/diagnose/gebaermutter-transplantation-erstmals-in-deutschland-geplant-a-1102904.html
[7] Bulletti C, Jasonni VM, Lubicz et al 1986. Extracorporal perfusion of the human uterus. Am J Obstet GYnecol 154: 683–88.
[8] Bulletti C, Jasonni VM,Tabanelli S et al. 1988. Early human pregnancy in vitro utilizing an artificially perfused uterus. Fertil Steril 49: 991–96.
[9] Bulletti C,Palagiano A, Pace C et al. 2011. The artificial womb. Ann N Y Acad Sci 1221: 124–8.

Maja Caroline Lehmann, Helmut Frister

2.8 Medicolegale Aspekte des Fertilitätserhalts

2.8.1 Rechtsquellen

In Ermangelung eines einheitlichen Fortpflanzungsmedizingesetzes finden sich auf nationaler Ebene an vielerlei Stellen Normen, die den Status von ovariellem Gewebe, Keimzellen und Embryonen sowie den rechtlichen Rahmen im Umgang mit ihnen regulieren. Zu diesen einfachgesetzlichen Regelungen, die allesamt im Einklang mit dem Grundgesetz (GG) stehen müssen, zählt das 1991 in Kraft getretene und als Strafgesetz ausgestaltete Embryonenschutzgesetz (ESchG). Es sanktioniert u.a. die Vornahme bestimmter Fortpflanzungstechniken und kann deshalb im vorliegenden Kontext ebenso bedeutsam sein, wie das 1997 in Kraft getretene Transplantationsgesetz (TPG) samt der seit 2008 gültigen TPG-Gewebeverordnung (TPG-GewV). Zudem ergeben sich rechtliche Vorgaben aus dem Gesetz über den

Verkehr mit Arzneimitteln (AMG) von 1998 und der 2006 in Kraft getretenen Arznei-
mittel- und Wirkstoffherstellungsverordnung (AMWHV). Die Rechtsnatur der einer
Behandlung zugrundeliegenden Verträge sowie die Rechtsfolgen bei Verletzungen
der vertraglichen Pflichten bestimmen sich insbesondere nach den Vorschriften des
Bürgerlichen Gesetzbuches (BGB). Für den Behandler ergeben sich darüber hinaus
Direktiven aus dem ärztlichen Berufsrecht. Schließlich sind die Entwicklungen auf
europarechtlicher Ebene im Blick zu halten. Denn nicht selten bewirkt die Umsetzung einer EU-Richtlinie in nationales Recht weitreichende Veränderungen der
bestehenden inländischen Rechtslage.[1]

Aus diesem für den Rechtsanwender nur schwer überschaubaren und kaum
abschließend zu definierenden Regelungsgeflecht werden im Folgenden – ohne
Anspruch auf Vollständigkeit – die für die medizinische Praxis im Zusammenhang
mit dem Fertilitätserhalt relevanten rechtlichen Rahmenbedingungen dargestellt.[2] Im
Zentrum des Interesses steht dabei die Kryokonservierung von fertilem Material, da
die übrigen Methoden der Fertilitätsprotektion wie etwa die Gabe von bestimmten
Hormonpräparaten (insb. GnRH-Agonisten) oder auch eine Transposition der Eierstöcke in rechtlicher Hinsicht nicht anders zu beurteilen sind als ein herkömmlicher
operativer Eingriff respektive die Verabreichung anderer kontrazeptiver Arzneimittel.

2.8.2 Was gilt, was nicht? – Rechtliche Rahmenbedingungen für die im Zusammenhang mit dem Fertilitätserhalt notwendigen Maßnahmen

Unter den Strafnormen des ESchG findet sich keine Vorschrift, die die Kryokonservierung von unbefruchteten Eizellen, 2-PN-Zellen, Embryonen oder Ovargewebe per
se untersagt.[3] Ganz unerwähnt bleibt die Kryokonservierung indes nicht. § 9 Nr. 4
ESchG bezieht den Arztvorbehalt auf die Konservierung von bereits imprägnierten

---

1 So etwa im Falle der „Richtlinie 2004/23/EG des Europäischen Parlaments und des Rates vom
31. März 2004 zur Festlegung von Qualitäts- und Sicherheitsstandards für die Spende, Beschaffung,
Testung, Verarbeitung, Konservierung, Lagerung und Verteilung von menschlichen Geweben
und Zellen" (sog. Geweberichtlinie). Im Wege der für EU-Richtlinien erforderlichen Umsetzung in
nationales Recht wurden 2007 sowohl das TPG als auch das AMG durch das infolgedessen erlassene
Gewebegesetz (BGBl. I S. 1574) in vielfacher Hinsicht geändert.
2 Ausführlich zu den rechtlichen Rahmenbedingungen für die Verträge zur Kryokonservierung
Möller/Hilland, S. 125 (127 ff.) sowie zu weiteren rechtlichen Fragestellungen im Zusammenhang
mit der Kryokonservierung von Keimzellen *Frister/Börgers*, S. 93 ff. S. auch zur Anwendbarkeit
arzneimittel- und transplantationsrechtlicher Regelungen im reproduktionsmedizinischen Bereich
ausführlich *Müller-Terpitz/Ruf* in: Spranger (Hrsg.), Life Sciences, S. 33 ff.
3 Der Änderungsvorschlag der SPD-Fraktion im Rahmen des Gesetzgebungsverfahrens zum ESchG,
der vorsah, die Kryokonservierung von Embryonen und imprägnierten Eizellen unter Strafe zu
stellen, konnte sich nicht durchsetzen, s. dazu BT-Drs. 11/8057 S. 13 f.

Eizellen und Embryonen, als welche die entwicklungsfähige[4] Zelle ab Vereinigung der Pronuclei gilt, § 8 Abs. 1 ESchG. Der Grund hierfür liegt in dem Bestreben, die mit der Kryokonservierung verbundenen Risiken für das (potenzielle) Leben möglichst weitgehend zu reduzieren, indem man die fachliche Eignung des behandelnden Personals sicherstellt.[5] Ein Verstoß gegen diese Vorgabe stellt eine Ordnungswidrigkeit i.S.d. § 12 Abs. 1 ESchG dar und kann mit einer Geldbuße bis zu 2.500 Euro geahndet werden (§ 12 Abs. 2 ESchG). An die Kryokonservierung von bloßen Spermatozoen und unbefruchtete Eizellen stellt das ESchG hingegen keine besonderen Anforderungen.

Embryonen dürfen nach den §§ 1 Abs. 1 Nr. 2 und 2 Abs. 1 ESchG nicht ohne Transferabsicht erzeugt und zu keinem anderen Zweck als zu ihrer Erhaltung kryokonserviert werden. Davon abgesehen ist die Kryokonservierung von Embryonen nach dem ESchG zwar grds. straflos möglich;[6] nach dem ärztlichen Berufsrecht soll sie allerdings nur in seltenen (zumeist notfallähnlichen) Situationen erlaubt sein, nämlich dann, wenn die nach Maßgabe von § 1 Abs. 1 Nr. 3 und 5 ESchG eng begrenzte Anzahl an zulässigerweise gezeugten Embryonen aus Gründen, die während der Behandlung auftreten, nicht mehr transferiert werden kann.[7] Da das Überleben der insoweit kurzfristig überzählig gewordenen Embryonen nicht auf andere Weise zu sichern ist, können sie in diesen Fällen mit Blick auf einen zukünftigen Transfer kryokonserviert werden.[8] Ist der Grund für die Unterbrechung der Behandlung eine schwere Erkrankung der Patientin, deren Behandlung den Verlust ihrer Fertilität befürchten lässt, wäre ihr jedoch wegen der stets ungewissen Erfolgsaussichten dieses zukünftigen Transfers ohnehin eine Konservierung von zusätzlichen Eizellen oder ovariellem Gewebe zu empfehlen.

In der reproduktionsmedizinischen Praxis erfolgt die Fertilitätsprotektion in der weit überwiegenden Mehrzahl der Fälle im Wege der Entnahme, Konservierung und Lagerung von *un*befruchteten Eizellen und Eierstockgewebe.[9] Zwar wird in seltenen

---

4 S. ausführlich zum Begriff der Entwicklungsfähigkeit und seiner (umstrittenen) Funktion bei *Taupitz* in: Günther/Taupitz/Kaiser, ESchG, Teil C, § 8 Rn. 14 ff. u. 32 f.

5 *Taupitz* in: Günther/Taupitz/Kaiser, ESchG, Teil C, § 9 Rn 4; s. in Rn. 7 zu der Frage, in welchem Rahmen die Delegation auf nichtärztliches Personal zulässigerweise erfolgen kann.

6 *Laufs* in: HK-AKM, Nr. 3250 Rn. 1.

7 S. dazu Ziff. 5.2 der (Muster-)Richtlinie zur Durchführung der assistierten Reproduktion, DÄBl. 2006, A-1392 (A-1397), die von den meisten Berufsordnungen der Landesärztekammern übernommen wurde; *Ratzel* in: Ratzel/Luxenburger Kap. 28 Rn. 19; a.A. *Zuck* in: Quaas/Zuck § 68 Rn. 67.

8 Eine Alternative wäre noch die Freigabe der Embryonen für eine Embryoadoption, welche allerdings in Fällen mit fortdauerndem Kinderwunsch, wie es in den der Abhandlung zugrunde liegenden Fallkonstellationen stets der Fall sein wird, kaum relevant ist.

9 Praktisch veraltet ist demgegenüber die Annahme in Ziff. 5.2 der (Muster-)Richtlinie zur Durchführung der assistierten Reproduktion, DÄBl. 2006, A-1392 (A-1397), wonach „die Kryokonservierung von Eizellen [...] ebenfalls möglich, jedoch nicht so erfolgreich [ist] wie die Kryokonservierung von Eizellen im Vorkernstadium" und „die Kryokonservierung von Ovarialgewebe [...] als experimentell anzusehen [ist]."

Fällen bei betroffenen Patientinnen, die in einer festen Partnerschaft leben, auch eine Kryokonservierung von bereits mit Samenzellen des Partners imprägnierten Eizellen vorgenommen. Aus juristischer Sicht ist von einer solchen Vorgehensweise jedoch insbesondere dann abzuraten, wenn wegen des langwierigen Heilungsprozesses einer vorliegenden Erkrankung bereits abzusehen ist, dass die imprägnierte Eizelle erst nach mehreren Jahren aufgetaut werden wird. Bei einem so langen Zeitraum steigt das Risiko partnerschaftlicher Krisen, die zur Folge haben können, dass der Mann die erforderliche Einwilligung in den durch den Auftauprozess initiierten Abschluss der Befruchtung[10] nicht erteilt. Das Auftauen ist in diesen Fällen nach § 4 Abs. 1 Nr. 1 ESchG untersagt und kann im Höchstmaß mit einer Freiheitsstrafe von drei Jahren bestraft werden.

Rechtlich anders ließe sich der Fall beurteilen, wenn der Mann, mit dessen Samen die aufzutauende Eizelle im Vorkernstadium imprägniert wurde, während der Behandlungsphase verstirbt. Zwar verbietet § 4 Abs. 1 Nr. 3 ESchG die sogenannte (wissentliche) Post-mortem-Befruchtung; nach einer Entscheidung des OLG Rostock betrifft der Tatbestand allerdings bloß diejenigen Fälle, in denen der Samen des Verstorbenen erst nach dessen Tod noch aktiv verwendet wird. Habe indes die Verwendung des Samens in Form einer Imprägnation noch zu Lebzeiten des Mannes stattgefunden, könne der Tatbestand von § 4 Abs. 1 Nr. 3 ESchG nicht mehr verwirklicht werden.[11] Auf Grundlage dieser Rechtsprechung wäre es somit rechtlich möglich, einen Embryo auch noch Jahre nach dem Tod des genetischen Vaters aus einer imprägnierten Eizelle entstehen zu lassen.[12]

Die Zweifelhaftigkeit dieser Konsequenz liegt auf der Hand und macht den Bedarf nach gesetzgeberischer Grenzziehung im Umgang mit kryokonserviertem Material einmal mehr deutlich. Es fehlt insbesondere an einer zeitlichen Höchstgrenze für die Einlagerung.[13] Dass es insofern bis dato einzig und allein auf die jeweiligen vertraglichen Vereinbarungen ankommt,[14] erscheint wenig sachgerecht.

Die aktuelle medizinische Praxis, die sich auf die Kryokonservierung von unbefruchteten weiblichen Keimzellen und Ovargewebe konzentriert, entspricht angesichts der oben genannten Gründe auch in juristischer Hinsicht der empfehlenswerten Arbeitsweise. In Anlehnung daran liegt der Fokus der nachfolgenden rechtlichen

---

10 S. auch zu der Debatte, ob das Auftauen ein Befruchten i.S.d. Norm ist, *Taupitz* et al. J Reproduktionsmed Endokrinol 2015, 42 (52 ff.) und *Taupitz/Hermes* NJW 2015, 1802 (1804 ff.).
11 OLG Rostock MedR 2010, 874 (875-877).
12 Anders (noch) im nicht rechtsverbindlichen Kommentarteil zu Ziff. 5.2 der (Muster-)Richtlinie zur Durchführung der assistierten Reproduktion, DÄBl. 2006, A-1392 (A-1402), wonach kryokonservierte 2-PN-Zellen im Falle des Todes eines Partners zu vernichten sind.
13 *Frommel* et al. J Reproduktionsmed Endokrinol 2010, 96 (101); *Möller/Hilland*, S. 125 (129); *Taupitz* in: Günther/Taupitz/Kaiser, ESchG, Teil C, § 9 Rn. 12.
14 *Möller*, S. 583 (597).

Betrachtung daher auf dem Umgang mit unbefruchteten weiblichen Keimzellen und Ovargewebe zum Zwecke der Fertilitätsprotektion.

Eine bloße Eizelle ist nach ihrer Entnahme als Sache i.S.d. § 90 BGB zu qualifizieren.[15] Gleiches gilt für entnommene Körperteile,[16] wie es auch das Ovargewebe ist. Eigentümerin dieser Sache ist infolge der Entnahme gemäß des Rechtsgedankens aus § 953 BGB stets die bisherige Trägerin.[17] Wer das Kryogut vorsätzlich beschädigt bzw. (aktiv oder passiv) vernichtet, kann sich deshalb auch wegen Sachbeschädigung nach § 303 Abs. 1 StGB strafbar machen.[18]

Die Lagerung des entnommenen und kryokonservierten Gutes, die entweder in der Entnahme-Einrichtung selbst oder einem angeschlossenen bzw. kooperierenden Kryo-Institut erfolgt, bemisst sich im Wesentlichen nach den Vorschriften über den entgeltlichen Verwahrungsvertrag von beweglichen Sachen nach §§ 688 ff. BGB.[19] Parteien eines solchen Vertrages sind prinzipiell die jeweilige Spenderin auf der einen und das Kryo-Institut auf der anderen Seite. Sowohl die Entnahme als auch die anschließende Einfrierphase samt der dazu notwendigen Aufbereitung des entnommenen Guts fallen hingegen als medizinische Behandlungen in den Anwendungsbereich der Vorschriften über den Behandlungsvertrag, §§ 630a ff. BGB. Gleiches gilt im Falle einer Reimplantation und für weitere Maßnahmen assistierter Reproduktion, die zur Erfüllung eines bestehenden Kinderwunsches notwendig sind.

Im Rahmen dieser Behandlungsphasen sind die allgemeinen Anforderungen an Aufklärung, Einwilligung und Vornahme der Behandlung durch ärztliches Personal nach anerkanntem Stand von medizinischer Wissenschaft und Technik einzuhalten.

Daran ändert auch der Umstand nichts, dass entnommenes Ovargewebe ein Organ(-teil) i.S.d. § 1a Nr. 1 TPG ist. Da die Entnahme von ovariellem Gewebe zum Zwecke des Fertilitätserhalts aus Gründen einer (anvisierten) Reimplantation erfolgt, richtete sich ein solcher Vorgang zwar nach den Voraussetzungen, die der § 8c Abs. 1 TPG an eine zulässige Entnahme von Organen und Geweben zur Rückübertragung stellt; sie entsprechen jedoch im Wesentlichen denjenigen, die auch ein zulässiger ärztlicher Heileingriff erfordert.[20] Dies betrifft auch die Regelungen über die Entnahme bei einwilligungsunfähigen Patienten nach § 8c Abs. 2 TPG.[21] Ein zusätzliches Erfordernis betreffend die konkrete Behandlung ist lediglich die Niederschrift über

---

15 *Stresemann* in: MüKo-BGB § 90 Rn. 27.

16 *Stresemann* in: MüKo-BGB § 90 Rn. 26.

17 Im Hinblick auf die Sacheigenschaft als solche kann für eine Eizelle nach Imprägnation im 2-PN-Stadium nichts anderes gelten. Auch sie unterfällt dem Sachbegriff (*Frister/Börgers*, S. 93 [97 f.]; unklar bei *Möller/Hilland*, S. 125 [137]), allerdings sind in diesen Fällen die Gametenspender nach Maßgabe des § 947 Abs. 1 BGB Miteigentümer der Zelle (*Frister/Börgers*, S. 93 [97]).

18 *Frister/Börgers*, S. 93 (97 f.).

19 *Möller/Hilland*, S. 125 (137).

20 S. dazu auch *Schmidt-Recla* in: Höfling (Hrsg.), TPG, § 8c Rn. 3.

21 Ebd.

Aufklärung und Einwilligung nebst Unterzeichnung von Seiten des Arztes und des Patienten nach § 8c Abs. 4 i.V.m. § 8 Abs. 2 S. 4 TPG.[22] Die Geltung des TPG in derartigen Fällen hat aber auch zur Folge, dass die Entnahme ohne eine den Anforderungen entsprechende Aufklärung und Einwilligung neben einer Strafbarkeit wegen Körperverletzung nach den §§ 223 ff. StGB zusätzlich eine Strafbarkeit gemäß § 19 Abs. 1 Nr. 1 TPG begründet. Bei noch unbefruchteten Eizellen, die als Gewebe i.s.v. § 1a Nr. 4 TPG zu qualifizieren sind, ist die Anwendbarkeit des § 8c TPG dagegen insofern zweifelhaft, als hier nicht das entnommene Gewebe (die Eizelle) reimplantiert wird, sondern ein extrakorporal gezeugter Embryo.[23]

Weitere rechtliche Vorgaben ergeben sich für Kryo-Institute und reproduktionsmedizinische Zentren durch die Einstufung als Gewebeeinrichtungen i.s.v. § 1a Nr. 8 TPG bzw. Einrichtungen der medizinischen Versorgung nach § 1a Nr. 9 TPG. Neben den von der jeweiligen Gewebeeinrichtung zu erbringenden Qualitätssicherungsmaßnahmen nach § 8d Abs. 1 TPG sind die dem Zwecke der Rückverfolgbarkeit[24] dienenden weitreichenden Dokumentationspflichten aus § 8d Abs. 2 TPG hervorzuheben. Für Einrichtungen der medizinischen Versorgung wird dies gesondert in § 13a TPG bestimmt. Die zu dokumentierenden Angaben sind nach § 15 Abs. 2 TPG für 30 Jahre aufzubewahren. Näheres zu den Anforderungen an Dokumentation, Qualität und Sicherheit der Entnahme von Geweben sowie deren Übertragung regelt die auf Grundlage der Verordnungsermächtigung in § 16a TPG erlassene TPG-GewV. Zuwiderhandlungen gegen die durch das TPG in Verbindung mit der Verordnung bestimmten Voraussetzungen erweisen sich in zahlreichen Fällen als Ordnungswidrigkeit i.S.d. § 20 TPG, welche mit einer Geldbuße von bis zu dreißigtausend Euro geahndet werden kann.

Zudem bedarf es für die Gewinnung, Be- und Verarbeitung, Konservierung, Lagerung sowie das Inverkehrbringen von Gewebe oder Gewebezubereitungen einer Erlaubnis gemäß §§ 20b und 20c AMG, deren Erteilung an fachliche Eignung der verantwortlichen Personen und sachliche Voraussetzungen geknüpft ist. Andernfalls droht eine Strafbarkeit gemäß § 96 Nr. 4a AMG. Sofern jedoch ein Arzt oder eine sonst zur Ausübung der Heilkunde bei Menschen befugte Person die in den beiden Vorschriften genannten Tätigkeiten – mit Ausnahme des Inverkehrbringens – ausübt, um das Gewebe oder die Gewebezubereitung persönlich bei seinen bzw. ihren Patienten anzuwenden, statuiert § 20d AMG eine Ausnahme von dieser Erlaubnispflicht. Während die Regelungen zum Umgang mit Geweben (s. § 1 Abs. 1 Nr. 2a AMWHV)

---

22 S. dazu bei *Schmidt-Recla* in: Höfling (Hrsg.), TPG, § 8c Rn. 5, 18.
23 Vgl. dazu *Müller-Terpitz/Ruf* in: Spranger (Hrsg.), Life Sciences, S. 33 (48).
24 Diese gesetzliche vorgeschriebene Rückverfolgbarkeit steht einer Herausgabe des Gewebes an die Eigentümerin entgegen (sog. rechtl. Unmöglichkeit nach § 275 Abs. 1 BGB). Dazu eingehend für die 2-PN-Zelle *Frister/Börgers*, S. 93 (99 ff.) sowie für den vom OLG Rostock entschiedenen Fall *Prehn* MedR 2011, 559 (562).

darüber hinaus von den §§ 32 ff. AMWHV ergänzt werden, richtet sich das Verfahren mit bereits entnommenen Organen, wie es das zur Fertilitätsprotektion entnommene Ovargewebe ist, vornehmlich nach den von der Bundesärztekammer dazu erlassenen Richtlinien (s. § 16 Abs. 1 Nr. 4 lit. b und Nr. 6 TPG).[25]

2.8.3 Haftung im Fall von Beschädigung oder Zerstörung des Kryogutes

Eine von der Vertragspartei zu verantwortende Vernichtung oder Beschädigung des Kryogutes begründet neben einem Schadensersatzanspruch der Patientin auch den Anspruch auf Zahlung eines angemessenen Schmerzensgeldes. Ein Zivilsenat des BGH, der über einen entsprechenden Anspruch wegen der schuldhaften Vernichtung von kryokonserviertem Sperma zu entscheiden hatte, hat dies damit begründet, dass Körperteile, die mit Blick auf eine Wiedereingliederung entnommen wurden, „auch während ihrer Trennung vom Körper [...] mit diesem weiterhin eine funktionale Einheit bilden" und eine schuldhafte Vernichtung deshalb nicht als bloße Sachbeschädigung, sondern vielmehr als Körperverletzung zu qualifizieren sei.[26] Selbst wenn man dieser aus strafrechtlicher Sicht fragwürdigen Sicht nicht folgt, lässt sich der Schmerzensgeldanspruch in derartigen Fällen jedenfalls über eine Verletzung des allgemeinen Persönlichkeitsrechts aus Art. 2 Abs. 1 i.V.m. Art. 1 Abs. 1 GG des vormaligen Trägers begründen.[27]

2.8.4 Schlussbemerkung

Abschließend sei festgehalten, dass im Bereich der Entnahme und Konservierung von fertilem Material zum Zwecke des Fertilitätserhalts einer Patientin aus juristischer Sicht der Durchführung anhand von unbefruchteten Eizellen oder ovariellem Gewebe der Vorzug gegeben werden sollte, da – sofern die gesetzlichen Vorgaben beachtet werden – keine Folgeprobleme zu erwarten sind. Den einzuhaltenden rechtlichen Rahmen für die nach dem ESchG nicht verbotenen Maßnahmen zur Fertilitätsprotektion bilden dabei insbesondere die Regelungen aus Transplantations- und Arzneimittelgesetz samt der dazugehörigen Verordnungen. Im Schadensfall wird von den Verantwortlichen neben einer Entschädigung für den materiellen Schaden auch ein angemessenes Schmerzensgeld zu leisten sein.

---

25 Zu Bedenken aufgrund einer u.U. zu weitreichenden Aufgaben- und Befugniszuweisung an die BÄK s. ausführlich *Höfling* in: Höfling (Hrsg.), TPG, § 16.
26 BGH NJW 1994, 127 (128).
27 *Frister/Börgers*, S. 93 (98 f.) m.w.N.; *Taupitz* NJW 1995, 745 ff.

Dass es trotz ihrer enormen Relevanz (noch immer) an einer gesetzlichen Bestimmung der zulässigen maximalen Einlagerungsdauer von derartigem Kryogut fehlt, erscheint schon angesichts der Möglichkeit es generationsübergreifend zu verwenden,[28] sehr bedenklich. Wie in vielen Bereichen der Reproduktionsmedizin besteht auch hier gesetzgeberischer Handlungsbedarf.

2.8.5 Literatur

[1]   *Frister H, Börgers N.* Rechtliche Probleme im Zusammenhang mit der Kryokonservierung von Keimzellen in: Frister/Olzen (Hrsg.) Reproduktionsmedizin. Rechtliche Fragestellungen, 2010, S. 93–123, zit.: *Frister/Börgers,* S. 93 (...).

[2]   *Frommel M, Taupitz J, Ochsner A, Geisthövel F.* Rechtslage der Reproduktionsmedizin in Deutschland. Journal für Reproduktionsmedizin und Endokrinologie 2010; 7 (2), 96–105, zit.: *Frommel* et al. J Reproduktionsmed Endokrinol 2010, 96 (...).

[3]   *Günther HL, Taupitz J, Kaiser P.* Kommentar zum Embryonenschutzgesetz, 2. Aufl. 2014, zit.: *Bearbeiter* in: Günther/Taupitz/Kaiser, ESchG, Teil § Rn.

[4]   Heidelberger Kommentar – Arztrecht, Krankenhausrecht, Medizinrecht, Loseblatt, Stand: 66. EL Nov 2016, zit.: *Bearbeiter* in: HK-AKM, Nr. Rn.

[5]   *Höfling W* (Hrsg.). TPG – Transplantationsgesetz Kommentar, 2. Aufl. 2013, zit.: *Bearbeiter* in: Höfling (Hrsg.), TPG, § Rn.

[6]   *Möller KH, Hilland U.* Kryokonservierung von Keimzellen – Rechtlicher Rahmen und Vertragsgestaltung in: Frister/Olzen (Hrsg.) Reproduktionsmedizin. Rechtliche Fragestellungen, 2010, S. 125–151, zit.: *Möller/Hilland,* S. 127 (...).

[7]   *Möller KH.* Rechtliche Regelung der Reproduktionsmedizin in Deutschland in: Diedrich/Ludwig/Griesinger (Hrsg.), Reproduktionsmedizin, 2013 S. 583–606, zit.: *Möller,* S. 583 (...).

[8]   *Müller-Terpitz R, Ruf I.* Die „medizinische unterstützte Befruchtung" als Gegenstand des Arzneimittel- und Transplantationsrechts in: Spranger (Hrsg.), Aktuelle Herausforderungen der Life Sciences, 2010 S. 33–70, zit.: *Müller-Terpitz/Ruf* in: Spranger (Hrsg.), Life Sciences, S. 33 (...).

[9]   Münchener Kommentar zum BGB, Band I, 7. Aufl. 2015, zit.: *Bearbeiter* in: MüKo-BGB § Rn.

[10] *Prehn A.* Die Strafbarkeit der post-mortem-Befruchtung nach dem Embryonenschutzgesetz, MedR 2011, 559–568, zit.: *Prehn* MedR 2011, 559 (...).

[11] *Quaas M, Zuck R* (Hrsg.). Medizinrecht, 3. Aufl. 2014, zit.: *Bearbeiter* in: Quaas/Zuck § Rn.

[12] *Ratzel R, Luxenburger B* (Hrsg.). Handbuch Medizinrecht, 3. Aufl. 2015, zit.: *Bearbeiter* in: Ratzel/Luxenburger Kap. Rn.

[13] *Taupitz J, Geisthövel F, Coester-Waltjen D et al.* V. Mannheimer Workshop zur Fortpflanzungsmedizin: Ein juristischer Diskurs zur Präimplantationsdiagnostik und Embryonenspende auf der Basis neuerer reproduktionsbiologischer Prämissen, Journal für Reproduktionsmedizin und Endokrinologie 2015; 12 (2), 42–56, zit.: *Taupitz* et al. J Reproduktionsmed Endokrinol 2015, 42 (...).

[14] Taupitz J, Hermes B. Eizellspende verboten – Embryonenspende erlaubt?, NJW 2015, 1802–1807, zit.: *Taupitz/Hermes* NJW 2015, 1802 (...).

---

28 *Laufs* in: HK-AKM, Nr. 3250 Rn. 1; *Möller,* S. 583 (596).

Miriam Rodewald, K. Hancke, Jens Huober

3 Gonadotoxizität zytostatischer Therapien

Durch die zunehmende Aggressivität der zytostatischen Therapien konnte die Überlebensrate onkologischer Patientinnen und Patienten in den letzten Jahren deutlich gesteigert werden. Damit ist nicht nur das Überleben in den Fokus der Beratung gerückt, sondern auch die spätere Lebensqualität, für welche die Möglichkeit einer Familienplanung eine häufig wichtige Rolle spielt. Jedoch ist durch die zunehmende Toxizität der Medikamente leider nicht nur die Heilungsrate gesteigert, sondern auch das Risiko für eine spätere Infertilität durch eine vorzeitige Ovarialinsuffizienz bei der Frau bzw. eine eingeschränkte Spermaqualität (bis zur Azoospermie) beim Mann.

Bei der Beratung über den Fertilitätserhalt ist das Risiko für den Verlust der Fruchtbarkeit ein wichtiger Parameter. Aufgrund der ständigen Entwicklung neuer Therapeutika und Therapieschemata ist jedoch gerade dieser Parameter schwer festzulegen und nicht zuletzt auch von Patient zu Patient individuell.

Die meisten Zytostatika schädigen vor allem die sich in Zellteilung befindlichen Zellen, wobei hier bei der Frau sowohl die sich in Maturation befindenden Oozyten als auch die Granulosa- und Thekazellen betroffen sind. Unklar ist der Effekt auf die sich im Ruhestadium befindlichen Oozyten, jedoch zeigen die Ovarien nach einer Chemotherapie im Vergleich zu Kontrollen eine verminderte Anzahl an reifenden Follikeln, wohingegen die Anzahl an Primordialfollikeln nur milde bis gar nicht verringert ist [1, 2].

Unterstützt wird dies auch durch die klinische Beobachtung, dass Frauen im Zustand nach zytotoxischer Therapie unter 40 Jahren häufig nach einer zunächst amenorrhöischen Phase mit hohen postmenopausalen Serumwerten für Gonadotropine (LH und FSH) wieder spontan eine Menstruation und ggf. auch Fertilität erlangen.

Wenn die zytostatische Therapie allerdings die ovarielle Reserve fast komplett erschöpft hat, ist das Ergebnis ein komplettes Ovarialversagen. Bei einem moderaten Abfall kann zwar nach der Behandlung die Fertilität noch intakt sein, aber die Frau muss über ein erhöhtes Risiko einer verfrühten Menopause aufgeklärt werden (Abb. 3.1) [3].

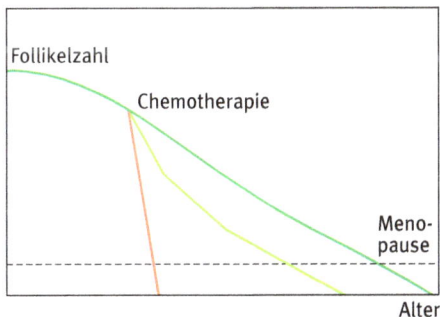

Abb. 3.1: Graphische Darstellung der Abnahme der Follikelzahl nach Chemotherapie mit nicht-ovartoxischen Substanzen (grüne Linie), schwach-ovartoxischen Substanzen (hellgrüne Linie) und stark ovartoxischen Substanzen (rote Linie).

DOI 10.1515/9783110422634-007

Um das Risiko besser einschätzen zu können und die Frauen besser zu beraten, gibt es einige retrospektive und wenige prospektive Studien, die die einzelnen Therapeutika hinsichtlich der zytotoxischen Potenz untersuchen und bewerten. Die Problematik der durchgeführten Studien besteht allerdings darin, dass in der Regel die Amenorrhörate betrachtet wird und nicht die Anzahl der Schwangerschaften bzw. der Frauen mit unerfülltem Kinderwunsch nach der jeweiligen Therapie. So ist mit einer Amenorrhö das Auftreten einer Schwangerschaft zwar sehr unwahrscheinlich, aber ein Wiedereinsetzen der Menstruation ja nicht gleichbedeutend mit einer wiederhergestellten Fertilität. Durch die Chemotherapie und eine mögliche antihormonelle Therapie wird nicht nur die ovarielle Reserve geschädigt, sondern häufig muss auch die Familienplanung zeitlich zurückgesetzt werden, was wiederum das Risiko für eine Ovarialinsuffizienz steigert.

Eine der größten Kohortenstudien zur Infertilitätsrate bei Krebspatienten ist die kanadisch-US-amerikanische CCSS-Studie (*Childhood Cancer Survivor Study*), die jedoch nur unter 21-jährige Patientinnen (zum Zeitpunkt der Diagnosestellung) einschloss. Diese Studie zeigte ein erhöhtes Risiko für eine vorzeitige Ovarialinsuffizienz (nicht-chirurgischer Ursache) mit zunehmendem Alter, zunehmendem Einsatz von Alkylanzien, sowie der Diagnose Hodgkin-Lymphom [4–6].

Alkylanzien wie Cyclophosphamid gelten als am stärksten Ovar-schädigend. Sie besitzen einen Zellzyklus-unabhängigen Wirkmechanismus indem sie sowohl an einzel- als auch an doppelsträngiger DNA ansetzen und somit sowohl ruhende, als auch sich teilende Zellen angreifen können [7]. Das individuelle Ausmaß der Schädigung variiert jedoch von Frau zu Frau enorm und ist sicherlich auch vom Alter der Patientin abhängig.

Auch **Anthrazykline** wie Epirubicin oder Doxorubicin gelten als stark gonadotoxisch [8, 9]. Da die Patientinnen jedoch meistens nicht nur eine einzelne Substanz sondern mehrere Zytostatika in unterschiedlicher Dosierung und Sequenz erhalten, hat es sich als vorteilhafter erwiesen, das Ausmaß der Schädigung durch die jeweiligen Therapieregime zu evaluieren.

Problematisch ist allerdings, dass sich die einzelnen Therapieregime durch die Weiterentwicklung mit der Zeit verändern. So war die MOPP (Mechlorethamin, Vincristin, Procarbazin, Prednison)-Therapie eine gängige Therapie des **Hodgkin-Lymphoms,** die in bis zu 80 % der Fälle zur Amenorrhö und in 39–46 % der Fälle zum Ovarialversagen führte [10, 11].

Heutzutage wird jedoch eher das ABVD (Doxorubicin, Bleomycin, Vinblastin und Dacarbazin)-Schema oder bei fortgeschrittenen Stadien BEACOPP (Bleomycin, Etoposid, Adriamycin, Cyclophosphamid, Oncovin, Procarbazin, Prednison) angewendet.

Das ABVD-Schema birgt ein relativ niedriges Risiko der Ovarialinsuffizienz, dagegen führt das BEACOPP-Schema durch den Einsatz von Alkylanzien in ca. 50 % der Fälle zur Ovarialinsuffizienz, welche auch durch GnRH-Analoga nicht verhindert werden kann [12].

In der **Mammakarzinom-Therapie** sind die Raten einer vorübergehenden oder bleibenden Amenorrhö höher nach CMF (Cyclophosphamid, Methotrexat, 5-Fluorouracil)-Therapie oder CEF/CAF (Cyclophosphamid, Epirubicin/Adriamycin, 5-Fluorouracil)-Schema als nach AC. Mit den heute üblichen Anthrazyklin und Taxan enthaltenden Chemotherapien zeigen sich hohe Amenorrhöraten, wobei nicht nur die Länge der Chemotherapie sondern auch das Alter bei Chemotherapiebeginn wichtige Faktoren sind [13]. Ob eine taxanhaltige Chemotherapie die Amenorrhörate erhöht ist umstritten [14–16] (zur Amenorrhörate bei der Therapie des Mammakarzinoms s. a. Tab. 3.1).

Tab. 3.1: Amenorrhörate nach Mammakarzinomtherapie in Abhängigkeit vom Alter, modifiziert nach Sukumvanich et al. (10). Die Tabelle gibt die Amenorrhörate 6, 12 und 24 Monate nach Abschluss der Chemotherapie in Prozent an. In Klammern ist die Prozentzahl der Patientinnen angegeben, welche nach der amenorrhöischen Phase innerhalb von 3 Jahren wieder eine Periodenblutung bekamen, wobei dies nicht gleichdeutend mit einem regelmäßigen Zyklus ist. AC: Doxorubicin und Cyclophosphamid; ACT: Doxorubicin, Cyclophosphamid und Paclitaxel; CMF: Cyclophophamid, Methotrexat und 5-Fluorouracil.

Chemotherapieregime	20–34 Jahre	35–39 Jahre	>39 Jahre
AC, 6 Monate	0	21(83)	68 (64)
AC 12 Monate	0	6 (50)	39 (41)
AC 24 Monate	0	4 (0)	31 (28)
ACT 6 Monate	11 (62)	37 (67)	75 (53)
ACT 12 Monate	3 (0)	20 (38)	54 (32)
ACT 24 Monate	3 (0)	16 (0)	42 (18)
CMF 6 Monate	17 (100)	9 (unbekannt)	49 (16)
CMF 12 Monate	0 (0)	9 (unbekannt)	43 (12)
CMF 24 Monate	0 (0)	5 (0)	36 (0)

Wenig ist bislang über das Risiko für eine vorzeitige Ovarialinsuffizienz durch Antikörpertherapien bekannt. Eine 12-wöchige Gabe von Paclitaxel und Trastuzumab gefolgt von 9 Monaten Trastuzumab alleine führte in der APT-Studie zu einer Amenorrhö-Rate von 28 % und scheint damit niedriger zu sein als für Alkylanzien [17]. Hierbei ist allerdings keine alleinige Antikörpertherapie gegeben worden und der hochtoxische Effekt der Alkylanzien ist ja bereits bekannt. Für Bevacizumab konnte kein erhöhtes Risiko für eine Amenorrhönachgewiesen werden [18]. Einzelfallberichte sehen jedoch einen Zusammenhang [19, 20].

Vielversprechend erscheint eine Studie von Yuksel et al., in der ein in-vivo Modell in der Ratte sowie ein *In-vitro*-Modell entwickelt wurde, mit welchem es möglich ist, einzelne Zytostatika zu testen. Hier bestätigten sich die Daten, dass Cyclophosphamid und Cisplatin Zellzyklus unabhängig alle Follikelstadien schädigen, während Gemcitabine nur auf prä-antrale und antrale Follikel sowie mitotische nicht-luteinisierte Granulosazellen schädigend wirkt. Diese Modelle könnten zukünftig dabei helfen, die Gonadotoxizität neuer Medikamente oder Therapieschemata vor der Behandlung von Patienten besser abschätzen zu können [21].

Kontrovers wird seit langem die Gabe von GnRH-Analoga zur Ovarprotektion diskutiert. Eine Studie aus dem Jahr 2015 zeigte nun für das Hormonrezeptor negative Mammakarzinom eine signifikante Reduktion der prämaturen Ovarialinsuffizienz mit Erhöhung der Schwangerschaftsrate, wenn zu der Chemotherapie Goserelin dazu gegeben wurde [22].

Eine Metaanalyse, die Brustkrebs-, Lymphom- und Ovarialkarzinompatientinnen einschloss, zeigte einen positiven Effekt nur für das Mammakarzinom und das Ovarialkarzinom. Das Problem an diesen Metaanalysen ist jedoch die unterschiedliche Definition des prämaturen Ovarialversagens. Wo die eine Studie die sekundäre Amenorrhö als Parameter wählt, wird in der nächsten Studie die fehlende Ovulation gewählt und in anderen postmenopausale FSH-Werte [23].

Auch der Zeitpunkt an dem die Amenorrhö erfasst wird variiert von Studie zu Studie und kann sich innerhalb von Monaten sowohl zum Positiven als auch zum Negativen verändern.

Eine Übersicht über die Gonadotoxizität der gängigen Chemotherapeutika soll die Tabelle 3.2 geben.

Ziel zukünftiger Forschung sollte sicherlich sein, die Vorhersage einer Ovarschädigung durch die einzelnen Therapien zu optimieren, um den, angesichts der Diagnose einer malignen Erkrankung ohnehin belasteten, Patienten einerseits keine überflüssigen Operationen und Behandlungen zukommen zu lassen, ihnen aber andererseits ein möglichst „normales" Leben nach dem Überleben ihrer Krankheit zu bieten. Unterstützend bei der Prädiktion sollte der *Antral Follicle Count* (AFC) sowie das AMH sein.

Tab. 3.2: Chemotherapie-assoziierte Ovartoxizität, modifiziert nach Uptodate (Graphic 58142 Version 12.0).

	Sichere Ovartoxizität	
Alkylanzien	Mechlorethamin	Nitrogen mustard L-Phenylalanin Melphalan
	Chloroethylamin	Chlorambucil Cyclophosphamid
	Alkylalkansulfonat	Busulan Dacarbazin
Substituted Hydrazine		Procarbazin
	Wahrscheinliche Ovartoxizität	
Alkylanzien	Nitrosurea	Carmustin Lomustin
Schwermetall		Cisplatin
Vinca-Alkaloide		Cisplatin
Antimetabolite		Cytosin Arabinosid
Podophyllotoxin		VP-16 (Etoposid)
Tyrosinkinaseinhibitor		Imatinib
	Geringe Wahrscheinlichkeit der Ovartoxizität	
Antimetabolite		Methotrexat 5-Fluorouracil (5-FU) 6-Mercaptopurin
Vinca-Alkaloid		Vincristin
Alkylanz	Antibiotikum	Mitomycin
	Unbekannte Ovartoxizität	
Podophyllotoxin		VM-26
Anthrazyklin		Daunorubicin Doxorubicin
Peptid		Bleomycin
Vinca-Alkaloid		Vindesin

Literatur

[1] Warne GL, Fairley KF, Hobbs JB, Martin FI. Cyclophosphamide-induced ovarian failure. N Engl J Med. 1973 Nov 29;289(22):1159–62.

[2] Nicosia SV, Matus-Ridley M, Meadows AT. Gonadal effects of cancer therapy in girls. Cancer. 1985 May 15;55(10):2364–72.

[3] Jennifer Levine. Gonadotoxicity of Cancer Therapies in Pediatric and Reproductive-Age Females. http://oncofertility.northwestern.edu/sites/oncofertility/files/legacy_files/uploadedfilecontent/gonadotoxicity_of_cancer_therapies_in_pediatric_and_reproductive-age_females_-_jennifer_levine.pdf

[4] Green DM, Whitton JA, Stovall M, Mertens AC, Donaldson SS, Ruymann FB, Pendergrass TW, Robison LL. Pregnancy outcome of female survivors of childhood cancer: a report from the Childhood Cancer Survivor Study. Am J Obstet Gynecol. 2002 Oct;187(4):1070–80.

[5] Green DM, Sklar CA, Boice JD Jr, Mulvihill JJ, Whitton JA, Stovall M, Yasui Y. Ovarian failure and reproductive outcomes after childhood cancer treatment: results from the Childhood Cancer Survivor Study. J Clin Oncol. 2009 May 10;27(14):2374–81. doi: 10.1200/JCO.2008.21.1839.

[6] Barton SE, Najita JS, Ginsburg ES, Leisenring WM, Stovall M, Weathers RE, Sklar CA, Robison LL, Diller L. Infertility, infertility treatment, and achievement of pregnancy in female survivors of childhood cancer: a report from the Childhood Cancer Survivor Study cohort. Lancet Oncol. 2013 Aug;14(9):873-81. doi: 10.1016/S1470-2045(13)70251-1. Epub 2013 Jul 13.

[7] Epstein RJ. Drug-induced DNA damage and tumor chemosensitivity. J Clan Onco 1990;8:2062–84.

[8] Meirow D. Ovarian injury and modern options to preserve fertility in female cancer patients treated with high doe radio-chemotherapy for hemato-oncological neoplasia and other cancers. Leuk Lymphoma. 1999;33:65–76.

[9] Maltaris T, Seufert R, Fischl F, Schaffrath M, Pollow K, Koelbl H, Dittrich R. The effect of cancer treatment on female fertility and strategies for preserving fertility. Eur J Gynecol Reprod Biol. 2007;130:148–55.

[10] Whitehead E. The effect of combination chemotherapy on ovarian function in women treated for Hodgkin's disease, Cancer 1983.

[11] Schilsky RL, Sherins RJ, Hubbard SM, Wesley MN, Young RC, DeVita VT. Long-term follow up of ovarian function in women treated with MOPP chemotherapy for Hodgkin's disease. Am J Med. 1981;71:552–6.

[12] Behringer K, Breuer K, Reineke T, May M, Nogova L, Klimm B, Schmitz T, Wildt L, Diehl V, Engert A; German Hodgkin's Lymphoma Study Group. Secondary amenorrhea after Hodgkin's lymphome is influenced by age at treatment, stage of disease, chemotherapy regimen, and the use of oral contraceptives during therapy: a report from the German Hodgkin's Lymphoma Study Group. J Clin Oncol. 2005; 23:7555–64.

[13] Swain SM, Land SR, Ritter MW, Costantini JP, Cecchini RS, Mamounas EP, Wolmark N, Ganz PA. Amenorrhea in premenopausal women of the doxorubicin-and-cyclophosphamide-followed-by-docetaxel arm of NSABP B-30 trial. Breast Cancer Res Treat (2009) 113:315–320

[14] Walshe JM, Denduluri N, Swain SM. Amenorrhea in premenopausal women after adjuvant chemotherapy for breast cancer. J Clin Oncol 2006; 24:5769.

[15] Petrek JA, Naughton MJ, Case LD, et al. Incidence, time course, and determinants of menstrual bleeding after breast cancer treatment: a prospective study. J Clin Oncol 2006; 24:1045.

[16] Schmid P, Untch M, Kossé V, et al. Leuprorelin acetate every-3-months depot versus cyclophosphamide, methotrexate, and fluorouracil as adjuvant treatment in premenopausal patients with node-positive breast cancer: the TABLE study. J Clin Oncol 2007; 25:2509.

[17] Ruddy KJ1, Guo H, Barry W, Dang CT, Yardley DA, Moy B, Marcom PK, Albain KS, Rugo HS, Ellis MJ, Shapira I, Wolff AC, Carey LA, Overmoyer BA, Hudis C, Krop IE, Burstein HJ, Winer

EP, Partridge AH, Tolaney SM. Chemotherapy-related amenorrhea after adjuvant paclitaxel-trastuzumab (APT trial). Breast Cancer Res Treat. 2015 Jun;151(3):589–96.

[18] O'Neill A, Miller KD, Schneider BP, Baker E, Sparano JA, Dang C, Northfelt DW, Sledge GW Jr, Partridge AH. Chemotherapy-related amenorrhea after adjuvant paclitaxel-trastuzumab (APT trial). Breast Cancer Res Treat. 2015 Jun;151(3):589–96.

[19] Newman H, Finger PT, Chin KJ, Pavlick AC. Systemic bevacizumab (Avastin) for exudative retinal detachment secondary to choroidal melanoma. Eur J Ophthalmol. 2011 Nov-Dec;21(6):796–801.

[20] Joshi DD, Banerjee T. Vascular endothelial growth factor (VEGF) receptor antibody bevacizumab (avastin) induces regression of renal cell carcinoma in an adolescent resulting in residual tumorectomy. Pediatr Blood Cancer. 2008 Apr;50(4):903–4.

[21] Yuksel A, Bildik G, Senbabaoglu F, Akin N, Arvas M, Unal F, Kilic Y, Karanfil I, Eryılmaz B, Yilmaz P, Ozkanbaş C, Taskiran C, Aksoy S, Guzel Y, Balaban B, Ince U, Iwase A, Urman B, Oktem O. The magnitude of gonadotoxicity of chemotherapy drugs on ovarian follicles and granulosa cells varies depending upon the category of the drugs and the type of granulose cells. Hum Reprod. 2015 Dec;30(12):2926-35. doi: 10.1093/humrep/dev256. Epub 2015 Oct 13.

[22] Halle C.F. Moore, M.D., Joseph M. Unger, Ph.D., Kelly-Anne Phillips, M.D., Frances Boyle, M.B., B.S., Ph.D., Erika Hitre, M.D., David Porter, M.D., Prudence A. Francis, M.D., Lori J. Goldstein, M.D., Henry L. Gomez, M.D., Carlos S. Vallejos, M.D., Ann H. Partridge, M.D., M.P.H., Shaker R. Dakhil, M.D., Agustin A. Garcia, M.D., Julie Gralow, M.D., Janine M. Lombard, M.D., John F. Forbes, M.B., B.S., Silvana Martino, D.O., William E. Barlow, Ph.D., Carol J. Fabian, M.D., Lori Minasian, M.D., Frank L. Meyskens, Jr., M.D., Richard D. Gelber, Ph.D., Gabriel N. Hortobagyi, M.D., and Kathy S. Albain, M.D., for the POEMS/S0230 Investigators.Goserelin for Ovarian Protection during Breast-Cancer Adjuvant Chemotherapy. NEJM. 2015;372:923–32. DOI: 10.1056/NEJMoa1413204.

[23] Lucia Del Mastro, Marcello Ceppi, Francesca Poggio, Claudia Bighin, Fedro Peccatori, Isabelle Demeestere, Alessia Levaggi, Sara Giraudi, Matteo Lambertini, Alessia D'Alonzo, Giuseppe Canavese, Paolo Pronzato, Paolo Bruzzi. Gonadotropin-releasing hormone analogues for the prevention of chemotherapy-induced premature ovarian failure in cancer women: Systematic review and meta-analysis of randomized trials. Cancer Treatment Reviews 40 (2014) 675–683.

4 Fertilitätserhalt unter Berücksichtigung der jeweiligen onkologischen Erkrankungen

Barbara Lawrenz

4.1 Fertilitätsprotektion bei Mammakarzinom

Mit circa 70.000 Neuerkrankungen jährlich ist der Brustkrebs die mit Abstand häufigste Krebserkrankung der Frau, hinzukommen noch etwa 6.500 *In-situ*-Tumoren. Übertragen auf die Bevölkerung bedeutet das, dass etwa eine von acht Frauen im Laufe ihres Lebens an Brustkrebs erkrankt [1].

Durch den offenen Umgang von jungen prominenten Frauen mit ihrer Brustkrebserkrankung besteht der Eindruck, dass das Mammakarzinom zunehmend bei jungen Frauen diagnostiziert wird, allerdings zeigen die Krebsregister [2], dass der Anteil der Frauen unter 40 Jahren konstant geblieben ist: Etwa 8 bis 10% der Erkrankten sind jünger als 40 Jahre. Bei jungen Frauen werden Mammakarzinome aufgrund des dichten Brustdrüsengewebes und der Schwierigkeit, kleine Knoten zu tasten, oft erst später entdeckt. Auch erkranken junge Frauen häufiger an aggressiveren Tumorarten. Besonders bei Frauen unter 35 Jahren finden sich eher eine ausgeprägte Proliferation und Gefäßeinbrüche des Mammakarzinoms [3].

Die in den letzten Jahrzehnten erzielten Fortschritte der onkologischen Therapien haben zu einer Verbesserung des Langzeit-Überlebens geführt, so dass die 5-Jahres-Prognose beim Mammakarzinom über alle Stadien hinweg bei über 80% liegt [1].

4.1.1 Besonderheiten bei der Mammakarzinom-Erkrankung junger Frauen

In den letzten Jahrzehnten ist es zu einer Verschiebung des Kinderwunsches in ein höheres Lebensalter gekommen [4], so dass bei vielen Patientinnen zum Zeitpunkt der Erkrankung die Familienplanung noch nicht abgeschlossen ist. Der Wunsch nach einer eigenen Familie nach überstandener Krebserkrankung ist ein wichtiges Kriterium der Lebensqualität von Langzeitüberlebenden [5], deshalb muss in der Fürsorge der jungen Mammakarzinom-Patientin und bei der Planung der onkologischen Therapie der Wunsch nach dem Erhalt der Fertilität bedacht werden. Auch beeinflusst die Angst um einen Verlust der Fertilität bei circa einem Drittel der jungen Mammakarzinom-Patientinnen die Therapieentscheidung [6].

Infertilität als Folge einer zytotoxischen Therapie geht mit psychosozialem Stress bei den Langzeitüberlebenden einer Karzinom-Erkrankung einher: Frauen ohne Kinder sind durch den möglichen Verlust der Fertilität besonders belastet und Frauen, deren Familienplanung durch die Krebserkrankung zerstört wurde, leiden häufig auch noch 10 Jahre nach der Erkrankung an der krebsbedingten Unfruchtbarkeit [7].

DOI 10.1515/9783110422634-008

Daten aus den USA lassen vermuten, dass bei 97% der Mammakarzinom-Patientinnen unter 45 Jahren eine Chemotherapie notwendig ist und diese Therapie mit einem Risiko für die Entwicklung einer Infertilität einhergeht [8].

Das Risiko für die Entwicklung einer chemotherapie-induzierten Infertilität hängt von den verwendeten zytotoxischen Substanzen und vor allem dem Alter der Patientin zum Zeitpunkt der Therapie ab. Zur Einschätzung dieses Risikos, in Abhängigkeit von der bestehenden ovariellen Reserve, wurden posttherapeutische (post) AMH-Werte in Relation zu Alter und prätherapeutischem (prä) AMH-Wert untersucht. Der *Cut-off*-Wert für die Entwicklung einer Amenorrhö lag bei einem AMH-Wert von unter 3,8 pmol/l, Frauen mit Werten über 20,3 pmol/l behielten ihre Periodenblutungen. Bei AMH-Werten zwischen diesen *Cut-off*-Werten, liegt die Altersgrenze bei 38,6 Jahre: Bei Patientinnen über diesem Alter muss mit dem Auftreten einer Amenorrhö gerechnet werden [9].

Junge Patientinnen mit Hormonrezeptor positivem Mammakarzinom erhalten nach Abschluss der Chemotherapie überwiegend noch eine antihormonelle Therapie für die Dauer von 5 Jahren [10]. Diese führt zwar nicht zu einer weiteren medikamentösen Schädigung des Follikelpools, allerdings führt der altersabhängige Verlust von Follikelanzahl und Qualität zur Reduktion der Schwangerschaftschancen.

4.1.2 Beratung, Inanspruchnahme und Benefit von fertilitätsprotektiven (FP) Maßnahmen bei Patientinnen mit Mammakarzinom

In den letzten Jahren wurden mehrere Leitlinien zum Fertilitätserhalt bei Karzinom-Patientinnen veröffentlicht [11–13], allerdings erfolgten Beratung und Umsetzung der Empfehlungen zunächst nur zögerlich. Während im Jahr 2009 weniger als die Hälfte von befragten Onkologen in den USA ihre Patientinnen über die bestehenden Möglichkeiten des Fertilitätserhalts informierten, haben aktuelle Umfragen gezeigt, dass Beratungen vermehrt in Anspruch genommen werden und eine höhere Akzeptanz erzielen [14].

Nach einer Beratung entscheiden sich ca. 10% für die Durchführung einer fertilitätsprotektiven Maßnahme [15], jedoch wird die Entscheidung für oder gegen die Fertilitätsprotektion von verschiedenen Faktoren beeinflusst: Ein erhöhter Body-Mass-Index (BMI), eine fortgeschrittene Erkrankung, bereits vorhandene Kindern und die Notwendigkeit einer neoadjuvanten Therapie sind negativ mit der Durchführung von fertilitätsprotektiven Maßnahmen korreliert, während sich eine positive Korrelation bei älteren Frauen, Frauen mit höherem Bildungsstand und höherem jährlichem Einkommen findet [16]. Jedoch führt selbst schon die erfolgte Beratung, auch ohne Ergreifung von fertilitätsprotektiven Maßnahmen, zur Verbesserung der Lebensqualität nach der zytotoxischen Therapie [15].

Vielen Frauen haben auch nach der Beratung durch einen Reproduktionsmediziner mit Erfahrung auf dem Gebiet des Fertilitätserhalts die Informationen nicht ausreichend verstanden, um eine voll informierte Entscheidung treffen zu können. Dies ist vor allem der komplexen Informationsmenge geschuldet, die in einem Beratungsgespräch vermittelt wird, weiterhin der Belastungssituation durch die neu gestellte Karzinomdiagnose. Durch einen zweiten Beratungstermin und den Verweis auf spezifische Internet-Seiten kann das Verständnis verbessert werden [17].

Ein entscheidender Faktor für die Implementierung von FP-Maßnahmen in das therapeutische Regime ist die frühzeitige und ausführliche Beratung der Patientin durch einen Reproduktionsmediziner in Absprache mit dem Onkologen.

4.1.3 Schwangerschaft nach Mammakarzinom

Viele Patientinnen mit Kinderwunsch nach überstandener Mammakarzinom-Erkrankung sind besorgt bezüglich der Auswirkungen einer Schwangerschaft auf die Prognose ihrer Erkrankung, und der Auswirkung der onkologischen Therapie auf die Gesundheit des Kindes. Die Schwangerschaft scheint keinen negativen Einfluss auf die Prognose der Erkrankung zu haben, auch nicht bei Patientinnen mit Hormonrezeptor positivem Mammakarzinom [18]. Teilweise deuten die Daten sogar auf eine verbesserte Überlebensrate bei den Frauen hin, die nach abgeschlossener onkologischer Therapie ein Kind geboren haben. Somit sollte jungen Frauen nach lokal begrenzter Mammakarzinom-Erkrankung nicht von einer Schwangerschaft abgeraten werden.

Eine vorausgegangene Chemotherapie und/oder Hormontherapie lässt keine nachteiligen Auswirkungen auf die Gesundheit für das Kind erwarten. Aufgrund einer etwas erhöhten Rate an Aborten, Früh- und Totgeburten sollte die Schwangerschaft engmaschig überwacht werden.

Nach der Chemotherapie sollten mindestens 6 Monate im Sinne eines "wash-out" bis zum Schwangerschaftseintritt abgewartet werden, tendenziell wird aus onkologischen Gründen eine Latenzphase von 2 Jahren empfohlen. Dies gilt vor allem für Frauen mit Risikofaktoren für das Auftreten eines Früh-Rezidivs.

4.1.4 Fertilitätsprotektive Maßnahmen

Die Fortschritte in der Reproduktionsmedizin haben die Entwicklung von verschiedene Methoden zum Fertilitätserhalt ermöglicht, so dass der Patientin invasive und nicht-invasive Verfahren, in Abhängigkeit von Tumorerkrankung, Histologie, Ovartoxizität der geplanten Chemotherapie, dem Alter und den persönlichen Gegebenheiten der Betroffenen angeboten werden können. Zur Steigerung der Effektivität können verschiedene Verfahren kombiniert werden.

4.1.4.1 Hormonelle Stimulation zur Gewinnung von Oozyten

Durch die Einführung der Vitrifikation als Kryokonservierungstechnik stellt die hormonelle Stimulation zur Gewinnung von Oozyten mit anschließender Fertilisierung und Kryokonservierung von befruchteten Eizellen, als sogenannte Pronucleus-Stadien bzw. als Embryonen und/oder die Kryokonservierung von unbefruchteten Oozyten eine etablierte fertilitätsprotektive Maßnahme dar [13].

Für die Gewinnung von mehreren Oozyten muss die Patientin hochdosiert mit Gonadotropinen stimuliert werden, die Entnahme erfolgt mittels vaginaler Follikelpunktion.

4.1.4.2 Wahl des Stimulationsstarts und des Stimulationsprotokolls

Für die „klassische" Kinderwunschtherapie erfolgt die Zyklusinitiierung entweder am 21. Zyklustag des Vorzyklus (langes Agonisten-Protokoll) oder am 2. Zyklustag (Antagonistenprotokoll bzw. *Flare-up*-Agonistenprotokoll).

Ist ein kurzfristiger Beginn der Chemotherapie notwendig und kann der Beginn der Periodenblutung nicht abgewartet werden, so besteht die Möglichkeit, das Stimulationsprotokoll dem Zyklustag anzupassen. Da kein Embryotransfer im gleichen Zyklus erfolgen wird, muss auf die Rezeptivität des Endometriums keine Rücksicht genommen werden.

Befindet sich die Patientin in der frühen Follikelphase, so kann ein Stimulationsstart auch noch nach dem 2./3. Zyklustag erfolgen. Ist die Patientin in der späten Follikelphase und der Ultraschall zeigt einen Follikel mit einem Durchmesser von ca. 18 mm, so kann die Follikelpunktion dieses einzelnen Follikels zur Gewinnung der Eizelle erfolgen. Anschließend wird durch die Gabe eines GnRH-Antagonisten über circa fünf Tage eine Luteolyse erreicht, so dass dann erneut eine Stimulation durchgeführt werden kann [19].

Befindet sich die Patientin in der zweiten Zyklushälfte, so erfolgt die Stimulation in einem modifizierten Antagonisten-Protokoll: Zur Induktion der Luteolyse wird unmittelbar zu Therapiebeginn ein GnRH-Antagonist appliziert. Gleichzeitig wird die hormonelle Stimulation durch die Gabe von rekombinantem FSH begonnen. Beide Medikamente werden bis zur Ovulationsinduktion bei adäquater Follikelgröße appliziert [20]. Der zyklusunabhängige Stimulationsbeginn („*random-start*") geht ohne Beeinträchtigung der Oozytenanzahl und Reife einher und kann daher in Notfallsituationen, wie z. B. verspätet erfolgter Beratung, eingesetzt werden [21]. Da es sich hierbei um neue Stimulationsprotokolle handelt, liegen derzeit keine Daten vor, ob mit den, in der Lutealphase gewonnenen Oozyten, bzw. den daraus hervorgehenden Embryonen gleichwertige Schwangerschaftsraten wie mit den Standardprotokollen erzielen werden können.

Um die Anzahl der kryokonservierten Embryonen oder Oozyten zu erhöhen, kann die Durchführung von zwei konsekutiven Stimulationszyklen erwogen werden. Im Vergleich zur Durchführung von einem Stimulationszyklus findet sich zwar ein verlängeres Zeitintervall zwischen operativem Eingriff und Beginn der Chemotherapie, allerdings ist diese Verlängerung nicht signifikant. Durch dieses Vorgehen können jedoch signifikant mehr Oozyten und Embryonen kryokonserviert werden. Eine Erhöhung des Rezidivrisikos durch die zwei konsekutiven Stimulationen besteht nicht [22].

4.1.4.3 Sicherheit der hormonellen Stimulation bei Mammakarzinom-Patientinnen

Bei Patientinnen mit HR-positivem Mammakarzinom besteht die Sorge, dass die mit erhöhten Estradiolspiegeln einhergehende Stimulation zu einer Verschlechterung der onkologischen Situation führen könnte. Mittlerweile existieren verschiedene Stimulationsprotokolle, die mittels zusätzlicher Gabe von Tamoxifen oder Aromatasehemmern die Estradiolwerte signifikant senken [23–25].

Die Einnahme des Aromatasehemmers wird am 2./3. Zyklustag begonnen und während der gesamten Stimulation parallel zur Applikation der Gonadotropine fortgesetzt [25]. Die Hormonspiegel, die unter der Einnahme von Tamoxifen oder eines Aromatasehemmers während der hormonellen Stimulation gemessen wurden, sind signifikant niedriger als bei einer Stimulation ohne Verwendung eines Aromatasehemmers und gegenüber dem natürlichen Zyklus nur leichtgradig erhöht [26]. Unklar ist die Datenlage, ob die zusätzliche Verwendung des Aromatasehemmers zu einer Reduktion der Anzahl der gewonnenen Oozyten führt oder nicht [27, 28].

Bei der Verwendung von Letrozol als Aromatasehemmer zur Senkung der Estradiolspiegel handelt es sich um einen *Off-Label-Use*, da laut Arzneimittelinformation Letrozol nicht bei Frauen, die schwanger werden wollen, angewendet werden darf. Allerdings hat eine umfangreiche Nachuntersuchung an Neugeborenen, die bei infertilen Paaren nach hormoneller Stimulation mit Letrozol geboren wurde, keine erhöhten Missbildungsraten gezeigt im Vergleich zu Neugeborenen, die nach hormoneller Stimulation mit Clomifencitrat geboren wurden [29].

Um eine ausreichende hohe Anzahl an Oozyten durch die Stimulation zu erhalten wird üblicherweise eine höhere Stimulationsdosis verwendet. Zur Reduktion des Risikos eines ovariellen Überstimulationssyndrom und damit einer notwendigen Verschiebung des Chemotherapiebeginns kann bei einer Stimulation im Antagonistenprotokoll ein GnRH-Agonist-Trigger zur Ovulationsinduktion verwendet werden, denn die Verwendung eines GnRH-Agonisten zur Ovulationsinduktion eliminiert das Risiko für die Entwicklung eines ovariellen Überstimulationssyndroms (OHSS) nahezu vollständig [30]. Weitere Vorteile der Verwendung eines GnRH-Agonisten zur Ovulationsinduktion sind die raschen Senkung der Estradiol- und Progesteron-Spiegel nach der Follikelpunktion [31] und die Erhöhung der Anzahl reifer Eizellen [30].

4.1.5 Kryokonservierung von befruchteten Eizellen/Embryonen

Die Kryokonservierung von befruchteten Eizellen/Embryonen stellt seit vielen Jahren in der Reproduktionsmedizin ein Standardverfahren dar. Um ein sogenanntes „Fertilisationsversagen" zu vermeiden, wird üblicherweise das ICSI (Intracytoplasmatische Spermieninjektion) – Verfahren zur Fertilisierung verwendet. Aufgrund der gesetzlichen Lage in Deutschland darf die Patientin später nur gemeinsam mit dem Partner auf die befruchteten Eizellen zugreifen.

Die Schwangerschaftsraten, die mit der Kryokonservierung von Embryonen nach hormoneller Stimulation mit Letrozol und FSH zum Feritilitätserhalt bei Mammakarzinom-Patientinnen erreicht werden können, sind vergleichbar mit den Schwangerschaftsraten in infertilen Paaren die mittels IVF-Behandlung [32].

Wenig Daten liegen bisher zum späteren „Gebrauch" der als FP-Maßnahme kryokonservierten Embryonen vor: Eine *Follow-up*-Studie über einen Zeitraum von 15 Jahren von onkologischen Patientinnen, die Embryonen vor Beginn der Chemotherapie kryokonserviert hatten, zeigte eine hohe Rate an Paaren, die die Embryonen verworfen bzw. nicht zum Transfer abgerufen haben [33].

4.1.6 Kryokonservierung von Oozyten

Besteht keine feste Partnerschaft, so kann der Patientin die Kryokonservierung der unfertilisierten Oozyten angeboten werden. Die Fertilisierung per ICSI-Verfahren erfolgt dann zu einem späteren Zeitpunkt mit den Spermien eines dann vorhandenen Partners. In Eizellspende-Programmen wird eine Überlebensrate der vitrifizierten Oozyten von 90 % und eine fortlaufende Schwangerschaftsrate von 39 % erzielt [34], allerdings handelt es sich dabei um Oozyten von jungen, gesunden Spenderinnen, so dass diese Daten nur begrenzt auf Mammakarzinom-Patientinnen übertragen werden können. Bei einer kleinen Gruppe von Karzinom-Patientinnen konnten mit vitrifizierten Oozyten bei 11 Patientinnen vier Lebendgeburten erreicht werden. Die Neugeborenen hatten ein im Normbereich liegendes Geburtsgewicht und es fand sich keine Erhöhung der Missbildungsrate [35].

4.1.7 *In-vitro*-Maturation

Eine Möglichkeit zur Verkürzung der Stimulationsphase bietet die *In-vitro*-Maturation (IVM), bei der die nach kurzer hormoneller Stimulation noch unreif gewonnenen Oozyten im Labor nachgereift werden. Diese Technik kam zunächst überwiegend bei Patientinnen mit polyzystischem Ovarsyndrom (PCOS) und einem hohen Risiko für die Entwicklung eines ovariellen Überstimulationssyndroms zur Anwendung. Auf den Fertilitätserhalt bei Mammakarzinom-Patientinnen übertragen, liegen die Vorteile dieses Verfahrens in der kurzen Stimulationsdauer und damit der kurzen Exposition der Patientin gegenüber hohen Hormonwerten. Die Datenlage zum Outcome mittels IVM ist jedoch uneinheitlich, und die Arbeitsgruppen berichten von reduzierten [36], bis mit der normalen IVF-Behandlung vergleichbaren, Schwangerschaftsraten [37]. Die Gewinnung der immaturen Oozyten zur weiteren Verwendung für die IVM kann sowohl in der Follikel- als auch in der Lutealphase erfolgen, ohne dass sich ein Unterschied in der Anzahl der gewonnenen Oozyten, des Reifegrades, der Fertilisationsraten und der Anzahl von kryokonservierten Oozyten bzw. Embryonen findet [38].

Eine aktuelle Publikation berichtet von der Lebendgeburt eines gesunden Kindes nach der extrakorporalen Gewinnung unreifer Oozyten aus Ovargewebe, *In-Vitro*-Maturation, Kryokonservierung der Embryonen und Embryotransfer nach einer 5-jährigen Dauer der Kryokonservierung [39].

4.1.8 Laparoskopie zur Entnahme und Kryokonservierung von Ovargewebe mit der Option der Re-Transplantation

Die Kryokonservierung von Ovarialgewebe vor Beginn der Chemotherapie bietet die Möglichkeit zur Wiederherstellung der hormonalen Funktion und der Fertilität mittels orthotoper Re-Transplantation des Ovargewebes im Falle eines chemotherapie-induzierten prämaturen ovariellen Versagens (POF). Die Entnahme des Ovarialgewebes erfolgt üblicherweise laparoskopisch und kann bei frühzeitiger Planung mit dem brustchirurgischen Eingriff kombiniert werden. Mittlerweile wird in der Literatur von über 40 Lebendgeburten nach Re-Transplantation von Ovargewebe berichtet [40]. Die Patientin muss allerdings darüber aufgeklärt werden, dass es sich hierbei noch nicht um ein etabliertes Vorgehen handelt.

Entscheidend ist, dass die Entnahme des Ovargewebes vor Beginn der Chemotherapie erfolgt. Das Überleben und die Entwicklung der Follikel in vitro von Ovargewebe, das bereits einer Chemotherapie ausgesetzt war, ist signifikant schlechter im Vergleich zu dem, von nicht exponiertem Ovargewebe [41].

Im Rahmen der Kryokonservierung muss eine Probe des gewonnenen Ovargewebes histologisch auf eine vorhandene Kontamination mit malignen Zellen des Mammakarzinoms erfolgen. Allerdings scheint das Risiko hierfür sehr gering zu sein, denn bisher veröffentlichten Daten konnten selbst bei fortgeschrittenen Stadien der Mammakarzinom-Erkrankung keine Malignomzellen im Ovargewebe nachweisen [42,43]. In Zukunft könnte durch die Entwicklung von Markern, mit denen das Ovargewebe auf dissiminierte Mammakarzinom-Zellen untersucht wird, die Sicherheit erhöht werden [44, 45].

Die Lebensdauer des Re-Transplantates liegt zwischen 6 und 54 Monaten [46] so dass die Re-Transplantation von Ovargewebe nur bei stabiler onkologischer Situation und bestehendem Kinderwunsch durchgeführt werden sollte.

4.1.9 Gabe von Gonadotropin-Releasinghormon (GnRH-a) zum Schutz der Ovarien

In den letzten Jahren wurden mehrere Studien zur Gabe von GnRH-a als FP-Maßnahme bei Mammakarzinom-Patientinnen veröffentlicht, allerdings sind die gewonnenen Daten widersprüchlich.

Eine Metaanalyse von 9 Studien mit Daten von insgesamt 765 Patientinnen zeigte eine Reduktion der POF-Rate nach Gabe von GnRH-a bei Patientinnen mit Mammakarzinom, für Patientinnen mit Ovarialkarzinom oder Lymphom konnte dieser Effekt nicht gezeigt werden [47]. Diese Daten werden unterstützt durch eine weitere Metaanalyse von fünf prospektiv randomisierten Studien, die Daten von 528 praemenopausalen Mammakarzinom-Patientinnen erfasst hat. Patientinnen, die zusätzlich zur Chemotherapie GnRH-a erhielten entwickelten signifikant weniger ein POF-Syndrom im ersten Jahr nach der Behandlung. Im Vergleich mit den Patientinnen ohne Gabe von GnRH-a wurde allerdings kein Unterschied bzgl. des Wiederauftretens der Periode und der spontanen Schwangerschaftsrate festgestellt [48]. Kein Benefit der GnRH-a-Gabe zeigt eine Metaanalyse, die 4 Studien mit insgesamt 252 Patientinnen umfasst [49].

Ein negativer Einfluss der GnRH-a-Gabe, als Ovarschutz parallel zur Chemotherapie, auf die Überlebensrate der Patientinnen scheint nicht zu bestehen [50].

Erschwert wird die Entscheidung für oder gegen den Einsatz von GnRH-a als FP-Maßnahme bei Mammakarzinom durch uneinheitliche oder fehlende Empfehlungen nationaler und internationaler Fachgesellschaften [12, 51–52]. Somit kann die Entscheidung bezüglich der GnRH-a-Gabe nur noch individueller Nutzen- und Risikoabwägung mit der Patientin getroffen werden.

4.1.9.1 Kombination von FP-Maßnahmen

Zur Erhöhung der Effektivität können die Maßnahmen miteinander kombiniert werden. Für die Kombination der Ovargewebeentnahme mit der hormonellen Stimulation sind zwei Vorgehensweisen beschrieben worden. Die Entnahme von Ovargewebe kann sowohl vor [53] als auch nach [54] der Stimulation zur Gewinnung von Oozyten efolgen. Beide Ansätze gehen ohne Einschränkung der Oozytenqualität oder der Ovargewebequalität einher.

Eine weitere Erhöhung der Anzahl an maturen Oozyten kann durch die Kombination einer kurzzeitigen hormonellen Stimulation mit Aspiration immaturer Oozyten und deren Reifung mittels IVM, nachfolgender Ovargewebe-Entnahme und der Gewinnung von immaturen Oozyten aus dem Ovargewebe erreicht werden [55].

Die Kombination von Ovargewebeentnahme mit GnRH-Agonisten-Gabe ist ebenso wie die Kombination von hormoneller Stimulation zur Gewinnung von Oozyten mit GnRH-Gabe möglich. Auch können alle drei Maßnahmen miteinander kombiniert werden [51].

Die Entscheidung, welche der fertilitätsprotektiven Maßnahmen bei einer prämenopausalen Mammakarzinom-Patientinnen mit Wunsch nach Fertilitätserhalt zum Einsatz kommt, muss gemeinsam mit dem Onkologen in Kenntnis der geplanten onkologischen Therapie und der bestehenden ovariellen Reserve, abgewogen werden, um eine „Übertherapie" der betroffenen Patientin zu vermeiden.

4.1.10 Literatur

[1] http://www.rki.de/Krebs/DE/Content/Publikationen/Krebs_in_Deutschland/krebs_in_deutschland_node.html
[2] http://www.rki.de/Krebs/SiteGlobals/Forms/Datenbankabfrage/datenbankabfrage_stufe2_form.html
[3] Colleoni M, Rotmensz N, Robertson C et al. Very young women (<35 years) with operable breast cancer: features of disease at presentation. Ann Oncol. 2002;13(2):273–279.
[4] https://www.destatis.de/DE/Publikationen/StatistischesJahrbuch/StatistischesJahrbuch2013.pdf?__blob=publicationFile
[5] Schover LR. Motivation for parenthood after cancer: a review. J Natl Cancer Inst Monogr. 2005;(34):2–5.
[6] Partridge AH, Gelber S, Peppercorn J, et al. Web-based survey of fertility issues in young women with breast cancer. J Clin Oncol. 2004;22(20):4174–4183.
[7] Canada AL, Schover LR. The psychosocial impact of interrupted childbearing in long-term female cancer survivors. Psychooncology 2012;21(2):134–43.
[8] Trivers KF, Fink AK, Partridge AH et al. Estimates of Young Breast Cancer Survivors at Risk for Infertility in the U.S. Oncologist. 2014 Aug;19(8):814–22.
[9] Anderson RA, Rosendahl M, Kelsey TW, Cameron DA. Pretreatment anti-Müllerian hormone predicts for loss of ovarian function after chemotherapy for early breast cancer. Eur J Cancer 2013; 49(16): 3404–3411.
[10] http://www.ago-online.de/fileadmin/downloads/leitlinien/mamma/maerz2014/de/2014D_10_Adjuvante_endokrine_Therapie_prae_und_postmenopausaler_Patientinnen.pdf
[11] Loren AW, Mangu PB, Beck LN, et al. American Society of Clinical Oncology. Fertility preservation for patients with cancer: American Society of Clinical Oncology clinical practice guideline update. J Clin Oncol. 2013 Jul 1;31(19):2500–10.
[12] ISFP Practice Committee, Kim SS, Donnez J, Barri P, et al. Recommendations for fertility preservation in patients with lymphoma, leukemia, and breast cancer. J Assist Reprod Genet. 2012;29(6):465–8.
[13] Ethics Committee of American Society for Reproductive Medicine. Fertility preservation and reproduction in patients facing gonadotoxic therapies: a committee opinion. Fertil Steril. 2013;100(5):1224–31.
[14] Biglia N, Torrisi R, D'Alonzo M, Codacci Pisanelli G, Rota S, Peccatori FA. Attitudes on fertility issues in breast cancer patients: an Italian survey. Gynecol Endocrinol. 2015 May 18:1–7.
[15] Letourneau JM, Ebbel EE, Katz PP. Pretreatment fertility counseling and fertility preservation improve quality of life in reproductive age women with cancer. Cancer 2012;118:1710–7.
[16] Kim J, Oktay K, Gracia C, Lee S, Morse C, Mersereau JE. Which patients pursue fertility preservation treatments? A multicenter analysis of the predictors of fertility preservation in women with breast cancer. Fertil Steril 2012;97(3):671–6.

[17] Balthazar U, Deal AM, Fritz MA, Kondapalli LA, Kim JY, Mersereau JE. The current fertility preservation consultation model: are we adequately informing cancer patients of their options? Hum Reprod 2012 Aug;27(8):2413–9.

[18] Azim HA, Kroman N, Paesmans M, et al. Prognostic Impact of Pregnancy After Breast Cancer According to Estrogen Receptor Status: A Multicenter Retrospective Study. J Clin Oncol 2013; 31(1): 73–79.

[19] Muñoz E, González N,Muñoz L, Aguilar J, García Velasco JA. Ovarian stimulation in patients with breast cancer. ecancer 2015, 9:504.

[20] von Wolff M, Thaler C, Frambach T et al. Ovarian stimulation to cryopreserve fertilized oozytes in cancer patients can be started in the luteal phase. Fertil Steril 2009;92(4):1360–5.

[21] Cakmak H, Rosen MP. Random-start ovarian stimulation in patients with cancer. Curr Opin Obstet Gynecol 2015 Jun;27(3):215–21.

[22] Turan V, Bedoschi G, Moy F, Oktay K. Safety and feasibility of performing two consecutive ovarian stimulation cycles with the use of letrozole-gonadotropin protocol for fertility preservation in breast cancer patients. Fertil Steril 2013;100(6):1681–5.e.

[23] Azim AA, Costantini-Ferrando M, Oktay K. Safety of fertility preservation by ovarian stimulation with letrozole and gonadotropins in patients with breast cancer: a prospective controlled study. J Clin Oncol 2008;26:2630–5.

[24] Meirow D, Raanani H, Maman E, (2014). Tamoxifen co-administration during controlled ovarian hyperstimulation for in vitro fertilization in breast cancer patients increases the safety of fertility-preservation treatment strategies. Fertil Steril 2014;102(2):488–495.e3.

[25] Reddy J, Oktay K. Ovarian stimulation and fertility preservation with the use of aromatase inhibitors in women with breast cancer. Fertil Steril 2012;98:1363.

[26] Oktay K, Hourvitz A, Sahin G, et al. Letrozole reduces estrogen and gonadotropin exposure in women with breast cancer undergoing ovarian stimulation before chemotherapy. J Clin Endocrinol Metab 2006;91:3885–90.

[27] Revelli A, Porcu E, Levi Setti PE, Delle Piane L, Merlo DF, Anserini P. Is letrozole needed for controlled ovarian stimulation in patients with estrogen receptor-positive breast cancer? Gynecol Endocrinol. 2013;29(11):993–6.

[28] Oktay K, Türkçüoğlu I, Rodriguez-Wallberg KA. GnRH agonist trigger for women with breast cancer undergoing fertility preservation by aromatase inhibitor/FSH stimulation. Reprod Biomed Online 2010;20:783–8.

[29] Tulandi T, Martin J, Al-Fadhli R, et al. Congenital malformations among 911 newborns conceived after infertility treatment with letrozole or clomiphene citrate. Fertil Steril 2006;85:1761–5.

[30] Reddy J, Turan V, Bedoschi G, Moy F, Oktay K. Triggering final oocyte maturation with gonadotropin-releasing hormone agonist (GnRHa) versus human chorionic gonadotropin (hCG) in breast cancer patients undergoing fertility preservation: an extended experience. J Assist Reprod Genet 2014;31(7):927–32.

[31] Fatemi HM, Polyzos NP, van Vaerenbergh I, et al. Early luteal phase endocrine profile is affected by the mode of triggering final oocyte maturation and the luteal phase support used in recombinant follicle-stimulating hormone-gonadotropin-releasing hormone antagonist in vitro fertilization cycles. Fertil Steril 2013;100(3):742–7.

[32] Oktay K, Turan V, Bedoschi G, Pacheco FS, Moy F. Fertility Preservation Success Subsequent to Concurrent Aromatase Inhibitor Treatment and Ovarian Stimulation in Women With Breast Cancer. J Clin Oncol 2015;33(22):2424–9.

[33] Barcroft J, Dayoub N, Thong KJ. Fifteen year follow-up of embryos cryopreserved in cancer patients for fertility preservation. J Assist Reprod Genet 2013;30(11):1407–13.

[34] Cobo A, Garrido N, Pellicer A, Remohí J. Six years' experience in ovum donation using vitrified oocytes: report of cumulative outcomes, impact of storage time, and development of a

predictive model for oocyte survival rate. Fertil Steril. 2015 Sep 6. pii: S0015-0282(15)01866-X [Epub ahead of print].

[35] Martinez M, Rabadan S, Domingo J, Cobo A, Pellicer A, Garcia-Velasco JA. Obstetric outcome after oocyte vitrification and warming for fertility preservation in women with cancer. Reprod Biomed Online. 2014;29(6):722–8.

[36] Cao YX, Chian RC. Fertility preservation with immature and in vitro matured oocytes. Semin Reprod Med 2009;27:456–64.

[37] Ellenbogen A, Shavit T, Shalom-Paz E. IVM results are comparable and may have advantages over standard IVF. Facts Views Vis Obgyn. 2014;6(2):77–80.

[38] Maman E, Meirow D, Brengauz M, Raanani H, Dor J, Hourvitz A. Luteal phase oocyte retrieval and in vitro maturation is an optional procedure for urgent fertility preservation. Fertil Steril 2011;95:64–7.

[39] Uzelac PS, Delaney AA, Christensen GL, Bohler HC, Nakajima ST. Live birth following in vitro maturation of oocytes retrieved from extracorporeal ovarian tissue aspiration and embryo cryopreservation for 5 years. Fertil Steril 2015 Aug 18. pii: S0015-0282(15)01660-X. [Epub ahead of print].

[40] Donnez J, Dolmans MM. Transplantation of ovarian tissue. Best Pract Res Clin Obstet Gynaecol 2014;28(8):1188–97.

[41] Asadi Azarbaijani B, Sheikhi M, Oskam IC, et al. Effect of Previous Chemotherapy on the Quality of Cryopreserved Human Ovarian Tissue In Vitro. PLoS One 2015;10(7):e0133985.

[42] Rosendahl M, Timmermans Wielenga V, Nedergaard L, et al. Cryopreservation of ovarian tissue for fertility preservation: no evidence of malignant cell contamination in ovarian tissue from patients with breast cancer. Fertil Steril 2011;95(6):2158–61.

[43] Luyckx V, Durant JF, Camboni A, et al. Is transplantation of cryopreserved ovarian tissue from patients with advanced-stage breast cancer safe? A pilot study. J Assist Reprod Genet 2013;30(10):1289–99.

[44] Rodríguez-Iglesias B, Novella-Maestre E, Herraiz S, Díaz-García C, Pellicer N, Pellicer A. New methods to improve the safety assessment of cryopreserved ovarian tissue for fertility preservation in breast cancer patients. Fertil Steril. 2015 Sep 10. pii: S0015-0282(15)01763-X. doi: 10.1016/j.fertnstert.2015.08.009 [Epub ahead of print].

[45] Bockstaele L, Boulenouar S, Van Den Steen G, et al. Evaluation of quantitative polymerase chain reaction markers for the detection of breast cancer cells in ovarian tissue stored for fertility preservation. Fertil Steril. 2015 Jun 2. pii: S0015-0282(15)00310-6. doi: 10.1016/j. fertnstert.2015.04.036. [Epub ahead of print].

[46] Schmidt KT, Rosendahl M, Ernst E et al. Autotransplantation of cryopreserved ovarian tissue in 12 women with chemotherapy-induced premature ovarian failure: the Danish experience. Fertil Steril 2011;95(2):695–701.

[47] Del Mastro L, Ceppi M, Poggio F, et al. Gonadotropin-releasing hormone analogues for the prevention of chemotherapy-induced premature ovarian failure in cancer women: systematic review and meta-analysis of randomized trials. Cancer Treat Rev 2014;40(5):675–83.

[48] Yang B, Shi W, Yang J, et al. Concurrent treatment with gonadotropin-releasing hormone agonists for chemotherapy-induced ovarian damage in premenopausal women with breast cancer: a meta-analysis of randomized controlled trials. Breast 2013;22(2):150–7.

[49] Vitek WS, Shayne M, Hoeger K, Han Y, Messing S, Fung C. Gonadotropin-releasing hormone agonists for the preservation of ovarian function among women with breast cancer who did not use tamoxifen after chemotherapy: a systematic review and meta-analysis. Fertil Steril. 2014;102(3):808–815.e1.

[50] Kim J, Kim M, Lee JH, et al. Ovarian function preservation with GnRH agonist in young breast cancer patients: does it impede the effect of adjuvant chemotherapy? Breast 2014;23(5):670–5.

[51] von Wolff M, Montag M, Dittrich R et al. Fertility preservation in women–a practical guide to preservation techniques and therapeutic strategies in breast cancer, Hodgkin's lymphoma and borderline ovarian tumours by the fertility preservation network FertiPROTEKT. Arch Gynecol Obstet 2011;284(2):427–35.

[52] http://www.ago-online.de/de/fuer-mediziner/leitlinienempfehlungen/mamma/oktober-2012/

[53] Huober-Zeeb C, Lawrenz B, Popovici RM, et al. Improving fertility preservation in cancer: ovarian tissue cryobanking followed by ovarian stimulation can be efficiently combined. Fertil Steril 2011;95(1):342–4.

[54] Dittrich R, Lotz L, Mueller A, et al. Oncofertility: combination of ovarian stimulation with subsequent ovarian tissue extraction on the day of oocyte retrieval. Reprod Biol Endocrinol 2013;11:19.

[55] Hourvitz A, Yerushalmi GM, Maman E, et al. Combination of ovarian tissue harvesting and immature oocyte collection for fertility preservation increases preservation yield. Reprod Biomed Online 2015 Jul 13. pii: S1472-6483(15)00361-2. doi: 10.1016/j.rbmo.2015.06.025. [Epub ahead of print]).

4.2 Ovarialmalignome (epithelial/nonepithelial)

Markus Fleisch und Franziska Stevens

4.2.1 Fertilitätserhaltende Chirurgie bei epithelialen Ovarialmalignomen

4.2.1.1 Einleitung

Das epitheliale Ovarialkarzinom ist der zweithäufigste gynäkologische Tumor weltweit mit einem Anteil von 18,8% in Entwicklungsländern und 28,7% in Industriestaaten [1, 2]. Dabei ist es die gynäkologische Krebsform mit der höchsten Mortalitätsrate. Charakteristisch ist die häufige Diagnosestellung in fortgeschrittenen Erkrankungsstadien. 2012 betrug die Zahl der weltweiten Neuerkrankungen 225.000 [1], wovon schätzungsweise 3–17% der Frauen unter 40 Jahre alt waren und 7–8% dieser Frauen (< 40 Jahre) ein frühes Stadium (FIGO I) aufwiesen [3].

In Deutschland erhielten im Jahr 2012 7331 Patientinnen die Diagnose Eierstockkrebs. 4% (ca. 300 Frauen) dieser Neuerkrankten waren dabei jünger als 40 Jahre. 23% aller in Deutschland neuerkrankten Frauen wiesen ein T1-Stadium auf. Altersspezifische Daten für das T1-Stadium von Deutschland gibt es bis dato nicht [4].

Die Standardbehandlung von epithelialen Ovarialmalignomen besteht grundsätzlich aus einer Staging-Operation im Sinne einer explorativen Laparotomie, stadienabhängig gefolgt von einer adjuvanten platin- und taxanhaltigen Kombinationschemotherapie mit oder ohne Bevacizumab [5]. Die chirurgische Intervention zum Zwecke des Stagings umfasst die Exploration der umgebenden Strukturen im kleinen Becken, eine Peritonealzytologie, multiple Biopsien des Peritoneums, eine totale Hysterektomie, die beidseitige Salpingoovarektomie, die pelvine und die paraaortale Lymphonodektomie und die infragastrische Omentektomie [5, 6].

Die Patientinnen präsentieren sich in über 60% der Fälle mit Aussaat von Tumorzellen oder manifesten Metastasen in der Peritonealhöhle oder im Thorax (FIGO-Stadien III und IV). Entsprechend ungünstig ist die 5-Jahres-Überlebensprognose, die in diesen Stadien bei 20–50 % liegt. Jüngere Patientinnen werden häufiger in einem früheren Tumorstadium diagnostiziert [7]. Entsprechend zeigt diese Patientinnengruppe eine bessere Prognose (5-Jahres-Überlebensrate ca. 76–93 % [8, 9]), so dass bei noch nicht erfülltem bzw. fortbestehendem Kinderwunsch grundsätzlich die Frage besteht, ob diesen Frauen ein Abweichen vom Standardvorgehen im Sinne einer fertilitätserhaltenen Therapie mit Erhalt des Uterus und einer Adnexe ermöglicht werden kann. 2012 lag die Neuerkrankungsrate innerhalb dieses eng umrissenen Kollektivs (Frauen <40 Jahre mit T1-Stadium eines Ovarialkarzinoms) bei etwa 0,8/100.000 [4]. Darüber hinaus hat der Aspekt des Fertilitätserhalts in dieser umrissenen Gruppe zudem Bedeutung, da das Alter von erstgebärenden Frauen heutzutage nicht selten zwischen 35–39 Jahren liegt, und daher ein Teil dieser Frauen bei Diagnosestellung ihre Familienplanung noch nicht umsetzen konnte [10].

In gynäkologischen Vorsorgeuntersuchungen wird immer häufiger eine Ultraschalldiagnostik eingebunden, sodass bei Frauen mit auffälligem Befund und gerade auch mit Nachweis solider Anteile bei der operativen Abklärung gelegentlich Ovarialkarzinome in frühen Stadien diagnostiziert werden [11]. Auf der anderen Seite konnte jedoch bisher nicht gezeigt werden, dass eine Ultraschallreihenuntersuchung einen positiven Effekt auf die Mortalität hat, so dass die aktuelle deutsche S3-Leitlinie ein routinemäßiges Ovarialkarzinomscreening mit vaginaler Sonografie nicht vorsieht [12].

In histologisch bestätigten frühen Tumorstadien mit entsprechend günstiger Prognose hat das funktionelle Endergebnis der Therapie einen besonderen Stellenwert. Der Fertilitätserhalt stellt dabei einen wichtigen Aspekt für den Erhalt der Lebensqualität jüngerer Patientinnen dar. Daher ist ein fertilitätserhaltender Ansatz in der chirurgischen Therapie des Ovarialkarzinoms relevant und auch Gegenstand von Studien.

Für das onkologische und reproduktive Outcome nach fertilitätserhaltender Therapie liegen bei Borderline-Tumoren und malignen Keimzelltumoren des Ovars bereits relativ gute Daten vor. Diese fehlen jedoch bislang für das epitheliale Ovarialkarzinom [13–16].

4.2.1.2 Die Bedeutung des operativen Stagings und der adjuvanten Chemotherapie

Um die Indikation zur fertilitätserhaltenden Chirurgie gewissenhaft zu stellen, ist ein komplettes operatives Staging mit medianer Laparotomie, Exploration der gesamten Peritonealhöhle, Peritonealzytologie, multiplen Peritonealbiopsien, Omentektomie und pelviner sowie paraaortaler Lymphonodektomie, essentiell. In nahezu 30 % der Fälle kommt es nach durchgeführter Staging-Operation aufgrund von Mikrometastasen in Lymphknoten, Omentum und/oder Peritoneum zu einem pathologischen „Upstaging", sodass gegebenenfalls eine radikale Intervention mit Hysterektomie und beidseitiger Salpingoovarektomie durchzuführen ist [53–57]. Entsprechend der aktuell gültigen S3-Leitlinie benötigen lediglich Patientinnen im Stadium pT1a, G1 keine adjuvante Chemotherapie. Während Patientinnen im Stadium pT1a, G2 und pT1b, G1 und G2 eine adjuvante platinhaltige Chemotherapie angeboten werden kann, sollen Patientinnen ab pT1c und alle Patientinnen mit G3 differenzierten Tumoren eine adjuvante Chemotherapie erhalten [58].

4.2.1.3 Die Bedeutung der Evaluation des kontralateralen Ovars und des Endometriums

Bei unilateralem Ovarialkarzinom des Stadium I (FIGO IA oder FIGO IC) ist der Erhalt des (vermeintlich) gesunden kontralateralen Ovars Bestandteil der fertilitätserhalten-den Therapie. Während nach bisheriger Datenlage ungefähr 7–12% der Patientinnen mit Ovarialkarzinom des Stadium I Mikrometastasen im unauffällig erscheinenden kontralateralen Ovar aufwiesen [19], zeigen aktuelle Studien, dass nur 2,5% der Frauen in frühen Stadien des Ovarialkarzinoms okkulten Metastasen im kontralate-ralen Ovar leiden [60]. In Studien zur fertilitätserhaltenden Chirurgie konnten Probe-biopsien des kontralateralen Ovars keine Mikrometastasen nachweisen [15, 18, 59]. Allerdings wurde bei 22% der Patientinnen nach Entfernung einer makroskopisch benigne erscheinenden Zyste des kontralateralen Ovars doch ein epitheliales Ovarial-karzinoms entdeckt [59]. Daher ist eine genaue Inspektion des kontralateralen Ovars durchzuführen, da eine ungezielte Biopsie bei geringer Sensitivität mit Funktionsver-lust und Infertilität einhergehen könnte [15, 61].

Zehn Prozent der Frauen mit endometrioidem Ovarialkarzinom weisen ein syn-chrones primäres Endometriumkarzinom auf, so dass bei diesen Frauen im Falle eines Fertilitätserhaltes zumindest eine Biopsie des Endometriums durchgeführt werden sollte [62, 63].

4.2.1.4 Onkologisches Outcome nach fertilitätserhaltender Chirurgie des epithelialen Ovarialkarzinoms

Die Mehrheit der Studien definiert die fertilitätserhaltende Chirurgie des Ovarialkar-zinoms als den Erhalt ovariellen Gewebes einer oder beider Adnexen und des Uterus bei Frauen im gebärfähigen Alter [17–37]. Studien der Jahre 1969–2011 schlossen ins-gesamt 918 Patientinnen mit fertilitätserhaltender Therapie bei epithelialen Ovarial-malignomen ein. 109 (11,9%)dieser Frauen entwickelten ein Rezidiv und 48 (5,2%) starben an der Erkrankung [38]. Alle Studien zeigten ähnliche Resultate, obwohl bislang weder eine kontrolliert-randomisierte Studie, noch eine große Fall-Kontroll-studie existiert [17–19, 21–24, 26–35].

4.2.1.5 Onkologisches Outcome nach fertilitätserhaltender Chirurgie des epithelialen Ovarialkarzinoms in Abhängigkeit des Stadiums und Gradings

Zunächst wurde die fertilitätserhaltende Chirurgie des epithelialen Ovarialmalignoms lediglich bei jungen Frauen im Stadium IA, Grad 1, d. h. in Fällen mit negativer Peritonealzytologie und ohne Kapselinvasion sowie ohne Tumorbefall umgebener Strukturen eingesetzt [22, 24, 39]. Neuere Studien haben untersucht, ob der Fertilitätserhalt auch für höhere Stadien (bis FIGO IB, d. h. Tumor auf beide Ovarien begrenzt) eine Option darstellt, so z. B. im FIGO-Stadium IA, G 2 und FIGO-Stadium IB, G 1–2 [17–37]. Allerdings wird ein FIGO-Stadium IB eher selten diagnostiziert, sodass nur wenige Daten zur fertilitätserhaltenden Chirurgie in diesem Stadium existieren, und eine Rationale für den Erhalt eines tumortragenden Ovars erscheint fraglich. Von den 918 in den angeführten Studien untersuchten Frauen, waren 14 Patientinnen mit Stadium IB. 13 Frauen blieben nach fertilitätserhaltender Chirurgie rezidivfrei [18, 27], eine Patientin mit Stadium IB, Grad 1 rezidivierte und verstarb [33]. Aufgrund der geringen Fallzahl lässt sich hinsichtlich der onkologischen Sicherheit somit keine Aussage zu treffen.

Das Stadium IC ist bislang ebenfalls nicht hinreichend untersucht, um eine sichere Empfehlungen zu geben. Diverse Studien bescheinigen der fertilitätserhaltenden Chirurgie im Stadium 1C G 1–2, unabhängig vom Phänotyp (positive Peritonealzytologie, Tumorruptur, Kapselinvasion) ein ebenbürtiges Outcome im Vergleich zur Standardchirurgie [17, 18, 21, 23, 26, 28, 30–37]. Im Stadium IC G3 wurde jedoch ein höheres Rezidivrisiko gefunden [17, 18, 27, 31, 40]. Eine schlechte Differenzierung G3 scheint auch im Stadium IA mit einer schlechteren Überlebensprognose nach fertilitätserhaltender Chirurgie assoziiert zu sein [27].

Folglich sollte der Fertilitätserhalt bei allen G3-Tumoren des Ovars nur sehr zurückhaltend in Aussicht gestellt werden [38].

4.2.1.6 Onkologisches Outcome nach fertilitätserhaltender Chirurgie des epithelialen Ovarialkarzinoms in Abhängigkeit des histologischen Typs

Seröse Ovarialmalignome sind im Vergleich zu muzinösen und klarzelligen Tumoren nach der Standardtherapie mit einem besseren Gesamtüberleben assoziiert [38]. Jedoch tritt gerade bei jungen Frauen im reproduktiven Alter das muzinöse Karzinom gehäuft auf [18, 23, 42]). Während fortgeschrittene Stadien des muzinösen Ovarialkarzinoms als nahezu Chemotherapie resistent und als sehr letal gelten, ist die Prognose von Patientinnen mit frühen Stadien wiederum vergleichbar mit der von Patientinnen mit serösem Ovarialkarzinom [43, 44]. Kajiyama und Kollegen zeigten in ihrer retrospektiven Studie, dass das Outcome von 41 Frauen mit muzinösem Stadium I Ovarialkarzinom nach fertilitätserhaltender Chirurgie dem Outcome von 109 Frauen nach Standardchirurgie nicht unterlegen war [35]. Da auch weitere Studien keinen Unterschied bezüglich des Outcomes nach fertilitätserhaltender Chirurgie zwischen dem muzinösen Ovarialkarzinom und anderen histologischen Typen zeigten, scheint der Fertilitätserhalt für das muzinöse Ovarialkarzinom Stadium I, Grad 1–2, eine Therapieoption für Frauen mit Kinderwunsch darzustellen [18, 23, 27, 34].

Die Datenlage zu klarzelligen Ovarialkarzinomen und fertilitätserhaltender Chirurgie ist sehr rar und mit heterogenen Ergebnissen assoziiert, sodass derzeit keine klare Empfehlung zur fertilitätserhaltenden Chirurgie für Frauen mit Kinderwunsch und klarzelligem Ovarialkarzinom ausgesprochen werden kann [38].

4.2.1.7 Reproduktives Outcome nach fertilitätserhaltender Chirurgie des epithelialen Ovarialkarzinoms

Die Schwangerschaftsrate nach fertilitätserhaltender Chirurgie war Gegenstand diverser Studien, jedoch gibt es keine Studie, die speziell die endokrinologische oder die reproduktive Funktion von Patientinnen nach fertilitätserhaltender Chirurgie (mit oder ohne adjuvanter Chemotherapie) untersucht hat [38]. Die Schwangerschaftsrate von Frauen nach fertilitätserhaltender Chirurgie liegt je nach verwendeter Literatur zwischen 50–100% [38]. Bei 177 untersuchten Frauen kam es zu 242 Schwangerschaften, mit 214 (88%) termingerechten Entbindungen und einer Frühgeburt (0,4%). Die Abortrate betrug etwa 10% (25/242) und die Rate der Extrauteringraviditäten lag bei ca. 0,8% (2/242). Kongenitale Fehlbildungen kamen nicht vor [17–19, 21, 23–27, 25–34, 36]. Diese Daten suggerieren vielversprechende Ergebnisse bezüglich des reproduktiven Outcomes nach fertilitätserhaltender Chirurgie mit oder ohne adjuvante Chemotherapie.

Bisher ist aber noch unklar, wann der beste Zeitpunkt für eine Schwangerschaft vorliegt. Da die meisten Rezidive des Ovarialkarzinoms innerhalb der ersten zwei Jahre auftreten, könnte eine Schwangerschaft in dieser Zeit durch ein Rezidiv beeinträchtigt werden. Andererseits ist die Rezidivrate in frühen Stadien eines Ovarialkarzinoms generell so niedrig, dass ein weiteres Aufschieben der Schwangerschaft unter Berücksichtigung des Alters der Patientin abgewogen werden sollte.

Ebenfalls wurde noch nicht hinreichend untersucht ob assistierte Reproduktionsverfahren das Rezidivrisiko beeinflussen. Zuletzt bleibt zu klären ob nach abgeschlossener Familienplanung eine Komplettierung im Sinne einer radikalen Operation mit Salpingoovarektomie und Hysterektomie angestrebt werden sollte. Studien legen nahe, dass Frauen ein ähnliche hohes absolutes Gesamtüberleben und vergleichbare 5-Jahres-Überlebensraten ohne nachfolgende definitive Chirurgie aufweisen [4, 15, 17–19, 21, 23, 26, 27, 38].

4.2.1.8 Fertilitätserhaltende Therapie bei Ovarialkarzinom assoziierten genetischen Syndromen

Etwa 10% aller Ovarialkarzinomfälle sind als hereditär anzusehen [45]. Am häufigsten mit Ovarialkarzinomen assoziiert sind das hereditäre Brust- und Eierstockkrebssyndrom (HBOC) [46] und das hereditäre nicht-polypöse kolorektale Krebssyndrom (HNPCC oder Lynch-Syndrom) [47]. Im Falle des HBOC ist das Breast Cancer Gen (*BRCA) 1* bzw. das *BRCA 2* mutiert [46], während das HNPCC mit einer Mikrosatelliteninstabilität einhergeht [48]. Das Lebenszeitrisiko einer *BRCA-1*-Mutationsträgerin an einem Ovarialkarzinom zu erkranken liegt bei ca. 40–60% und dies einer *BRCA-2*-Mutationsträgerin zwischen 16 und 27% [49–51]. Eine Mutationsträgerin des HNPCC hat ein Lebenszeitrisiko für ein Ovarialkarzinom von 12% [52].

Frauen mit Mutationen in den oben genannten Genen haben, verglichen mit dem Lebenszeitrisiko der Normalbevölkerung (1,4%), aufgrund der zugrundeliegenden Mutation, die ja auch im Rest-Ovar vorliegt, ein stark erhöhtes Risiko, an einem Ovarialkarzinom zu erkranken, sodass eine fertilitätserhaltende Therapie nach bereits eingetretener Erkrankung bei diesen Frauen nicht zu rechtfertigen ist [38].

Rezidive nach fertilitätserhaltender Chirurgie

Obwohl bislang keine kontrolliert-randomisierten Studien über das Rezidiv-Verhalten von Ovarialkarzinomen nach fertilitätserhaltender Chirurgie durchgeführt wurden, scheinen sich die Rezidiv- und Sterberate der Frauen im frühen Stadium eines Ovarialkarzinoms nach radikaler und fertilitätserhaltender Chirurgie zu ähneln [17–19, 21–23, 26–35]. Von 109 Patientinnen, die an einem Rezidiv nach fertilitätserhaltender Chirurgie erkrankten, handelte es sich in 33% der Fälle um ein isoliertes Rezidiv des belassenen Ovars. Dieses konnte zumeist erfolgreich durch eine sekundäre Operation gefolgt von einer adjuvanten Chemotherapie therapiert werden [34]. Eine engmaschige Kontrolle des verbliebenen Ovars mittels Ultraschall nach fertilitätserhaltender Chirurgie (mit allen Einschränkungen hinsichtlich Sensitivität und Spezifität auffälliger Befunde) im Rahmen der Nachsorge ist von großer Bedeutung [38].

4.2.1.9 Indikationen für die fertilitätserhaltende Chirurgie

Der Fertilitätserhalt beim epithelialen Ovarialkarzinom ist weiterhin experimentell und kann mit einer schlechteren Prognose einhergehen. Auf Basis der verfügbaren Datenlage kann bei unilateralem serösen, muzinösen oder endometroiden Tumor im Stadium FIGO IA Grad 1 (und ggf. 2) unter der Voraussetzung eines adäquaten Stagings ein fertilitätserhaltendes operatives Vorgehen in Aussicht gestellt werden. Möglicherweise ist auch bei einem Ovarialkarzinom FIGO IC G1 ein Fertilitätserhalt zu vertreten. In jedem Fall muss die Patientin über ein in Abhängigkeit der Prognosefaktoren erhöhtes Risiko eines fertilitätserhaltenden Vorgehens aufgeklärt werden und es müssen engmaschige Nachsorgen erfolgen [12].

Im Falle eines HNPCC oder einer *BRCA-1/2*-Mutation erscheint wegen des genetisch determinierten Risikos ein Fertilitätserhalt nach diagnostiziertem Ovarialkarzinom nicht sinnvoll.

4.2.1.10 Zusammenfassung

Die Standardtherapie des epithelialen Ovarialkarzinoms geht mit einem Fertilitätsverlust einher. Da die Frauen in vielen westlichen Ländern den Zeitpunkt ihrer ersten

Schwangerschaft immer später wählen, ist Fertilitätserhalt eine Option für die relativ kleine Gruppe von Frauen mit prognostisch tendenziell günstigem frühem Stadium bei Diagnosestellung.

Die 5-Jahres-Überlebensrate des epithelialen Ovarialkarzinoms im Stadium FIGO Ia liegt nahezu bei 93% [10, 12] (Tab. 4.1). Die wenigen publizierten Daten bezüglich des onkologischen und reproduktiven Outcomes nach fertilitätserhaltender Chirurgie zeigen, unter dem Vorbehalt eines möglichen Publikationsbias, vielversprechende Ergebnisse (Tab. 4.2). Jedoch bleibt festzuhalten, dass in der aktuellen Literatur 11% der Patientinnen an einem Rezidiv erkranken und die Mortalitätsrate nach fertilitäts-erhaltender Chirurgie bei ungefähr 5,2% liegt [38], sodass der Wunsch nach Fertili-tätserhalt auf Basis der relativ wenigen verfügbaren Daten mit der Patientin kritisch diskutiert werden muss (Tab. 4.3).

Um validere Resultate zur fertilitätserhaltenden Chirurgie zu erhalten, müssen kontrolliert randomisierte Studien folgen. Da die Mehrheit der frühen Ovarialkarzi-nome nicht präoperativ diagnostiziert werden kann und es aus ethischen Gründen nicht möglich ist den Fertilitätserhalt randomisiert den Gruppen zuzuteilen, sind entsprechende höherwertige Studien zu diesem Thema auch in der Zukunft nicht zu erwarten [38].

Tab. 4.1: Rezidivfreie Überlebensrate über fünf Jahre und Gesamt-Überlebensrate*. Daten aus Schlaerth et al., 2009 [30].

	Fertilitätserhaltende Chirurgie	Standard-Chirurgie
Anzahl Patienten	20	103
DFS	84%	78%
OS	84%	82%

*Kaplan-Meier Schätzung; DFS = Disease Free Survival; OS = Overall Survival

Tab. 4.2: Fertilitätsraten nach fertilitätserhaltender Chirurgie, Nam & Park, 2013 [38].

	Fertilitäts-Outcome
Patienten	177
Schwangerschaften	242
Termingerechte Entbindung	88%
Frühgeburt	0,4%
Fehlgeburt	10%
Kongenitale Anomalien	0%

Tab. 4.3: Onkologisches Outcome nach fertilitätserhaltender Chirurgie, Nam & Park, 2013 [38]

	Onkologisches Outcome
Patienten	918
Rezidiv	11,9%
Tod durch Erkrankung	5,2%

4.2.1.11 Literatur

[1] Jemal A, Bray F, Center MM, Ferlay J, Ward E, Forman D: Global cancer statistics. CA Cancer J Clin 2011; 61: 69–90.

[2] Sankaranarayanan R, Ferlay J: Worldwide burden of gynaecological cancer: the size of the problem. Best Pract Res Clin Obstet Gy- naecol 2006; 20: 207–225.

[3] DiSaia PJ: Fertility-sparing treatment of patients with ovarian cancer. Compr Ther 1990; 16: 35–42.

[4] http://www.krebsdaten.de/Krebs/DE/Content/Krebsarten/Ovarialkrebs/ovarialkrebs_node.html

[5] Perri T, Korach J, Sadetzki S, Oberman B, Fridman E, Ben-Baruch G: Uterine leiomyosarcoma: does the primary surgical procedure matter? Int J Gynecol Cancer 2009; 19: 257– 260.

[6] Shih KK, Chi DS: Maximal cytoreductive effort in epithelial ovarian cancer surgery. J Gy necol Oncol 2010; 21: 75–80.

[7] Rasool N, Rose PG: Fertility-preserving surgical procedures for patients with gynecologic malignancies. Clin Obstet Gynecol 2010; 53: 804–814.

[8] Duska LR, Chang YC, Flynn CE, Chen AH, Goodman A, Fuller AF, Nikrui N: Epithelial ovarian carcinoma in the reproductive age group. Cancer 1999; 85: 2623–2629.

[9] Plaxe SC, Braly PS, Freddo JL, McClay E, Kirmani S, Howell SB: Profiles of women aged 30–39 and aged less than 30 with epithelial ovarian cancer. Obstet Gynecol 1993; 81: 651–654.

[10] Seli E, Tangir J: Fertility preservation options for female patients with malignancies. Curr Opin Obstet Gynecol 2005; 17: 299–308.

[11] Sharma A1, Apostolidou S, Burnell M, Campbell S, Habib M, Gentry-Maharaj A, Amso N, Seif MW, Fletcher G, Singh N, Benjamin E, Brunell C, Turner G, Rangar R, Godfrey K, Oram D, Herod J, Williamson K, Jenkins H, Mould T, Woolas R, Murdoch J, Dobbs S, Leeson S, Cruickshank D, Fourkala EO, Ryan A, Parmar M, Jacobs I, Menon U: Risk of epithelial ovarian cancer in asymptomatic women with ultrasound-detected ovarian masses: a prospective cohort study within the UK collaborative trial of ovarian cancer screening (UKCTOCS). Ultrasound Obstet Gynecol. 2012;40(3):338–44.

[12] http://www.ago-online.de/fileadmin/downloads/leitlinien/ovar/S3-Ovarialkarzinom-OL-Langversion.pdf.

[13] Low JJ, Perrin LC, Crandon AJ, Hacker NF: Conservative surgery to preserve ovarian function in patients with malignant ovarian germ cell tumors. A review of 74 cases. Cancer 2000; 89: 391–398.

[14] Brewer M, Gershenson DM, Herzog CE, Mitchell MF, Silva EG, Wharton JT: Outcome and reproductive function after chemotherapy for ovarian dysgerminoma. J Clin Oncol 1999; 17: 2670–2675.

[15] Morice P, Camatte S, El Hassan J, Pautier P, Duvillard P, Castaigne D: Clinical outcomes and fertility after conservative treatment of ovarian borderline tumors. Fertil Steril 2001; 75: 92–96.

[16] Denschlag D, von Wolff M, Amant F, Kesic V, Reed N, Schneider A, Rodolakis A: Clinical recommendation on fertility preservation in borderline ovarian neoplasm: ovarian stimulation and oocyte retrieval after conservative surgery. Gynecol Obstet Invest 2010; 70: 160–165.

[17] Colombo N, Chiari S, Maggioni A, Bocciolone L, Torri V, Mangioni C: Controversial issues in the management of early epithelial ovarian cancer: conservative surgery and role of adjuvant therapy. Gynecol Oncol 1994; 55:S47–S51.

[18] Zanetta G, Chiari S, Rota S, Bratina G, Maneo A, Torri V, Mangioni C: Conservative surgery for stage I ovarian carcinoma in women of childbearing age. Br J Obstet Gynaecol 1997; 104: 1030–1035.

[19] Brown C, Hyman J, Almadrones I, Curtin J, Hoskins W: Conservative surgical management of early epithelial ovarian cancer (EOC). Proc ASCO 1995; 14: 766.

[20] Bandera CA, Cramer DW, Friedman AJ, Sheets EE: Fertility therapy in the setting of a history of invasive epithelial ovarian cancer. Gynecol Oncol 1995; 58: 116–119.

[21] Raspagliesi F, Fontanelli R, Paladini D, di Re EM: Conservative surgery in high-risk epithelial ovarian carcinoma. J Am Coll Surg 1997; 185: 457–460.

[22] Morice P, Wicart-Poque F, Rey A, El-Hassan J, Pautier P, Lhomme C, de Crevosier R, Haie-Meder C, Duvillard P, Castaigne D: Results of conservative treatment in epithelial ovarian carcinoma. Cancer 2001; 92: 2412–2418.

[23] Schilder JM, Thompson AM, DePriest PD, Ueland FR, Cibull ML, Kryscio RJ, Modesitt SC, Lu KH, Geisler JP, Higgins RV, Magtibay PM, Cohn DE, Powell MA, Chu C, Stehman FB, van Nagell J: Outcome of reproductive age women with stage IA or IC invasive epithelial ovarian cancer treated with fertility-sparing therapy. Gynecol Oncol 2002; 87: 1–7.

[24] Morice P, Leblanc E, Rey A, Baron M, Quer- leu D, Blanchot J, Duvillard P, Lhomme C, Castaigne D, Classe JM, Bonnier P: Conservative treatment in epithelial ovarian cancer: results of a multicentre study of the GCCLCC (Groupe des Chirurgiens de Centre de Lutte contre le Cancer) and SFOG (Societe Française d'Oncologie Gynecologique). Hum Re- prod 2005; 20: 1379–1385.

[25] Battaglia F, Plotti F, Zullo MA, Panici PB, Plotti G: Successful pregnancy after conservative surgery for stage IC ovarian cancer with serous borderline tumor on contralateral ovary: a case report. Gynecol Oncol 2006; 100: 612–614.

[26] Borgfeldt C, Iosif C, Masback A: Fertility-sparing surgery and outcome in fertile women with ovarian borderline tumors and epithelial invasive ovarian cancer. Eur J Obstet Gynecol Reprod Biol 2007; 134: 110–114.

[27] Park JY, Kim DY, Suh DS, Kim JH, Kim YM, Kim YT, Nam JH: Outcomes of fertility-sparing surgery for invasive epithelial ovarian cancer: oncologic safety and reproductive outcomes. Gynecol Oncol 2008; 110: 345– 353.

[28] Kajiyama H, Shibata K, Suzuki S, Ino K, Yamamoto E, Mizuno K, Sakakibara K, Matsuzawa K, Takeda A, Kinoshita Y, Kawai M, Nagasaka T, Nawa A, Kikkawa F: Is there any possibility of fertility-sparing surgery in patients with clear-cell carcinoma of the ovary? Gynecol Oncol 2008; 111: 523–526.

[29] Muzii L, Palaia I, Sansone M, Calcagno M, Plotti F, Angioli R, Panici PB: Laparoscopic fertility-sparing staging in unexpected early stage ovarian malignancies. Fertil Steril 2009; 91: 2632–2637.

[30] Schlaerth AC, Chi DS, Poynor EA, Barakat RR, Brown CL: Longterm survival after fertility-sparing surgery for epithelial ovarian cancer. Int J Gynecol Cancer 2009; 19: 1199– 1204.

[31] Kwon YS, Hahn HS, Kim TJ, Lee IH, Lim KT, Lee KH, Shim JU, Mok JE: Fertility preservation in patients with early epithelial ovarian cancer. J Gynecol Oncol 2009; 20: 44–47.

[32] Anchezar JP, Sardi J, Soderini A: Long-term follow-up results of fertility-sparing surgery in patients with epithelial ovarian cancer. J Surg Oncol 2009; 100: 55–58.

[33] Kajiyama H, Shibata K, Suzuki S, Ino K, Nawa A, Kawai M, Nagasaka T, Kikkawa F: Fertility-sparing surgery in young women with invasive epithelial ovarian cancer. Eur J Surg Oncol 2010; 36: 404–408.

[34] Satoh T, Hatae M, Watanabe Y, Yaegashi N, Ishiko O, Kodama S, Yamaguchi S, Ochiai K, Takano M, Yokota H, Kawakami Y, Nishimura S, Ogishima D, Nakagawa S, Kobayashi H, Shiozawa T, Nakanishi T, Kamura T, Konishi I, Yoshikawa H: Outcomes of fertility-sparing surgery for stage I epithelial ovarian cancer: a proposal for patient selection. J Clin Oncol 2010; 28: 1727–1732.

[35] Kajiyama H, Shibata K, Mizuno M, Nawa A, Mizuno K, Matsuzawa K, Kawai M, Hosono S, Nagasaka T, Kikkawa F: Fertility-sparing surgery in young women with mucinous adenocarcinoma of the ovary. Gynecol Oncol 2011; 122: 334–338.

[36] Hu J, Zhu LR, Liang ZQ, Meng YG, Guo HY, Qu PP, Ma CL, Xu CJ, Yuan BB: Clinical outcomes of fertility-sparing treatments in young patients with epithelial ovarian carcinoma. J Zhejiang Univ Sci B 2011; 12: 787–795.

[37] Fruscio R, Corso S, Ceppi L, Garavaglia D, Garbi A, Floriani I, Franchi D, Cantu MG, Bonazzi CM, Milani R, Mangioni C, Colombo N: Conservative management of early-stage epithelial ovarian cancer: results of a large ret- rospective series. Ann Oncol 2013; 24: 138–144.

[38] Nam JH, Park JY: Fertility-Sparing Surgery for Young Women with Early-Stage Epithelial Ovarian Cancer. Gynecol Obstet Invest 2013; 76: 14–24.

[39] DiSaia PJ: Conservative management of the patient with early gynecologic cancer. CA Cancer J Clin 1989; 39: 135–15420.

[40] Morice P, Uzan C, Gouy S, Pautier P, Lhom- me C, Duvillard P: Results of conservative treatment of epithelial ovarian tumor. Gynecol Oncol 2009; 112: 673–674, author reply p 674.

[41] McGuire V, Jesser CA, Whittemore AS: Survival among US Women with invasive epithelial ovarian cancer. Gynecol Oncol 2002; 84: 399–403.

[42] Park B, Park S, Kim TJ, Ma SH, Kim BG, Kim YM, Kim JW, Kang S, Kim J, Yoo KY, Park SK: Epidemi-ological characteristics of ovarian cancer in Korea. J Gynecol Oncol 2010; 21: 241–247.

[43] Mizuno M, Kikkawa F, Shibata K, Kajiyama H, Suzuki T, Ino K, Kawai M, Mizutani S: Long-term prognosis of stage I ovarian carcinoma. Prognostic importance of intraoperative rupture. Oncology 2003; 65: 29–36.

[44] Vergote I, De Brabanter J, Fyles A, Bertelsen K, Einhorn N, Sevelda P, Gore ME, Kaern J, Verrelst H, Sjovall K, Timmerman D, Vandewalle J, Van Gramberen M, Trope CG: Prognostic importance of degree of differentiation and cyst rupture in stage I invasive epithelial ovarian carcinoma. Lancet 2001; 357: 176–182.

[45] Whittemore AS, Gong G, Itnyre J: Prevalence and contribution of BRCA1 mutations in breast cancer and ovarian cancer: results from three US Population-based case-control studies of ovarian cancer. Am J Hum Genet 1997; 60: 496–504.

[46] Skates SJ, Xu FJ, Yu YH, Sjovall K, Einhorn N, Chang Y, Bast RC Jr, Knapp RC: Toward an optimal algorithm for ovarian cancer screening with longitudinal tumor markers. Cancer 1995; 76: 2004–2010.

[47] Lynch HT, Cavalieri RJ, Lynch JF, Casey MJ: Gynecologic cancer clues to Lynch syndrome II diagnosis: a family report. Gynecol Oncol 1992; 44: 198–203.

[48] Lynch HT, Lynch J: Lynch syndrome: genetics, natural history, genetic counseling, and prevention. J Clin Oncol 2000; 18: 19S–31S.

[49] Brose MS, Rebbeck TR, Calzone KA, Stopfer JE, Nathanson KL, Weber BL: Cancer risk estimates for BRCA1 mutation carriers identified in a risk evaluation program. J Natl Cancer Inst 2002; 94: 1365–1372.

[50] Easton DF, Ford D, Bishop DT: Breast and ovarian cancer incidence in BRCA1 mutation carriers. Breast Cancer Linkage Consortium. Am J Hum Genet 1995; 56: 265–271.

[51] Ford D, Easton DF, Stratton M, Narod S, Goldgar D, Devilee P, Bishop DT, Weber B, Lenoir G, Chang-Claude J, Sobol H, Teare MD, Struewing J, Arason A, Scherneck S, Peto J, Rebbeck TR, Tonin P, Neuhausen S, Barkar- dottir R, Eyfjord J, Lynch H, Ponder BA, Gay- ther SA, Zelada-Hedman M, et al: Genetic heterogeneity and penetrance analysis of the BRCA1 and BRCA2 genes in breast cancer families. The Breast Cancer Linkage Consortium. Am J Hum Genet 1998; 62: 676–68.

[52] Aarnio M, Sankila R, Pukkala E, Salovaara R, Aaltonen LA, de la Chapelle A, Peltomaki P, Mecklin JP, Jarvinen HJ: Cancer risk in mutation carriers of DNA-mismatch-repair genes. Int J Cancer 1999; 81: 214–218.

[53] Young RC, Decker DG, Wharton JT, Piver MS, Sindelar WF, Edwards BK, Smith JP: Staging laparotomy in early ovarian cancer. JAMA 1983; 250: 3072–3076.

[54] Piver MS, Barlow JJ, Lele SB: Incidence of subclinical metastasis in stage I and II ovarian carcinoma. Obstet Gynecol 1978; 52: 100–104.

[55] Schueler JA: Early ovarian carcinoma surgical staging and prognostic factors. Eur J Obstet Gynecol Reprod Biol 1999; 85: 127–129.

[56] Helewa ME, Krepart GV, Lotocki R: Staging laparotomy in early epithelial ovarian carcinoma. Am J Obstet Gynecol 1986; 154: 282–286.

[57] Onda T, Yoshikawa H, Yokota H, Yasugi T, Taketani Y: Assessment of metastases to aortic and pelvic lymph nodes in epithelial ovarian carcinoma. A proposal for essential sites for lymph node biopsy. Cancer 1996; 78: 803–808.

[58] Young RC, Walton LA, Ellenberg SS, Homesley HD, Wilbanks GD, Decker DG, Miller A, Park R, Major F Jr: Adjuvant therapy in stage I and stage II epithelial ovarian cancer. Results of two prospective randomized trials. N Engl J Med 1990; 322: 1021–1027.

[59] Park B, Park S, Kim TJ, Ma SH, Kim BG, Kim YM, Kim JW, Kang S, Kim J, Yoo KY, Park SK: Epidemiological characteristics of ovarian cancer in Korea. J Gynecol Oncol 2010; 21: 241–247.

[60] Benjamin I, Morgan MA, Rubin SC: Occult bilateral involvement in stage I epithelial ovarian cancer. Gynecol Oncol 1999; 72: 288–291.

[61] Weinstein D, Polishuk WZ: The role of wedge resection of the ovary as a cause for mechanical sterility. Surg Gynecol Obstet 1975; 141: 417–418.

[62] Soliman PT, Slomovitz BM, Broaddus RR, Sun CC, Oh JC, Eifel PJ, Gershenson DM, Lu KH: Synchronous primary cancers of the endometrium and ovary: a single institution review of 84 cases. Gynecol Oncol 2004; 94: 456–462.

[63] Zaino R, Whitney C, Brady MF, DeGeest K, Burger RA, Buller RE: Simultaneously detected endometrial and ovarian carcinomas – a prospective clinicopathologic study of 74 cases: a Gynecologic Oncology Group study. Gynecol Oncol 2001; 83: 355–362.

Beate Rautenberg, Roxana Schwab und Annette Hasenburg

4.2.2 Fertilitätserhalt bei nicht epithelialen Ovarialmalignomen

4.2.2.1 Einleitung
Nicht-epitheliale Ovarialtumoren sind eine heterogene Gruppe von Malignomen und umfassen ca. 10 % aller Ovartumoren [1]. Die Einteilung erfolgt abhängig von der Ätiologie in Keimzelltumoren und Keimstrang-Stromatumoren.

4.2.2.2 Keimstrangstromatumoren des Ovars
Die Keimstrang-Stromatumoren bestimmen ca. 7 % aller malignen Ovartumore [12] und treten mit einer jährlichen Inzidenz von 2,1 auf 1 000 000 Frauen auf. Sie gehören damit zu den seltenen Ovarialtumoren [2]. Das histologische Bild ist heterogen und umfasst Granulosazell-, Sertolizell-, Leydigzell- und Thekazelltumore sowie die jeweiligen unreifen Vorläuferzellen und Fibroblasten [3].

70 % der Keimstrangstromatumoren sind Granulosazelltumoren [12], gefolgt von Sertoli-Leydig- und Thekazelltumoren. Die meisten Keimstrangstromatumoren treten unilateral auf, nur in ca. 2–8 % der Fälle wird ein beidseitiges Auftreten beobachtet [10]. Bei Granulosazelltumoren unterscheidet man zwischen der juvenilen (5 %) und der adulten Form (95 %), die sich histologisch, aber auch hinsichtlich der Rezidivquote unterscheidet. Die juvenile Form zeigt einen ungünstigeren Verlauf mit frühen Rezidiven (in den ersten drei Jahren), die adulten Tumoren rezidivieren im Mittel nach 6 Jahren und zeigen einen langsam fortschreitenden Verlauf [41].

Im Gegensatz zu den epithelialen Ovarialkarzinomen werden Keimstrangstromatumoren zu 80–90 % im Stadium FIGO I und II diagnostiziert und weisen daher eine gute Prognose auf [10, 24]. Das 5-Jahres-Gesamtüberleben für alle Tumorstadien und Tumorentitäten der Keimstrangstromatumoren liegt entsprechend bei 88 %, das 10 Jahres-Gesamtüberleben bei 79 % [10].

Keimstrangstromatumore können in jeder Altersklasse auftreten, zeigen jedoch eine Präferenz für die perimenopausale oder postmenopausale Frau [3, 10, 15]. Aufgrund der Altersklassifizierung sind diese Tumoren für den Fertilitätserhalt von untergeordneter Bedeutung. Die aktuell publizierte Datenlage bezüglich eines Fertilitätserhalt bei dieser Entität bezieht sich auf Kohorten mit wenigen Patientinnen bis hin zu Einzelfallberichten mit entsprechend limitierter statistischer Aussagekraft.

4.2.2.3 Diagnostik
Die Diagnostik von Keimstrangstromatumoren erfolgt nach den aktuellen AGO-S3 Leitlinie in Anlehnung an das Ovarialkarzinom [24]. Da diese heterogenen Tumoren oft hormonell aktiv sind, sollte bei entsprechenden klinischen Veränderungen Östradiol, Testosteron, FSH und LH im Serum bestimmt werden. Inhibin B und auch das AMH gelten als sensitive Marker für Granulosazelltumoren.

4.2.2.4 Therapie

Operative Therapie

Goldstandard der Therapie ist wie beim epithelialen Ovarialkarzinom die Operation, deren Ausdehnung abhängig gemacht wird vom Tumorstadium. Bei jungen Frauen sollte ein fertilitätserhaltendes Vorgehen erwogen werden. In diesem Fall wird bei organbegrenzten Keimstrangtumoren eine unilaterale Salpingo-Oophorektomie durchgeführt, bei bilateralem Befall kann im Einzelfall die Möglichkeit der organerhaltenden Tumorausschälung erwogen werden. Im Stadium I kann bei Kinderwunsch und makroskopisch unauffälligem Situs auf eine Hysterektomie und die kontralaterale Adenektomie verzichtet werden. Allerdings empfiehlt sich dann eine Hysteroskopie und Abrasio zum Ausschluss eines Endometriumkarzinoms, das durch den östrogen-oder androgenproduzierenden Tumor entstanden sein könnte. Bei G2/ G3-Tumoren sollte ein operatives Staging analog des Ovarialkarzinoms durchgeführt werden [24].

Adjuvante Chemotherapie

Eine adjuvante platinhaltige Chemotherapie sollte ab einem Tumorstadium Ic oder bei verbliebenen Tumorresten erwogen werden, auch wenn hierfür nur wenige prospektive Studien vorliegen. Empfohlene Substanzen sind: Cisplatin, Etoposid plus Bleomycin (PEB) oder Carboplatin/Paclitaxel; bei juvenilen Granulosazelltumoren: Cisplatin, Etoposid, Ifosfamid [24, 12, 42]. Auch wenn Chemotherapiekombinationen wie z. B. PEB oder PVB nur mässig ovarotoxisch sind, kann eine Reduktion des ovariellen Follikelpools bis hin zum prämaturen Ovarialversagen ein Problem für Frauen mit noch bestehendem Kinderwunsch darstellen. Daher ist vor Chemotherapiebeginn eine Beratung bezüglich möglicher fertilitätserhaltender Maßnahmen sinnvoll.

4.2.2.5 Keimzelltumoren des Ovars

Keimzelltumoren sind für ca. 5 % aller malignen Ovarialtumoren verantwortlich. Die jährliche Inzidenzrate beträgt 3,7 auf 1.000 000 Frauen [3]. Keimzelltumoren treten meist in den ersten 2 Lebensdekaden mit einem Inzidenzgipfel zwischen dem 16. und 20. Lebensjahr auf [23] und setzen sich aus einer heterogenen Gruppe verschiedener Subtypen zusammen: in bis zu 90% der Fälle findet sich ein Dysgerminom, immatures Teratom oder ein Dottersacktumor, in 5 bis 10% ein Chorionkarzinom, Embryonalkarzinom oder Polyembryom. Manchmal treten gemischte Tumoren auf [23]. Im Kindes- und Jugendalter sind 80% der auftretenden malignen Ovarialtumoren Keimzelltumore [22]. Ähnlich wie Keimstrangstromatumoren werden auch Keimzelltumoren meist in einem frühen Stadium entdeckt – bis zu 70% der Fälle werden im FIGO-I-Stadium diagnostiziert [15, 24]. Häufig ist das Auftreten unilateral, mit Ausnahme der Dysgerminome, die in 15% bilateral auftreten [15].

4.2.2.6 Operative Therapie

Sollte bei der Stagingoperation das kontralaterale Ovar und der Uterus makroskopisch unauffällig erscheinen, ist ein fertilitätserhaltendes Vorgehen zu rechtfertigen [24]. Die Wahrscheinlichkeit eines Rezidivs im kontralateralen Ovar ist sehr gering, sodass durch die fertilitätserhaltende Operation kein Nachteil bezüglich der onkologischen Prognose zu befürchten ist [30]. Selbst beim bilateralen Auftreten ist nach Abwägen der Risiken in Ausnahmefällen eine fertilitätserhaltende Operation vertretbar mit einseitiger Ovarektomie, kontralateraler oder beidseitiger Zystektomie und Erhalt des Uterus [15, 24]. Ggf. kann eine vorgeschaltete neoadjuvante Chemotherapie zu einem Downstaging führen und damit eine fertilitätserhaltende Operation ermöglichen [24].

Bei Planung einer fertilitätserhaltenden Operation sollte auf die kontralaterale Biopsie des Ovars verzichtet werden, da dies zu einem schlechteren Outcome bezüglich der Fertilität führen könnte. Ausnahmen sind das Vorliegen eines Dysgerminoms oder ein makroskopisch auffälliges kontralaterales Ovar [19, 20, 22, 24].

Bei Dysgerminomen/Gonadoblastomen sollte eine Chromosomenanalyse erfolgen, da betroffene Patientinnen häufig eine Chromosomenaberration des Y-Chromosoms aufweisen [18], die mit einer angeborenen Sterilität einhergeht. Eine fertilitätserhaltende Operation ist dann nicht sinnvoll, sie kann sogar aufgrund des hohen Risikos erneuter maligner Entartung die Prognose verschlechtern [15].

4.2.2.7 Adjuvante Chemotherapie

Bei Tumorstadien > FIGO Ia wird im Anschluss an eine operative Therapie die Durchführung einer adjuvanten Chemotherapie empfohlen [24]. Da auch hier eine Reduktion des ovariellen Follikelpools bis hin zum prämaturen Ovarialversagen möglich ist, sollte vor Therapiebeginn eine Beratung über fertilitätserhaltende Maßnahmen erfolgen.

4.2.2.8 Fertilitätserhaltende Möglichkeiten

**Kryokonservierung von Ovargewebe bei Keimstrang-Stromatumoren
und Keimzelltumoren**

Die Durchführung einer Teilovarektomie zur Kryokonserierung vor Chemotherapie führt zu einer Reduktion des verbliebenen Follikelpools. Da die angewandten Chemotherapien jedoch nur in ca. 30% der Fälle zu einem prämaturen Ovarialversagen führen und da bei Patientinnen mit Keimstrangstromatumoren bisher valide Daten fehlen zur onkologischen Sicherheit dieser Methode, sollte das Vorgehen individuell mit den Patientinnen besprochen werden – insbesondere wegen der Möglichkeit eines Rezidivs nach Retransplantation von Ovargewebe.

Kryokonservierung von fertilisierten oder unfertilisierten Oozyten bei Keimstrang-Stromatumoren

Zur ovariellen Stimulation bei Frauen mit malignen Keimstrangstromatumoren wurden bisher nur wenige Daten publiziert. Im Tierversuch wurde die Induktion von Keimstrangstromatumoren durch applizierte Gonadotropine beschrieben [38], sodass nicht ausgeschlossen werden kann, dass diese auch beim Menschen ein onkogenes Potential aufweisen.

Willemsen publizierte 1993 eine Fallstudie von 12 Frauen, die im Zuge einer ovariellen Stimulation (mit Clomiphen oder mit humanen Gonadotropinen) einen Granulosazelltumor entwickelt hatten [33]. Unklar ist, ob bereits bestehende Granulosazelltumoren durch den Gonadotropintrigger schneller wachsen oder ob erhöhte FSH-Spiegel einen direkten karzinogenen Effekt auf Granulosazellen ausüben. Möglich ist auch ein indirekter karzinogener Effekt durch einen erhöhten Östrogenspiegel, welcher die Proliferation und die mitotische Aktivität der Granulosazellen erhöhen könnte [33].

Kryokonservierung von fertilisierten oder unfertilisierten Oozyten bei Keimzelltumoren

Auch für maligne Keimzelltumoren wurden bisher nur wenige Daten zur ovariellen Stimulation publiziert. Daten zur onkologischer Sicherheit fehlen ebenfalls bis dato. Da Keimzelltumoren vermehrt Östrogenrezeptoren exprimieren, sollte – um potentielle onkologische Nachteile zu minimieren – bei einer ovariellen hormonelle Stimulation zusätzlich ein Aromatasehemmer gegeben werden, um supraphysiologische Östrogenspiegel zu verhindern – analog des hormonrezeptorpositiven Mammakarzinoms.

Da sowohl bei **Keimstrang-Stromatumoren wie auch bei Keimzelltumoren** eine mögliche Verschlechterung der Prognose nicht auszuschließen ist, bedarf es vor einer geplanten ovariellen Stimulation einer differenzierten Aufklärung der Patientin.

GnRH-Analoga

Die Applikation von GnRH-Analoga kann möglicherweise bei Durchführung einer adjuvanten Chemotherapie das Ovar und damit das fertile Potential vor einer toxischen Wirkung der applizierten Chemotherapeutie schützen. In einer Metaanalyse konnte Del Mastro durch Therapie mit GnRH-Analoga eine Reduktion der Rate an prämaturem Ovarialversagen (POF) um 57 % zeigen [39]. Allerdings fehlen bis dato publizierte Daten zur Reduktion des POF bei Patientinnen mit Keimstrangstromatumoren.

Keimstrang-Stromatumoren: Da GnRH-Analoga bei der ersten Applikation zu einem sogenannten flare-up (übermäßiger Anstieg der endogenen Gonadotropinsekretion) und damit zu einem hohen Gonadotropinspiegel führen können und damit möglicherweise onkogene Veränderungen am Ovarstroma auslösen, sollte diese Therapie in Kombination mit GnRH-Antagonisten während der ersten Applikationswoche stattfinden.

Keimzelltumoren: Salonen et al., [29] konnte zeigen, dass Keimzelltumoren vermehrt Östrogenrezeptoren exprimieren. Eine GnRH-Therapie zum Gonadenschutz könnte somit eventuell die Wirkung der Chemotherapie verringern. Allerdings beweist die Expression von Östrogenrezeptoren nicht die potentielle hormonabhängige Wachstumsstimulation eines Tumors. Auf eine mögliche Verschlechterung der Prognose sollte dennoch hingewiesen werden.

4.2.2.9 Fertilität und Fehlbildungsrate nach adjuvanter Chemotherapie
Die Fertilität nach einer fertilitätserhaltenden Operation wird beeinflusst vom Alter der Patientin, von der Gabe einer adjuvanten Chemotherapie, von den jeweils verabreichten Substanzen und der Anzahl der Chemotherapiezyklen. Während der Chemotherapie leiden je nach Therapieregime 12% bis 100% aller Frauen unter irregulären Zyklen bis hin zur sekundären Amenorrhö. Erfreulicherweise stellen sich aber bei über 70% der Frauen einige Monate nach Ende der Chemotherapie wieder reguläre Menstrationszyklen ein [25, 44, 21].

Keimstrang-Stromatumoren
Es existieren wenige, publizierte Fallberichte zu erfolgreich ausgetragenen Schwangerschaften nach fertilitätserhaltender Operation und adjuvanter Chemotherapie [5, 31, 13]. Trotz präkonzeptioneller Chemotherapie wurde jedoch keine erhöhte Rate an Fehlbildungen beschrieben.

Keimzelltumoren
Nach bisherigen Erkenntnissen zeigt sich keine erhöhte Fehlbildungsrate der Therapie eines Keimzelltumors. Lediglich in der Studie von Zanetta et al., 2001, findet sich eine leicht gesteigerte, statistisch nicht signifikante Erhöhung der Fehlbildungen. Auch die Abortrate entspricht in den meisten Studien der in der Normalbevölkerung [43].

4.2.2.10 Fazit
Fertilitätserhaltende Maßnahmen sind bei beiden Entitäten potentiell möglich. Die onkologische Vertretbarkeit muss jeweils individuell entschieden werden. Einflussfaktoren sind Alter und Prognose der Patientin, ihr Wunsch nach Fertilitätserhalt, die geburtshilfliche Anamnese sowie eine vorbekannte Infertilität bzw. deren Ursachen [15].

Primär fertilitätserhaltende operative Maßnahmen stellen die wichtigste und erfolgsversprechendste Option dar; zur Frage der Kryokonservierung von Ovargewebe, von fertilisierten oder unfertilisierten Oozyten oder der Verabreichung von GnRH-Analoga existieren bislang wenige Daten.

In jedem Fall sollte eine differenzierte Aufklärung der Patientin über Möglichkeiten, Grenzen und Risiken des Fertilitätserhaltes vor Einleitung der onkologischen Therapie erfolgen.

4.2.2.11 Literatur

[1]   Smith HO, Berwick M, Verschraegen CF, et al.: Incidence and survival rates for female malignant germ cell tumors. Obstet Gynecol 2006;107(5):1075–1085.

[2]   Parkinson CA, Hatcher HM, Ajithkumar TV: Management of malignant ovarian germ cell tumors. Obstet Gynecol Surv 2011;66(8):507–514.

[3]   Colombo N, Peiretti M, Garbi A, Carinelli S, Marini C, Sessa C; ESMO Guidelines Working Group: Non-epithelial ovarian cancer: ESMO Clinical Practice Guidelines for diagnosis, treatment and follow-up. Ann Oncol. 2012 Oct; 23 Suppl 7:vii20–6.

[4]   Chaopotong P1, Therasakvichya S, Leelapatanadit C, Jaishuen A, Kuljarusnont S. Ovarian Cancer in Children and Adolescents: Treatment and Reproductive Outcomes. Asian Pac J Cancer Prev. 2015; 16(11):4787–90.

[5]   Powell JL, Kotwall CA, Shiro BC: Fertility-sparing surgery for advanced juvenile granulosa cell tumor of the ovar. J Pediatr Adolesc Gynecol. 2014 Aug; 27(4):e89-92. doi: 10.1016/j.jpag.2013.10.001.

[6]   Schwartz PE, MacLusky N, Sakamoto H, Eisenfeld A: Steroid-receptor proteins in nonepithelial malignancies of the ovary. Gynecol Oncol. 1983 Jun;15(3):305–15.

[7]   Pecorelli S, Wagenaar HC, Vergote IB, Curran D, Beex LV, Wiltshaw E, Vermorken JB.: Cisplatin (P), vinblastine (V) and bleomycin (B) combination chemotherapy in recurrent or advanced granulosa(-theca) cell tumours of the ovary. An EORTC Gynaecological Cancer Cooperative Group study. Eur J Cancer. 1999 Sep;35(9):1331–7.

[8]   Homesley HD, Bundy BN, Hurteau JA, Roth LM: Bleomycin, etoposide, and cisplatin combination therapy of ovarian granulosa cell tumors and other stromal malignancies: A Gynecologic Oncology Group study. Gynecol Oncol. 1999 Feb;72(2):131–7.

[9]   Gershenson DM, Morris M, Burke TW, Levenback C, Matthews CM, Wharton JT: Treatment of poor-prognosis sex cord-stromal tumors of the ovary with the combination of bleomycin, etoposide, and cisplatin. Obstet Gynecol 87:527–531, 1996.

[10] Zhang M, Cheung MK, Shin JY, Kapp DS, Husain A, Teng NN, Berek JS, Osann K, Chan JK: Prognostic factors responsible for survival in sex cord stromal tumors of the ovary-an analysis of 376 women. Gynecol Oncol. 2007 Feb;104(2):396–400.

[11] Hourvitz A, Yerushalmi GM2, Maman E2, Raanani H2, Elizur S2, Brengauz M2, Orvieto R2, Dor J2, Meirow D2: Combination of ovarian tissue harvesting and immature oocyte collection for fertility preservation increases preservation yield. Reprod Biomed Online. 2015 Jul 13. pii: S1472-6483(15)00361-2. doi: 10.1016/j.rbmo.2015.06.025.

[12] Colombo N1, Parma G, Zanagnolo V, Insinga A: Management of ovarian stromal cell tumors. J Clin Oncol. 2007 Jul 10;25(20):2944–51.

[13] Zanagnolo V1, Pasinetti B, Sartori E: Clinical review of 63 cases of sex cord stromal tumors. Eur J Gynaecol Oncol. 2004;25(4):431–8.

[14] Lass A: The fertility potential of women with a single ovary. Hum Reprod Update. 1999 Sep-Oct; 5(5):546–50.

[15] Gershenson DM: Fertility-sparing surgery for malignancies in women. J Natl Cancer Inst Monogr. 2005;(34):43–7.

[16] Gershenson DM: Menstrual and reproductive function after treatment with combination chemotherapy for malignant ovarian germ cell tumors. Clin Oncol. 1988 Feb; 6(2): 270–5.

[17] Brewer M, Gershenson DM, Herzog CE, Mitchell MF, Silva EG, Wharton JT: Outcome and reproductive function after chemotherapy for ovarian dysgerminoma. J Clin Oncol. 1999 Sep;17(9):2670–75.

[18] Hertel JD, Huettner PC, Dehner LP, Pfeifer JD: The chromosome Y-linked testis-specific protein locus TSPY1 is characteristically present in gonadoblastoma. Hum Pathol. 2010 Nov; 41(11):1544–9. doi: 10.1016/j.humpath.2010.04.007.

[19] Low JJ, Perrin LC, Crandon AJ, Hacker NF: Conservative surgery to preserve ovarian function in patients with malignant ovarian germ cell tumors. A review of 74 cases. Cancer. 2000 Jul 15;89(2):391–8.

[20] Zanetta G, Bonazzi C, Cantù M, Binidagger S, Locatelli A, Bratina G, Mangioni C: Survival and reproductive function after treatment of malignant germ cell ovarian tumors. J Clin Oncol. 2001 Feb 15;19(4):1015–20.

[21] Tangir J, Zelterman D, Ma W, Schwartz PE: Reproductive function after conservative surgery and chemotherapy for malignant germ cell tumors of the ovary. Obstet Gynecol. 2003 Feb; 101(2):251–7.

[22] Zanagnolo V1, Sartori E, Trussardi E, Pasinetti B, Maggino T: Preservation of ovarian function, reproductive ability and emotional attitudes in patients with malignant ovarian tumors. Eur J Obstet Gynecol Reprod Biol. 2005 Dec 1;123(2):235–43.

[23] Park JY, Kim DY, Suh DS, Kim JH, Kim YM, Kim YT, Nam JH: Outcomes of pediatric and adolescent girls with malignant ovarian germ cell tumors. Gynecol Oncol. 2015 Jun;137(3):418–22. doi: 10.1016/j.ygyno.2015.03.054.

[24] S3-Leitlinie Diagnostik, Therapie und Nachsorge maligner Ovarialtumoren Version 1.0 – Juni 2013, AWMF-Registernummer: 032/035OL.

[25] Solheim O, Tropé CG, Rokkones E, Kærn J, Paulsen T, Salvesen HB, Hagen B, Vereide AB, Fosså SD: Fertility and gonadal function after adjuvant therapy in women diagnosed with a malignant ovarian germ cell tumor (MOGCT) during the "cisplatin era". Gynecol Oncol. 2015 Feb; 136(2):224–9. doi: 10.1016/j.ygyno.2014.12.010.

[26] Kurman RJ, Norris HJ: Malignant germ cell tumors of the ovary. Hum Pathol 8:551–564, 1977.

[27] Gershenson DM: Management of ovarian germ cell tumors. J Clin Oncol. 2007 Jul 10;25(20):2938–43.

[28] Chan JK, Tewari KS, Waller S, Cheung MK, Shin JY, Osann K, Kapp DS: The influence of conservative surgical practices for malignant ovarian germ cell tumors. J Surg Oncol.2008 Aug 1;98(2):111–6. doi: 10.1002/jso.21079.

[29] Salonen J, Butzow R, Palvimo JJ, Heikinheimo M, Heikinheimo O: Oestrogen receptors and small nuclear ring finger protein 4 (RNF4) in malignant ovarian germ cell tumours. Mol Cell Endocrinol. 2009 Aug 13;307(1–2):205–10. doi: 10.1016/j.mce.2009.03.015. Epub 2009 Apr 1

[30] Yang ZJ, Liu ZC, Wei RJ, Li L: An Analysis of Prognostic Factors in Patients with Ovarian Malignant Germ Cell Tumors Who Are Treated with Fertility-Preserving Surgery. Gynecol Obstet Invest. 2016;81(1):1–9. doi: 10.1159/000381771.

[31] Powell JL, Johnson NA, Bailey CL, Otis CN: Management of advanced juvenile granulosa cell tumor of the ovary. Gynecol Oncol. 1993 Jan;48(1):119–23.

[32] Ohel G, Kaneti H, Schenker JG: Granulosa cell tumors in Israel: a study of 172 cases. Gynecol Oncol. 1983 Apr;15(2):278–86.

[33] Willemsen W, Kruitwagen R, Bastiaans B, Hanselaar T, Rolland R. Lancet: Ovarian stimulation and granulosa-cell tumour. 1993 Apr 17;341(8851):986–8.

[34] Pankratz E, Boyes DA, White GW, Galliford BW, Fairey RN, Benedet JL: Granulosa cell tumors. A clinical review of 61 cases. Obstet Gynecol. 1978 Dec;52(6):718–23.

[35] Evans AT, Gaffey TA, Malkasian GD Jr, Annegers JF: Clinicopathologic review of 118 granulosa and 82 theca cell tumors. Obstet Gynecol. 1980 Feb; 55(2):231–8.
[36] Perrin LC, Low J, Nicklin JL, et al: Fertility and ovarian function after conservative surgery for germ cell tumours of the ovary. Aust N Z J Obstet Gynaecol 39: 243–245, 1999.
[37] Ezzat A, Raja M, Bakri Y, et al: Malignant ovarian germ cell tumours: A survival and prognostic analysis. Acta Oncol 38: 455–460, 199.
[38] Biskind GR, Bernstein DE, Gospe SM: The effect of exogenous gonadotrophins on the development of experimental ovarian tumors in rats. Cancer Res. 1953 Mar;13(3):216–20.
[39] Del Mastro L, Ceppi M, Poggio F, Bighin C, Peccatori F, Demeestere I, Levaggi A, Giraudi S, Lambertini M, D'Alonzo A, Canavese G, Pronzato P, Bruzzi P: Gonadotropin-releasing hormone analogues for the prevention of chemotherapy-induced premature ovarian failure in cancer women: systematic review and meta-analysis of randomized trials. Cancer Treat Rev. 2014 Jun;40(5):675–83. doi: 10.1016/j.ctrv.2013.12.001.
[40] Sehouli J, Drescher FS, Mustea A, Elling D, Friedmann W, Kühn W, Nehmzow M, Opri F, Klare P, Dietel M, Lichtenegger W: Granulosa cell tumor of the ovary: 10 years follow-up data of 65 patients. Anticancer Res. 2004 Mar-Apr;24(2C):1223–9.
[41] Freimann H, Aebi S: Nicht-epitheliale Tumoren des Ovars. info@onkologie_02_2012.
[42] Anthuber C, Dettmar P, Diebold J, Gutschow K, Keim S, Oberlechner E, Petrich S, Reif J, v. Eynatten K: Keimstrangstroma-Tumoren, Keimzelltumoren und maligne Müllersche Mischtumoren. Manual Maligne Ovarialtumoren, Tumorzentrum München 8. Auflage, W. Zuckschwerdt Verlag.
[43] Zanetta G, et al: Survival and reproductive function after treatment of malignant Germ Cell Ovarian Tumors. Journal of Clinical Oncology, Vol. 19, No 4 (February 15), 2001: pp 1015–1020.
[44] Gadducci A, Lanfredini N, Tana R: Menstrual function and childbearing potential after fertility-sparing surgery and platinum-based chemotherapy for malignant ovarian germ cell tumours. Gynecol Endocrinol. 2014 Jul;30(7): 467-71. doi: 10.3109/09513590.2014.907262.

Tanja M. Fehm

4.3 Borderline-Tumoren des Ovars

4.3.1 Inzidenz und Definition

Borderline-Tumoren des Ovars (BOT) stellen eine eigene Form von Ovarialtumoren dar. Wie der Name „*borderline*" = Grenze bereits zeigt, beschreiben diese Tumoren eine Entität zwischen eindeutig benignen und malignen Ovarialtumoren. In der Pathomorphologie zeichnen sich BOT durch folgende Merkmale aus: milde nukleäre Atypien, höhere mitotische Aktivität, mehrreihiges Oberflächenepithel, Formation von Papillen und die Möglichkeit einer Mikroinvasion. Die fehlende Stromainvasion ist darüber hinaus das histologisch kennzeichnende Merkmal dieser Tumoren.

Die Inzidenz des Borderlinetumors liegt bei 4,8 Neuerkrankungen pro 100.000 Frauen [1]. Sie verzeichnet in den letzten Jahren einen leichten Anstieg. Der wichtigste Unterschied des ovariellen Borderlinetumors im Vergleich zum Ovarialkarzinom ist die deutlich günstigere Prognose des BOT. Die 5-Jahres-Überlebensrate liegt hier bei 97–98% gegenüber 50% bei den Karzinomen [2, 3].

Das mittlere Erkrankungsalter liegt im Falle des Borderlinetumors des Ovars bei 40 (seröse Form) bzw. 35 Jahren (muzinöse Form). Dies bedeutet, dass sich bei Diagnosestellung ca. 30% der Frauen im reproduktionsfähigen Alter befinden und ggf. die Familienplanung noch nicht realisiert oder abgeschlossen werden konnte [3].

4.3.2 Unterteilung der Borderlinetumore

Histologisch werden die Borderlinetumore in die beiden großen Untergruppen serös und muzinös unterteilt. Daneben gibt es noch weitere seltenere Subtypen: endometroid, klarzellig und transitionalzellig (Brennertumor). Diese histologischen Typen sind selten. Sie machen nur 5% aller Borderlinetumore aus. Die beiden vorherrschenden Typen sind der seröse (55%) und der muzinöse (40%) Borderlinetumor [2]. Der seröse Typ geht häufiger mit den beschriebenen peritonealen Implantaten und einem Befall der Lymphknoten einher. Hier sollte differentialdiagnostisch immer an ein *Low-grade*-Ovarialkarzinom gedacht werden. Beim muzinösen Typ hingegen sind die Lymphknoten selten befallen. Dieser ist jedoch häufig mit dem synchronen Auftreten eines Appendixtumors assoziiert. Die Tabelle 4.4 fasst die wesentlichen Charakteristika der muzinösen und serösen Borderlinetumore zusammen.

Tab. 4.4: Klinisch-pathologische Charakteristika von muzinösen und serösen Borderlinetumoren.

	Seröser BOT	Muzinöser BOT
Häufigkeit	65–75%	10–20%
Erkrankungsalter	40 Jahre	35 Jahre
Befall beider Ovarien	bis zu 40% bilateral	> 90% unilateral
Stadium I	90%	Fast 100%
Mikroinvasionen	bis zu 10%	Bis zu 10%
Invasive Implantate	10–40%	selten
Lymphknotenbefall	bis zu 20%	selten
wichtigste Differentialdiagnosen	*Low-grade*-Ovarialkarzinom	Ovarialmetastase eines Appendixkarzinoms

Eine Besonderheit der BOTs stellen die sogenannten „Implants" dar. Hierbei handelt es sich um Tumorabsiedlungen innerhalb des Bauchraums, jedoch außerhalb der Ovarien. Sie werden unterteilt in invasiv und nicht-invasiv und tragen maßgeblich zur Prognose bei. Der Nachweis invasiver Implantate ist mit einer ungünstigen Prognose [4]. Weitere prognosemodifizierende Faktoren sind das Tumorstadium, der Tumorrest nach Primäroperation und das Lebensalter [4].

4.3.3 Diagnostik

Der erste Verdacht auf einen Borderlinetumor des Ovars wird meist zufällig in Rahmen einer Routinesonographie gestellt. Hier zeigt sich eine unklare ovarielle Raumforderung bei einer klassischerweise asymptomatischen Patientin. Die Sonomorphologie ist nicht eindeutig, indirekte Hinweise können sein: inhomogene Strukturen, oft mit zystische Anteilen, multilokuläre Ausprägung mit Septierung. Auch die Tumormarker CA 19-9, CEA und CA 12-5 sind keine verlässlichen Diagnoseparameter. Aus diesem Grund muss die Diagnose über die Histologie erfolgen und sollte durch eine Referenzpathologie bestätigt werden.

4.3.4 Therapiemanagement des Borderlinetumors

Entsprechend der aktuellen S3-Leitlinie ist es notwendig bei Erstdiagnose eines Borderlinetumors des Ovars ein komplettes chirurgisches Staging durchzuführen, da dieses zu einer deutlichen Verlängerung des progressionsfreien Überlebens führt. Dabei ist es das oberste Ziel, eine komplette Tumorresektion unter Vermeidung der iatrogenen, intraoperativen Tumorzellverschleppung zu erreichen. Die Staging-OP umfasst neben der beidseitigen Adnexektomie auch die Entfernung des Omentum majus, Entnahme von Peritonealbiopsien, ggf. der Appendix vermiformis (bei der muzinösen Form) sowie eine Spülzytologie [4]. Die Bedeutung der Hysterektomie ist noch unklar, so dass der Uterus auch im Rahmen des Fertilitätserhalts belassen werden kann. Eine pelvine und paraaortale, systematische Lymphonodektomie ist bei unauffälligen Lymphknoten ebenfalls nicht notwendig, da ihre routinemäßige Entfernung nicht zu einer Verlängerung des progressionsfreien Überlebens führt.

Die komplette Staging-Operation ist im Falle des Borderlinetumors auch bereits die vollständige Therapie. In Ausnahmefällen, besonders in fortgeschrittenen FIGO-Stadien (Vorliegen invasiver Implantate), wird eine adjuvante Chemotherapie diskutiert [5, 6]. Zu einer vollständigen onkologischen Therapie gehört auch die Nachsorge in regelmäßigen Intervallen. Beim Borderlinetumor des Ovars empfiehlt die zugehörige S3-Leitlinie dieses Intervall über 15 Jahre weiterzuführen, da die Mehrheit der Rezidive erst nach 5–15 Jahren auftritt.

4.3.5 Fertilitätserhaltende Maßnahmen beim Borderlinetumor

Abhängig vom Alter und der bisherigen Familienplanung kann der Wunsch der Patientin nach Fertilitätserhalt aufkommen. Die operativen Möglichkeiten reichen hier von der isolierten Entfernung des Tumors (Zystektomie) über eine einseitige Adnexektomie mit Erhalt des nicht betroffenen, kontralateralen Eierstocks bis hin zur beidseitigen Adnexektomie mit Uteruserhalt (Abb 4.1). Eine ausführliche Risikoberatung unter

Berücksichtigung der Familiensituation, des Alters und der Follikelreserve der Patientin ist daher vor der geplanten Operation und ggfs Einleitung von assistierten reproduktionsmedizinischen Techniken essentiell. Auf das erhöhte Rezidivrisiko muss auf jeden Fall hingewiesen werden und gleichzeitig auch auf das unveränderte Gesamtüberleben nach fertilitätserhaltender Operation. Bei Patientinnen mit *High-Risk*-Konstellation (z. B. intraepitheliales Karzinom, stromale Mikroinvasionen, mikropapillärer Typ oder invasive Implantate) sollte bevorzugt die Adnexektomie beidseits mit Uteruserhalt in Kombination mit präoperativen ART angeboten werden [7].

Ein fertilitätserhaltendes Vorgehen kann bei BOT angeboten werden. Über das erhöhte Rezidivrisiko muss immer aufgeklärt werden. Bis dato gibt es keine Hinweise, dass die Mortalität beeinflusst wird.

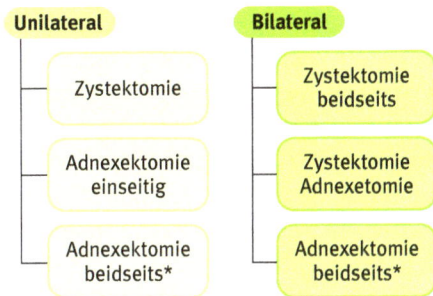

Uteruserhalt mit adäquatem Staging
(Omentektomie, Zytologie, Peritonealbiopsien,
Appendektomie bei muzinöser Histologie)
*präoperativ Oozytengewinnung notwendig

Abb. 4.1: Möglichkeiten des Fertilitätserhalts bei Borderlinetumoren.

4.3.5.1 Reproduktionsmöglichkeiten nach Uteruserhalt und beidseitiger Adenexektomie

Wenn sich die Patientin für ein uteruserhaltendes Verfahren mit beidseitiger Adnexektomie entscheidet, kann ihr bei bestehendem Kinderwunsch präoperativ eine Oozytengewinnung angeboten werden. Um das Zeitintervall bis zum Beginn der onkologischen Therapie kurz zu halten, kann hier ein zyklusunabhängiges kurzes Protokoll [8,9] zur ovariellen Stimulation durchgeführt werden. Im Rahmen dieses Kurzprotokolls wird die Patientin ohne Abwarten der Follikelphase mit Gonadotropinen und GnRH-Antagonisten stimuliert und anschließend werden die Oozyten mittels transvaginaler Follikelpunktion gewonnen [9]. Diese können als unbefruchtete Oozyten vitrifiziert oder als befruchteten Eizellen (Embryonen) kryokonserviert werden [10].

Alternativ ist auch die Methode der Kryokonservierung von laparoskopisch gewonnenem Ovargewebe möglich. Diese Methode ist weiterhin in einem experimentellen Stadium. Geburten nach Retransplantation wurden bisher nur vereinzelt beschrieben [10, 11]. Außerdem muss unbedingt auf das theoretische Risiko der

Retransplantation maligner Zellen hingewiesen werden, obwohl dies bisher im klinischen Alltag nicht gezeigt werden konnte [12].

Um das Risiko der Rückverpflanzung von borderline oder malignen Zellen zu verhindern, wird intensiv an den Techniken der *In-vitro*-Maturation (IVM) gearbeitet, s. auch Kap. 4.1.7. Hierzu kann kryokonserviertes Ovargewebe *in vitro* „gereift" werden. Anschließend lassen sich hieraus Eizellen entnehmen und entweder sofort im Rahmen der IVF-Behandlung nutzen oder kryokonservieren für den späteren Gebrauch [7]. Eine weitere Option stellt die Xenotransplantation und *In-vivo*-Reifung von Ovargewebe im Tiermodell dar. Beide Verfahren befinden sich aktuell noch in der experimentellen Phase der Entwicklung [13, 14].

4.3.5.2 Fertilitätserhaltendes Operieren mit Uterus- und Ovarerhalt

Im Allgemeinen ist die Prognose der Borderlinetumoren sehr gut, so dass Patientinnen mit Kinderwunsch jedoch ohne invasive Implantate auch eine fertilitätserhaltende Chirurgie mit Erhalt des Ovars vorgeschlagen werden kann [4, 15]. Bei unilateraler Salpingo-Oophorektomie zeigt sich gegenüber der bilateralen Salpingo-Oophorektomie nur eine moderate Erhöhung des Rezidivrisikos [3]. Hingegen wird die einfache Zystektomie des betroffenen Ovars bei BOT auf Grund des höheren Rezidivrisikos nur bedingt empfohlen [3]. Die Rezidivrate nach Zystektomie beträgt 36,3% und nach unilateraler Salpingo-Oophorektomie 15,1%. Nach einer radikalen Operation (mit resultierendem Fertilitätsverlust) betragen die Rezidivraten hingegen ca. 5% [7, 15]. Bei **beidseitigem** Befall der Ovarien mit einem Borderlinetumor oder bei Rezidiv eines BOT im verbliebenen Ovar, kann bei dringendem Kinderwunsch eine reine Zystektomie mit Erhalt eines oder beider Ovarien erwogen werden [16].

Die Blindbiopsie des kontralateralen Ovars mit nachfolgenden, potentiellen Komplikationen wie Gewebenekrose und Verwachsungen ist bei einseitigem Ovarerhalt nicht mehr indiziert. Der mikroskopische, nicht entdeckte, simultane Befall des kontralateralen Ovars als zusätzlicher Risikofaktor der fertilitätserhaltenden Chirurgie wird nur als sehr gering betrachtet. In 0%–2% der Fälle kommt es zum okkulten Befall der Gegenseite [16, 17]. Da eine Probebiopsie des unauffälligen Ovars zum Ausschluss eines bilateralen Borderlinetumors ohnehin nicht repräsentativ für das gesamte Ovar, wird dies auf Grund der zusätzlichen Traumatisierung des gesunden Ovargewebes nicht empfohlen [18].

Ein Blindbiopsie des kontralateralen, makroskopisch unauffälligen Ovars wird nicht empfohlen.

Das Borderlinerezidiv ist in der Regel durch einen erneuten chirurgischen Eingriff heilbar, sodass das Gesamt-Überleben (5-JÜR: 92–96%) dieser Patientinnen durch das Wiederauftreten der Erkrankung nicht signifikant beeinflusst wird [3, 19–23]. 2,3% aller Patientinnen mit einem Borderlinetumor erleiden allerdings ein Rezidiv mit maligner Transformation zum invasiven Karzinom [3, 24]. In diesem seltenen Fall eines ausgedehnten invasiven Rezidivs, vermindert sich die 5-JÜR jedoch auf 50% [3].

Nach abgeschlossener Familienplanung sollte daher die Patientin über die Möglichkeit der komplettierenden Adnexexstirpation aufgeklärt werden [19, 25].

4.3.6 Schwangerschaftsraten nach fertilitätserhaltender Operation

Nach einer Phase der Rekonvaleszenz sollte sich die Patientin zeitnah dem Kinderwunsch widmen. Um den Erfolg einer spontanen Konzeption abschätzen zu können, sollte nicht nur die angewandte Operationstechnik berücksichtigt, sondern auch das Alter der Patientin, der histologischen Subtyp sowie der *Antral Follicle Count* (AFC) und die Serumspiegel des AMH in die Empfehlungen mit einfließen [7]. Wie in der allgemeinen Bevölkerung auch, zeigen sich höhere Erfolgsraten für die spontane Konzeption bei jüngeren Patientinnen [26, 27] sowie bei ausreichender ovarieller Reserve, bestimmt durch die Werte AFC und AMH. Die Schwangerschaftsrate nach Abwarten der spontanen Konzeption wird mit ca. 30–50% beschrieben [7]. Bis dato gibt keine Hinweise, dass die Mortalität nach fertilitätserhaltender Operation und erfolgreicher Schwangerschaft erhöht ist [15, 25, 28–31].

> Die Mortalität nach fertilitätserhaltender Operation bei BOT und erfolgreicher Schwangerschaft ist nicht erhöht.

4.3.7 Borderlinetumor und IVF-Therapie

Sollte sich innerhalb von ein bis zwei Jahren keine spontane Konzeption einstellen, können die assistierten reproduktionsmedizinischen Techniken (ART) hinzugezogen werden [26, 32, 33]. Ohnehin scheint bei BOT-Patientinnen eine erhöhte Rate an Infertilität (10 bis 35%) vorzuliegen [34]. Der Einsatz dieser Technologien führte zu einer Schwangerschaftsrate von bis zu 80% [7].

Die Auswirkung einer hormonellen Stimulation im Rahmen einer IVF-Behandlung auf das Rezidiv- oder Progressrisiko von Borderlinetumoren ist bisher nicht systematisch untersucht worden. Die Zusammenfassung kleinerer Kohorten lässt vermuten, dass es nach fertilitätserhaltender Operation mit oder ohne anschließender IVF-Therapie zu keiner Risikoerhöhung für ein Krankheitsrezidiv kommt [28, 35, 36]. Jedoch sollte die Anzahl der ovariellen Stimulationszyklen gering sein, um das Rückfallrisiko zu minimieren.

Diese Einschätzung bezüglich des Rezidivrisikos wird durch *In-vitro*-Versuche an Zelllinien aus Borderlinetumoren unterstützt. Hier zeigte sich kein Wachstum der Zellen nach Behandlung mit FSH oder Östradiol [37]. Darüber hinaus konnte gezeigt werden, dass in-vitro behandelte Zelllinien von Ovarialkarzinomen und Borderlinetumoren durch HCG sogar in Wachstum und Aktivität inhibiert wurden. Die *in vitro* verwendeten Konzentrationen entsprachen hierbei denen während der ovariellen Stimulation und auch den physiologischen Konzentrationen im Rahmen der Schwangerschaft [7, 38].

> Eine hormonelle Stimulation im Rahmen einer IVF-Behandlung erhöht nicht das Rückfallrisiko.

4.3.8 Komplettierungsoperation

Nach abgeschlossener Familienplanung sollte nach internationalen Guidelines (z. B. NCCN-Guidelines [39] eine Komplettierung der Operation im Sinne einer Adnexektomie und ggf. Hysterektomie angeboten werden. Dies gilt insbesondere bei *High-Risk*-Situationen (z. B. intraepitheliales Karzinom, stromale Mikroinvasionen, mikropapillärer Typ oder invasiven Implantaten) [33]. Auf Grund der niedrigen Rezidivrate und der zusätzlich geringen Wahrscheinlichkeit für ein invasives Rezidiv verzichten auch einige Zentren auf die Komplettierungsoperation nach entsprechender Risikoaufklärung [19, 25].

4.3.9 Literatur

[1]   du Bois, A., N. Ewald-Riegler, et al. (2009). Borderline-Tumoren des Ovars – eine systematische Übersicht. Geburtshilfe Frauenheilkd 69(09): 807–833.
[2]   Sherman, M. E., P. J. Mink, et al. (2004). Survival among women with borderline ovarian tumors and ovarian carcinoma: a population-based analysis. Cancer 100(5): 1045–1052.
[3]   du Bois, A., N. Ewald-Riegler, et al. (2013). Borderline tumours of the ovary: A cohort study of the Arbeitsgmeinschaft Gynakologische Onkologie (AGO) Study Group. Eur J Cancer 49(8): 1905–1914.
[4]   Leitlinienprogramm Onkologie (Deutsche Krebsgesellschaft, D. K., AWMF) (2013). S3-Leitlinie Diagnostik, Therapie und Nachsorge maligner Ovarialtumoren, AWMF Registrierungsnummer: 032-035OL (Langversion 1.0).
[5]   Crispens, M. A., D. Bodurka, et al. (2002). Response and survival in patients with progressive or recurrent serous ovarian tumors of low malignant potential. Obstet Gynecol 99(1): 3–10.
[6]   Obermair, A. and S. Hiebl (2007). Laparoscopy in the treatment of ovarian tumours of low malignant potential. Aust N Z J Obstet Gynaecol 47(6): 438–444.
[7]   Darai, E., R. Fauvet, et al. (2013). Fertility and borderline ovarian tumor: a systematic review of conservative management, risk of recurrence and alternative options. Hum Reprod Update 19(2): 151–166.
[8]   von Wolff, M., C. J. Thaler, et al. (2009). Ovarian stimulation to cryopreserve fertilized oocytes in cancer patients can be started in the luteal phase. Fertil Steril 92(4): 1360–1365.
[9]   Cakmak, H. and M. P. Rosen (2015). Random-start ovarian stimulation in patients with cancer. Curr Opin Obstet Gynecol 27(3): 215–221.

[10] Findeklee, S., L. Lotz, et al. (2015). Fertility Protection in Female Oncology Patients: How Should Patients Be Counseled? Geburtshilfe Frauenheilkd 75(12): 1243–1249.

[11] Dittrich, R., J. Hackl, et al. (2015). Pregnancies and live births after 20 transplantations of cryopreserved ovarian tissue in a single center. Fertil Steril 103(2): 462–468.

[12] Rosendahl, M., M. T. Andersen, et al. (2010). Evidence of residual disease in cryopreserved ovarian cortex from female patients with leukemia. Fertil Steril 94(6): 2186–2190.

[13] Dieleman, S. J., P. J. Hendriksen, et al. (2002). Effects of in vivo prematuration and in vivo final maturation on developmental capacity and quality of pre-implantation embryos. Theriog-enology 57(1): 5–20.

[14] Soleimani, R., E. Heytens, et al. (2010). Xenotransplantation of cryopreserved human ovarian tissue into murine back muscle. Hum Reprod 25(6): 1458–1470.

[15] Morice, P., S. Camatte, et al. (2001). Clinical outcomes and fertility after conservative treatment of ovarian borderline tumors. Fertil Steril 75(1): 92–96.

[16] Palomba, S., E. Zupi, et al. (2007). Comparison of two fertility-sparing approaches for bilateral borderline ovarian tumours: a randomized controlled study. Hum Reprod 22(2): 578–585.

[17] Park, J. Y., D. Y. Kim, et al. (2008). Outcomes of fertility-sparing surgery for invasive epithelial ovarian cancer: oncologic safety and reproductive outcomes. Gynecol Oncol 110(3): 345–353.

[18] von Wolff, M., M. Montag, et al. (2011). Fertility preservation in women–a practical guide to preservation techniques and therapeutic strategies in breast cancer, Hodgkin's lymphoma and borderline ovarian tumours by the fertility preservation network FertiPROTEKT. Arch Gynecol Obstet 284(2): 427–435.

[19] Zanetta, G., S. Rota, et al. (2001). Behavior of borderline tumors with particular interest to persistence, recurrence, and progression to invasive carcinoma: a prospective study. J Clin Oncol 19(10): 2658–2664.

[20] Longacre, T. A., J. K. McKenney, et al. (2005). Ovarian serous tumors of low malignant potential (borderline tumors): outcome-based study of 276 patients with long-term (> or =5-year) follow-up. Am J Surg Pathol 29(6): 707–723.

[21] Uzan, C., E. Muller, et al. (2013). Fertility sparing treatment of recurrent stage I serous borderline ovarian tumours. Hum Reprod 28(12): 3222–3226.

[22] Trillsch, F., S. Mahner, et al. (2014). Age-dependent differences in borderline ovarian tumours (BOT) regarding clinical characteristics and outcome: Results from a subanalysis of the Arbeitsgemeinschaft Gynaekologische Onkologie (AGO) ROBOT Study. Ann Oncol.

[23] Helpman, L., M. E. Beiner, et al. (2015). Safety of ovarian conservation and fertility preservation in advanced borderline ovarian tumors. Fertil Steril 104(1): 138–144.

[24] Morice, P., D. Denschlag, et al. (2011). Recommendations of the Fertility Task Force of the European Society of Gynecologic Oncology about the conservative management of ovarian malignant tumors. Int J Gynecol Cancer 21(5): 951–963.

[25] Tinelli, R., A. Tinelli, et al. (2006). Conservative surgery for borderline ovarian tumors: a review. Gynecol Oncol 100(1): 185–191.

[26] Fauvet, R., C. Poncelet, et al. (2005). Fertility after conservative treatment for borderline ovarian tumors: a French multicenter study. Fertil Steril 83(2): 284–290; quiz 525–286.

[27] Kanat-Pektas, M., M. Ozat, et al. (2011). Fertility outcome after conservative surgery for borderline ovarian tumors: a single center experience. Arch Gynecol Obstet 284(5): 1253–1258.

[28] Beiner, M. E., W. H. Gotlieb, et al. (2001). Infertility treatment after conservative management of borderline ovarian tumors. Cancer 92(2): 320–325.

[29] Camatte, S., R. Rouzier, et al. (2002). [Prognosis and fertility after conservative treatment for ovarian tumors of limited malignancy: review of 68 cases]. Gynecol Obstet Fertil 30(7–8): 583–591.

[30] Donnez, J., A. Munschke, et al. (2003). Safety of conservative management and fertility outcome in women with borderline tumors of the ovary. Fertil Steril 79(5): 1216–1221.

[31] Tinelli, F. G., R. Tinelli, et al. (2007). Pregnancy outcome and recurrence after conservative laparoscopic surgery for borderline ovarian tumors. Acta Obstet Gynecol Scand 86(1): 81–87.

[32] Fortin, A., P. Morice, et al. (2007). Impact of infertility drugs after treatment of borderline ovarian tumors: results of a retrospective multicenter study. Fertil Steril 87(3): 591–596.

[33] Trope, C. G., J. Kaern, et al. (2012). Borderline ovarian tumours. Best Pract Res Clin Obstet Gynaecol 26(3): 325–336.

[34] Eskander, R. N., L. M. Randall, et al. (2011). Fertility preserving options in patients with gynecologic malignancies. Am J Obstet Gynecol 205(2): 103–110.

[35] Fasouliotis, S. J., O. Davis, et al. (2004). Safety and efficacy of infertility treatment after conservative management of borderline ovarian tumors: a preliminary report. Fertil Steril 82(3): 568–572.

[36] Zapardiel, I., M. Cruz, et al. (2016). Assisted reproductive techniques after fertility-sparing treatments in gynaecological cancers. Hum Reprod Update.

[37] Basille, C., F. Olivennes, et al. (2006). Impact of gonadotrophins and steroid hormones on tumour cells derived from borderline ovarian tumours. Hum Reprod 21(12): 3241–3245.

[38] Tourgeman, D. E., J. J. Lu, et al. (2002). Human chorionic gonadotropin suppresses ovarian epithelial neoplastic cell proliferation in vitro. Fertil Steril 78(5): 1096-1099.

[39] Network, N. C. C. NCCN Clinical Practice Guidelines in Oncology, Ovarian Cancer, Version 2.2015. 2/2016, from http://www.nccn.org/professionals/physician_gls/f_guidelines.asp. http://www.nccn.org/professionals/physician_gls/f_guidelines.asp?button=I+Agree#site (Accessed on January, 2016).

Peter Hillemanns

4.4 Zervixkarzinom

Das Zervixkarzinom ist die dritthäufigste Krebserkrankung bei Frauen weltweit. Ein Drittel dieser Karzinome betrifft Frauen im reproduktiven Alter. Bereits ab einem Alter von 30 Jahren steigt die Inzidenz deutlich an. Die meisten Zervixkarzinome werden in der Altersgruppe zwischen 40 und 44 Jahren diagnostiziert. Die Präkanzerose, zervikale intraepitheliale Neoplasie Grad (CIN) 3, erreicht die höchste Inzidenz bei Frauen zwischen 30 und 35 Jahren. Die Standardtherapie der CIN 3 besteht in der Schlingenkonisation als organerhaltendem Eingriff. Aber auch beim frühen Zervixkarzinom fragen viele betroffene Frauen nach einem fertilitätserhaltenden Vorgehen, um den Kinderwunsch noch zu realisieren. Organerhaltende Therapieverfahren bei Zervixkarzinom sind neben Konisation die radikale Trachelektomie in Form eines vaginalen oder abdominellen Vorgehens, die einfache Trachelektomie sowie fertilitätserhaltende Operationen in Verbindung mit neoadjuvanter Chemotherapie. Ab den Tumorstadien mit erhöhtem Risiko für einen lymphatischen Befall wird zusätzlich die pelvine Lymphonodektomie durchgeführt (Abb. 4.2).

4.4.1 Zervikale intraepitheliale Neoplasie Grad (CIN) 3

Der Standard in der Therapie der CIN 3 ist die Schlingenkonisation als gewebeschonende Entfernung der CIN im Gesunden. Dieser Eingriff sollte unter kolposkopischer Kontrolle mit 5%iger Essigsäure bzw. Schiller'scher Jodprobe erfolgen (Abb. 4.3), um auf der einen Seite möglichst viel gesundes Gewebe zu erhalten und auf der anderen Seite eine *In-sano*-Resektion zu erzielen [1]. Mit zunehmendem Volumen des exzidierten Gewebes steigt das Risiko nicht nur für postoperative Komplikationen wie

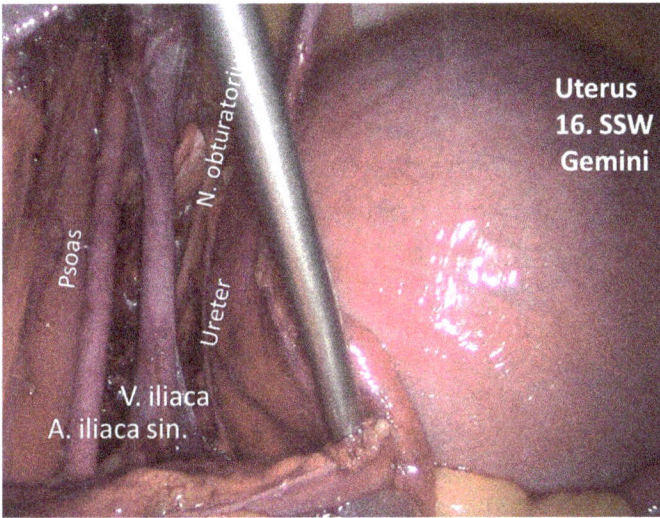

Abb. 4.2: Laparoskopische pelvine Lymphonodektomie eines Adenokarzinoms der Cervix uteri pT1b1 (8 × 3 mm) in 16. SSW.

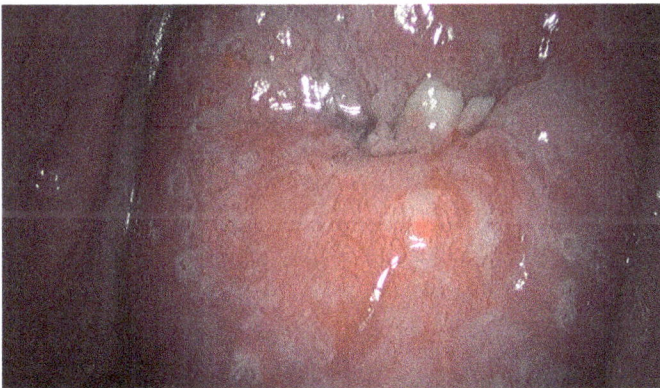

Abb. 4.3: Kolposkopie eines Adenokarzinoms der Cervix uteri pT1b1 (8 × 3 mm) 5–9 Uhr, daneben ACIS und CIN 3 in 16. SSW.

Blutung und Stenose, sondern auch das Risiko einer Zervixverkürzung mit konsekutiver Insuffizienz und Frühgeburtlichkeit [2]. Aufgrund des zunehmenden Trends einer konservativen Gewebeexzision bei Konisation – insbesondere bei Frauen mit Kinderwunsch – kann sich das Risiko für ein CIN-Rezidivs oder sogar invasives Zervixkarzinom erhöhen. Eine strukturierte Nachsorge mit HPV-Test und Zervixzytologie ist daher nach 6, 12 und 24 Monaten notwendig [1]. Bei auffälligen Nachbetreuungsbefunden im Zustand nach Konisation (mindestens ein Testverfahren positiv) sollte eine Abklärungskolposkopie erfolgen.

Konisationsverfahren in der Schwangerschaft sind mit erheblichen geburtshilflichen Risiken wie Frühgeburtlichkeit assoziiert und sollten in graviditate vermieden werden. Unter kolposkopischer Kontrolle in graviditate kann die Therapie der CIN 3 dann postportal erfolgen.

4.4.2 Mikrokarzinom der Cervix uteri (FIGO-Stadium IA1)

Gemäß den meisten internationalen Leitlinien und auch der deutschen S3-Leitlinie von 2014 stellt die Konisation bei Frauen mit Kinderwunsch die Standardtherapie dar [3]. Bei abgeschlossener Familienplanung bzw. bei hohem Sicherheitsbedürfnis wird die einfache Hysterektomie empfohlen. In den allermeisten Fällen liegt auch keine lymphovaskuläre Infiltration vor, sodass eine Lymphonodektomie nicht indiziert ist. Lediglich bei Frauen mit lymphovaskulärer Gefäßinfiltration sollte eine pelvine Lymphonodektomie, ggfs. als Sentinellymphonodektomie erfolgen. Bei positiven Rändern im Konisat (R1) ist die Durchführung einer Trachelektomie gemäß Leitlinie empfohlen.

4.4.3 Mikrokarzinom der Cervix uteri (FIGO-Stadium IA2)

In diesem Tumorstadium ist die pelvine Lymphonodektomie indiziert. Bei tumorbefallenen Sentinellymphknoten oder pelvinen Lymphknotenmetastasen ist ein fertilitätserhaltenes Vorgehen nicht möglich. Frauen mit Kinderwunsch und histologisch negativen Lymphknoten im FIGO-Stadium IA2 können organerhaltend mittels radikaler Trachelektomie (und prophylaktischer Permanentcerclage) operiert werden. Alternativ kann nach entsprechender Aufklärung eine Konisation mit Zervixkürettage erfolgen. Liegt kein Kinderwunsch vor, ist die Standardtherapie eine (radikale) Hysterektomie mit pelviner Lymphonodektomie.

4.4.4 Frühes Zervixkarzinom (FIGO-Stadium IB1 unter 2 cm)

Die radikale Chirurgie ist erste Wahl bei IB1-Tumoren [3]. Bei Zervixkarzinomen mit einer maximalen Größe von bis zu 2 cm belegen klinische Studien, dass bei Frauen mit Wunsch nach Fertilitätserhalt die Trachelektomie mit pelviner Lymphonodektomie vergleichbare Resultate erzielt wie eine radikale Hysterektomie [4, 5]. Bei Zervixkarzinomen mit einer Größe über 2 cm steigt signifikant das Rezidivrisiko an: 3 % für Tumore ≤ 2 cm versus 17 % für > 2 cm. Ein organerhaltendes Verfahren wird daher in den meisten Leitlinien für Zervixkarzinome über 2 cm nicht empfohlen. In Studien werden bei Tumorgröße über 2 cm neoadjuvante Chemotherapieansätze gefolgt von organerhaltender Chirurgie untersucht [6].

4.4.5 Zervikales Adenokarzinom und Fertilitätserhalt

Bis zu 20 % der Zervixkarzinome haben den histologischen Subtyp eines Adenokarzinoms. Über ein höheres Risiko von Lymphknotenmetastasen, hämatogener Disseminierung sowie distanter Metastasierung bei Adenokarzinomen im Vergleich zu Plattenepithelkarzinomen im Stadium FIGO IB1-III wird berichtet [7]. Aufgrund der endozervikalen Ausbreitung besteht ein höheres Risiko für eine R1-Resektion bei organerhaltendem operativem Vorgehen. In einigen Studien traten häufiger Rezidive nach vaginaler radikaler Trachelektomie (VRT) bei Adenokarzinomen im Vergleich zu Plattenepithelkarzinomen auf. Andere Studien wiederum belegen ein erhöhtes Risiko nur bei Tumorgröße über 2 cm [4, 8, 9].

4.4.6 Operative Verfahren zum Organerhalt bei Zervixkarzinom

Im FIGO-Stadium IA1-2 ohne Risikofaktoren scheint die Konisation (mit oder ohne pelviner Lymphonodektomie) eine akzeptable Alternative zur Trachelektomie bei Frauen mit Kinderwunsch darzustellen [10]. Die Messerkonisation erzielt bei vergleichbarer Resektionsgröße keine besseren Ergebnisse als eine Schlingenkonisation (LEEP) [11]. Bei der radikalen Trachelektomie wird neben der Teilamputation des Gebärmutterhalses das parametrane Gewebe ähnlich der radikalen Hysterektomie mit entfernt. Das krankheitsfreie Überleben und Gesamtüberleben nach Trachelektomie bei Zervixkarzinomen unter 2 cm liegt bei 95 % bzw. 97 % nach fünf Jahren und ist nicht different zu den Daten nach radikaler Hysterektomie. Welchen Vorteil bietet eine radikale gegenüber einer einfachen Trachelektomie? In einer Studie von Covens et al. fand sich eine parametrane Infiltration in nur 0,6 % bei Zervixkarzinomen < 2 cm, negativen pelvinen Lymphknoten und einer Infiltrationstiefe unter 10 mm [12]. In einer anderen Studie mit 564 radikalen Hysterektomien traten 10,8 % parametrane Infiltrationen auf, wobei bei Tumoren unter 2 cm mit N0 L0

V0 und Stromainfiltration unter 10 mm auch nur 0,4 % befallen waren [13]. Aufgrund dieser sehr geringen Rate an parametraner Infiltration haben einige Autoren die einfache Trachelektomie (ST) oder sogar die Konisation in diesen Fällen empfohlen [14].

Das Ausmaß der parametranen Radikalität ist bisher nicht geklärt. Neben der von Daniel Dargent eingeführten radikalen Trachelektomie als fertilitätserhaltene Maßnahme bei Zervixkarzinom ist auch ein abdominelles Vorgehen etabliert, welches bei einigen Operateuren zu einer größeren parametranen Breite im Vergleich zum vaginalen Vorgehen führt [15].

Da allerdings nur rund 65 % der Patientinnen noch residuales Tumorgewebe im Trachelektomiepräparat nach einer Konisation aufweisen, spielt die Länge der resezierten Parametrien wohl nur eine untergeordnete Rolle [16]. Verschiedene kleinere Studien zur einfachen Trachelektomie bzw. Konisation bei unauffälligen pelvinen Lymphknoten berichten von einer insgesamt niedrigen Rezidivrate [16, 17, 18].

Bei Nachweis von pelvinen Lymphknotenmetastasen ist eine paraaortale Lymphonodektomie indiziert mit Radiochemotherapie [3]. Für die Ovarprotektion können die Ovarien aus dem Strahlfeld transponiert werden, wobei dies möglichst weit kraniolateral nach Mobilisation der Ovarikagefäße erfolgen sollte (mindestens 1,5 cm kranial der Crista iliaca) [19].

Die Baby-take-home-Rate nach Trachelektomie liegt zwischen 36 und 63 % [9]. Um das signifikant erhöhte Risiko der Frühgeburtlichkeit vor der 35. Schwangerschaftswoche (bis 30 %) zu vermeiden, wird üblicherweise eine prophylaktische Permanentcerclage im Rahmen der Trachelektomie platziert. Die meisten Frühgeburten traten nach der 32. SSW auf. Lediglich 10 % der Kinder nach RVT kamen vor der 28. SSW zur Welt. Der Benefit einer Cerclage hinsichtlich Prolongation der Schwangerschaft und neonatalem Outcome bei diesen Patientinnen ist nicht zweifelsfrei belegt. In über 10 % tritt eine Zervixstenose nach Anlage einer Permanentcerclage auf mit den Problemen der Hämatometra aber auch eingeschränkter Fertilität. Alternativ zur im Rahmen der Trachelektomie platzierten Permanentcerclage kann auch nach dem ersten Trimenon laparoskopisch bzw. per Minilaparotomie eine Cerclage in graviditate platziert werden [20, 21].

4.4.7 Neoadjuvante Chemotherapie und Fertilitätserhaltende Chirurgie

Um eine onkologisch sichere Organerhaltung bei Zervixkarzinomen über 2 cm zu erzielen, wurde die neoadjuvante Chemotherapie eingesetzt, gefolgt von Konisation oder Trachelektomie. Hierdurch lässt sich ein Downstaging erzielen (ca. 40 % ohne weiteren Nachweis von Tumor und 40 % mit Resttumor <3 mm) [22]. Einige Studien belegen jedoch schlechtere Ergebnisse, sodass dieses Konzept auch umstritten ist [8, 23].

In der Metaanalyse von Pareja R. et al. zu Zervixkarzinomen über 2 cm und radikaler Trachelektomie wurden 394 Patientinnen eingeschlossen [24]. Die Rezidivrate nach vaginaler Trachelektomie lag bei 22%, nach laparoskopischer Trachelektomie bei 20% und nach NACT bei nur 7,6%. Die höchsten Schwangerschaftsraten wurden nach NACT und Trachelektomie erzielt (30,6% NACT vs. 24% VRT vs. 16,7% ART). Auch wenn die NACT kombiniert mit Trachelektomie bei Zervixkarzinomen mit 2–4 cm Durchmesser keinen Standard darstellt, kann dies in Einzelfällen bei Frauen mit Kinderwunsch diskutiert werden.

4.4.8 Neue Optionen zum Fertilitätserhalt

Mit der Entwicklung der operativen Methode „Radikale vaginale Trachelektomie" öffneten sich neue Optionen in der fertilitätserhaltenden Chirurgie des frühen Zervixkarzinoms mit Tumorgröße unter 2 cm. Der Einsatz der neoadjuvanten Chemotherapie bei Tumoren über 2 cm bietet in manchen Fällen die Chance für ein organerhaltendes Vorgehen bei allerdings noch limitierter Datenlage und auch Hinweisen für ein erhöhtes Rezidivrisiko. Die Transposition der Ovarien außerhalb des pelvinen Bestrahlungsfeldes ist eine etablierte Maßnahme, um die ovarielle Funktion sowohl hinsichtlich der endokrinen Funktion wie auch der Fertilität zu erhalten. Für diese Frauen mit Ovarerhalt, jedoch Hysterektomie bietet sich die Option einer Leihmutterschaft. Die Arbeitsgruppe um Brännström berichtete über ihre ersten klinischen Ergebnisse nach Uterus-Transplantation nach Lebendspende bei neun Patientinnen [25]. Bei einer dieser Patientinnen erfolgte die Uterustransplantation nach radikaler Hysterektomie bei Zervixkarzinom. Die Transplantation erfolgte unter Immunsuppression. 12 Monate nach Uterustransplantation von sieben Frauen trat eine regelmäßige Periodenblutung auf. Bei fünf Frauen kam es zu einer subklinischen Abstoßungsreaktion – histologisch verifiziert an der Zervixbiopsie, wobei die Abstoßungsreaktionen sich mit Kortikosteroiden und erhöhter Gabe von Tacrolimus beherrschen ließen. Von der ersten Geburt nach Uterustransplantation bei einer Patientin mit Rokitansky-Küster-Hauser-Syndrom nach IVF-Behandlung wurde 2015 berichtet [25]. Angesichts des erhöhten Rezidivrisikos aufgrund der Immunsuppression von Patienten mit Transplantation ist die Option einer Uterustransplantation bei onkologischen Erkrankungen nur unter erheblichem Vorbehalt zu sehen.

4.4.9 Literatur

[1]   AWMF (2016) S3-Leitlinie zur Prävention des Zervixkarzinoms (Konsultationsfassung).
[2]   Martin-Hirsch, P.P., et al., Surgery for cervical intraepithelial neoplasia. Cochrane Database Syst Rev, 2013(12): p. CD001318.
[3]   AWMF (2014) S3-Leitlinie Diagnostik, Therapie und Nachsorge der Patientin mit Zervixkarzinom Kurzversion 1.0 – September 2014.

[4] Hertel, H., et al., Radical vaginal trachelectomy (RVT) combined with laparoscopic pelvic lymphadenectomy: Prospective multicenter study of 100 patients with early cervical cancer. Gynecologic Oncology, 2006. 103(2): p. 506–511.

[5] Lanowska, M., et al., Radical vaginal trachelectomy (RVT) combined with laparoscopic lymphadenectomy: prospective study of 225 patients with early-stage cervical cancer. Int J Gynecol Cancer, 2011. 21(8): p. 1458–64.

[6] Benedetti-Panici, P., et al., Neoadjuvant chemotherapy and radical surgery versus exclusive radiotherapy in locally advanced squamous cell cervical cancer: results from the Italian multicenter randomized study. J Clin Oncol, 2002. 20(1): p. 179–88.

[7] Eifel, P.J., et al., Adenocarcinoma as an independent risk factor for disease refurrence in patients with stage 1B cervical carcinoma. Gynecologic Oncology, 1995. 59: p. 38–44.

[8] Mangler, M., et al., Pattern of cancer recurrence in 320 patients after radical vaginal trachelectomy. Int J Gynecol Cancer, 2014. 24(1): p. 130–4.

[9] Plante, M., et al., The vaginal radical trachelectomy: an update of a series of 125 cases and 106 pregnancies. Gyncecologic Oncology, 2011. 121(2): p. 290–7.

[10] He, Y., et al., Clinical value of cold knife conization as conservative management in patients with microinvasive cervical squamous cell cancer (stage IA1). Int J Gynecol Cancer, 2014. 24(7): p. 1306–11.

[11] van Hanegem, N., et al., Fertility-sparing treatment in younger women with adenocarcinoma in situ of the cervix. Gyncecologic Oncology, 2012. 124(1): p. 72–7.

[12] Covens, A., et al., How important is removal of the parametrium at surgery for carcinoma of the cervix? Gyncecologic Oncology, 2002. 84(1): p. 145–9.

[13] Wright, J.D., et al., Utility of parametrectomy for early stage cervical cancer treated with radical hysterectomy. Cancer, 2007. 110(6): p. 1281–6.

[14] Maneo, A., et al., Simple conization and lymphadenectomy for the conservative treatment of stage IB1 cervical cancer. An Italian experience. Gyncecologic Oncology, 2011. 123(3): p. 557–60.

[15] Einstein, M.H., et al., Radical vaginal versus abdominal trachelectomy for stage IB1 cervical cancer: a comparison of surgical and pathologic outcomes. Gyncecologic Oncology, 2009. 112(1): p. 73–7.

[16] Plante, M., et al., Simple vaginal trachelectomy in early-stage low-risk cervical cancer: a pilot study of 16 cases and review of the literature. Int J Gynecol Cancer, 2013. 23(5): p. 916–22.

[17] Rob, L., et al., A less radical treatment option to the fertility-sparing radical trachelectomy in patients with stage I cervical cancer. Gyncecologic Oncology, 2008. 111(2 Suppl): p. S116–20.

[18] Raju, S.K., et al., Fertility-sparing surgery for early cervical cancer-approach to less radical surgery. Int J Gynecol Cancer, 2012. 22(2): p. 311–7.

[19] Ghadjar, P., et al., Modern radiation therapy and potential fertility preservation strategies in patients with cervical cancer undergoing chemoradiation. Radiat Oncol, 2015. 10: p. 50.

[20] Knight, L.J., et al., Obstetric management following fertility-sparing radical vaginal trachelectomy for cervical cancer. Journal of obstetrics and gynaecology : the journal of the Institute of Obstetrics and Gynaecology, 2010. 30(8): p. 784–9.

[21] Speiser, D., et al., Radical vaginal trachelectomy: a fertility-preserving procedure in early cervical cancer in young women. Dtsch Arztebl Int, 2013. 110(17): p. 289–95.

[22] Maneo, A., et al., Neoadjuvant chemotherapy and conservative surgery for stage IB1 cervical cancer. Gyncecologic Oncology, 2008. 111(3): p. 438–43.

[23] Lanowska, M., et al., Radical vaginal trachelectomy after laparoscopic staging and neoadjuvant chemotherapy in women with early-stage cervical cancer over 2 cm: oncologic, fertility, and neonatal outcome in a series of 20 patients. Int J Gynecol Cancer, 2014. 24(3): p. 586–93.

[24] Pareja, R., et al., Immediate radical trachelectomy versus neoadjuvant chemotherapy followed by conservative surgery for patients with stage IB1 cervical cancer with tumors 2cm or larger: A literature review and analysis of oncological and obstetrical outcomes. Gyncecologic Oncology, 2015. 137(3): p. 574-80.

[25] Brannstrom, M., et al., Livebirth after uterus transplantation. Lancet, 2015. 385(9968): p. 607–16.

Clemens Tempfer

4.5 Fertilitätserhalt bei Frauen mit Endometriumkarzinom und Uterussarkom

4.5.1 Fertilitätserhalt bei Endometriumkarzinom

Das Endometriumkarzinom nimmt unter den Malignomerkrankungen der Frau mit einer jährlichen Inzidenz von 142.000 Neuerkrankungen weltweit die siebte Stelle ein. Es finden sich regionale Unterschiede in der Häufigkeit des Auftretens, wobei Nordamerika und die westeuropäischen Länder mit einer altersstandardisierten jährlichen Inzidenz zwischen 9,9 und 15,0 pro 100 000 Frauen an der Spitze stehen. Das kumulative Risiko, bis zum 75. Lebensjahr an einem Endometriumkarzinom zu erkranken, wird in den USA – als dem Land mit der höchsten Erkrankungsrate – mit 1,7% angegeben [1].

Die Erkrankungshäufigkeit des Endometriumkarzinoms nimmt mit steigendem Alter kontinuierlich zu. Endometriumkarzinome werden am häufigsten zwischen dem 75. und dem 79. Lebensjahr diagnostiziert. Danach kommt es zu einem Abfall der Inzidenz. Bedingt durch die unterschiedliche Anzahl von Frauen in den verschiedenen Altersgruppen finden sich die höchsten Prävalenzraten in der Altersgruppe der 60- bis 69-jährigen Frauen (1-, 5- und 10-Jahresprävalenzraten von 3.800, 16.200 und 27.600 Frauen). Das mittlere Alter bei Diagnose eines Endometriumkarzinoms liegt bei 69 Jahren. [2]. In der für einen Fertilitätserhalt in Frage kommenden Altersgruppe sind die Inzidenzraten des Endmetriumkarzinoms allerdings geringer. So betrugen in Deutschland im Jahr 2004 die altersspezifischen Neuerkrankungsraten in der Gruppe der 45- bis 49-jährigen Frauen etwa 10 pro 100.000, in der Gruppe der 40- bis 45-jährigen und der Gruppe der 35- bis 39-jährigen Frauen etwa 5 bis 8 pro 100.000 [2].

In der Primärsituation des Endometriumkarzinoms und der Endometriumhyperplasie mit Atypien wird grundsätzlich eine operative Therapie mit Entfernung des Uterus und der Adnexe durchgeführt. Im Fall der atypischen Endometriumhyperplasie ist eine Adnexektomie nicht zwingend erforderlich [3]. Für Frauen im reproduktiven Alter mit Wunsch nach Fertilitätserhalt ist allerdings eine konservative Therapie mit Erhalt von Uterus, Tuben und Ovarien grundsätzlich möglich, sofern es sich um Vorstufen oder Frühstufen des Endometriumkarzinoms handelt und bestimmte Kriterien erfüllt sind.

4.5.1.1 Konservative Therapie der Vorstufen des Endometriumkarzinoms

Hyperplasien des Endometriums ohne Atypien

Bei Hyperplasien des Endometriums (EH) unterscheidet man seit der Einführung der letzten WHO-Klassifikation nur noch zwei Formen, die EH mit Atypien und die EH ohne Atypien [4]. Der wesentliche klinische Unterscheide dieser beiden Formen der EH besteht im unterschiedlichen Entartungsrisiko, das im Fall der EH ohne Atypien etwa 1% bis 5% beträgt [5], im Fall der EH mit Atypien jedoch zwischen 25% und 59%.

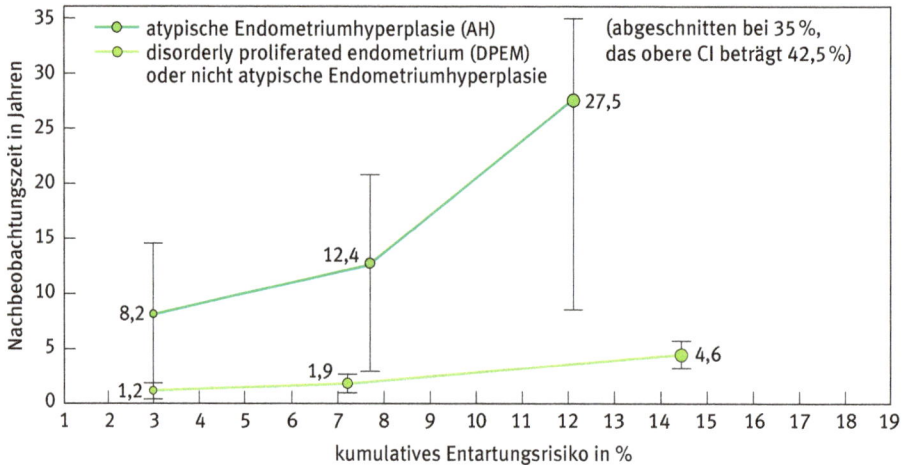

Abb. 4.4: Kumulatives Entartungsrisiko bei Endometriumhyperplasie mit und ohne Atypien über 12 bis 15 Jahre. Aus: Lacey et al. 2010 [5]; AH=atypische Endometriumhyperplasie; DPEM = *disorderly proliferated endometrium*; EH = Endometriumhyperplasie; X-Achse: kumulatives Entartungsrisiko in%; Y-Achse: Nachbeobachtungszeit in Jahren.

Hyperplasien des Endometriums ohne Atypien können aufgrund des geringen Entartungsrisikos konservativ behandelt werden. Bei Frauen im fertilen Alter kann daher bei Vorliegen der histologischen Diagnose einer EH ohne Atypien eine zyklische Gestagenbehandlung durchgeführt werden. In diesem Fall wird vom 12. bis zum 25. Zyklustag Medroxyprogesteronacetat (MPA) in der Dosierung 10–20 mg/d eingesetzt [3]. Diese führt in 80–100% der Fälle zu einer Regression der EH je nachdem, wie lange die Therapie durchgeführt wird. Die Effektivität der Gestagentherapie der ist neben der Dauer der Therapie vor allem von der Wahl des Gestagens und der Anzahl der Gestagentage pro Zyklus abhängig. In einer retrospektiven Analyse von 376 Frauen mit EH ohne Atypien beobachteten z. B. Gambrell et al. Regressionsraten von 81%, 98% und 100% im Falle einer zyklischen Gestagentherapie (MPA 10 mg/Tag) an 7, 10 oder 13 Tagen pro Zyklus [6]. Auch vaginales mikronisiertes Progesteron erreicht ähnlich hohe Regressionsraten. Affinito et al. dokumentierten bei einer zyklischen Verabreichung von 100 mg vaginalem mirkonisiertem Progesteron vom 10. bis zum

25. Zyklustag nach 6 Monaten eine Regressionsrate von 91% [7]. Alternativ zu oralen Gestagenen kann auch ein Levonorgestrel haltiger Intrauterinpessar (IUP) (Mirena®) eingesetzt werden. Diese Therapie scheint sogar die effektivste Möglichkeit der konservativen Behandlung der EH ohne Atypien zu sein. In zwei prospektiv-randomisierten Studien erwies sich Mirena® als signifikant effektiver als zyklisches MPA (10 mg/Tag für 10 Tage/Zyklus) und Norethisteronazetat (NETA; 15 mg/Tag für 10 Tage/Zyklus) [8, 9]. So z. B. betrug die Regressionsrate unter Mirena® nach 3 und 6 Monaten 85% und 100% gegenüber 50% und 64% unter MPA [8]. Nach 3 bis 6 Monaten einer Gestagentherapie sollte eine Sonographie und bei Auffälligkeiten eine hysteroskopische Kontrolle einschließlich Abrasio durchgeführt werden [3].

Hyperplasien des Endometriums mit Atypien

Hyperplasien des Endometriums mit Atypien haben sowohl ein hohes Entartungsrisiko als auch ein hohes Risiko für das synchrone Vorliegen eines invasiven Endometriumkarzinoms. Diverse Autoren beziffern das Risiko eines synchronen Endometriumkarzinoms bei Frauen mit einer atypischen EH mit 17% bis 52% [10–12]. In einer repräsentativen histopathologischen Studie der US-amerikanischen *Gynecologic Oncology Group* (GOG) an 306 Frauen mit atypischer EH und anschließender Hyterektomie betrug die Rate an Endometriumkarzinomen 42% [12]. Konkret sollte daher bei Diagnose einer EH mit Atypien bei prämenopausalen Frauen mit abgeschlossener Familienplanung und bei postmenopausalen Frauen aufgrund des hohen Karzinomrisikos grundsätzlich eine Hysterektomie empfohlen werden. Da die endgültige Untersuchung des Hysterektomiepräparates in vielen Fällen bereits ein invasives Karzinom zeigt, ist bei postmenopausalen Frauen auch eine gleichzeitige Adnexektomie sinnvoll. Bei prämenopausalen Frauen können bei Vorliegen einer atypischen EH im Rahmen der Durchführung einer Hysterektomie und beidseitigen Tubektomie die Ovarien belassen werden. Allerdings ist besonders bei Frauen <45 Jahren in diesem Fall besondere Vorsicht geboten. Akbayir et al. fanden bei 28/499 (5%) jungen Frauen mit einem Endometriumkarzinom des Stadiums FIGO 1 eine ovarielle Beteiligung (Metastase oder primäres synchrones Ovarialkarzinom) [13]. Walsh et al fanden sogar bei 25/102 (35%) Frauen <45 Jahre mit Endometriumkarzinom eine ovarielle Beteiligung [14]. Geht man von einem 40%-igen Risiko für das Vorliegen eines Endometriumkarzinoms im Fall einer atypischen EH aus, besteht bei Frauen <45 Jahre mit atypischer EH daher ein bis zu 10%-iges Risiko für das gleichzeitige Vorliegen nicht nur eines Endometriumkarzinoms sondern auch eines zusätzlichen Ovarialkarzinoms bzw. einer Ovarialmetasase.

Ein konservativer, fertilitätserhaltender Behandlungsversuch sollte angesichts der ausgeprägten Risikokonstellation mit einem simultanen Karzinomrisiko von bis zu 52% daher nur bei Kinderwunsch, hoher Compliance der Patientin und nach ausführlicher Aufklärung über das vorhandenene Karzinomrisiko erwogen werden. Die Gestagentherapie sollte bei EH mit Atypien höher dosiert sein als bei EH ohne

Atypien, z. B. MPA 100 mg/d oder Megestrolacetat 60 mg/d. Möglich ist analog zur EH ohne Atypien auch die Anwendung eines gestagenhaltigen IUPs. In einer Übersichtsarbeit von 16 Studien und Fallserien zur konservativen Therapie der EH mit Atypien (111 Patientinnen; Nachbeobachtungszeit zwischen 6 und 98 Monaten) errechneten Gunderson et al. eine Regressionsrate von 78 % bei einer Persistenzrate von 14 % und einer Rezidivrate von 23 % [15]. Zu einem ähnlichen Ergebnis kamen auch Gallos et al. in einer weiteren Übersichtsarbeit (34 Studien; 151 Patientinnen) [16]. Sie errechneten eine Persistenzrate von 14 % und eine Rezidivrate von 26 %, wobei 10/151 Patientinnen eine Progression zu einem Endometriumkarzinom mit einem FIGO-Stadium >1 aufwiesen und 2/151 (1,3 %) verstarben. Die Mortalität der konservativen Therapie der atypischen EH kann somit mit etwa 1 % angegeben werden.

Eine Therapie mit Levonorgestrel und in einem geringeren Ausmass auch eine Therapie mit MPA führen zu einer Herabregulierung der Hormonrezeptoren in der Endometriumschleimhaut [17]. Der prädiktive Wertes der prätherapeutischen Progesteron- und Östrogenrezeptorexpression für die Therapie der EH mittels Gestagenen wird kontroversiell diskutiert [18, 19]. Darüber hinaus gibt es keine Klarheit über die Wertigkeit der diversen Östrogen- und Progesteronrezeptoren (ER-alpha, ER-beta, PE-alpha, PR-beta) und es existiert kein klar definierter Genzwert für die semiquantitativ erhobene Dichte dieser Rezeptoren in bezug auf ihren prädiktiven Wert. Zuletzt ist es ebenfalls unklar, wie die verschiedenen in der Therapie der EH eingesetzten Gestagenformen (MPA, Megestrolazetat, Levonorgestrel, mikronisiertes Progesteron) in bezug auf den prädiktiven Wert der Hormonrezeptorexpression zu bewerten sind. Die Bestimmung der Expression des Östrogenrezeptors alpha oder beta oder des Progesteronrezptors alpha oder beta ist daher vor einer Gestagentherapie einer EH nicht notwendig.

In Analogie zur EH ohne Atypien scheint auch im Falle der atypischen EH der Levonorgestrel-haltige IUP effektiver zu sein als synthetische Gestagene wie MPA und NETA oder natürliches Progesteron. In einer Übersichtsarbeit und Metaanalyse von 24 Therapiestudien fanden Gallos et al. Regressionsraten von 90 % für Mirena® gegenüber 69 % für orale Gestagene [20]. Wichtig zu erwähnen ist, dass Frauen mit einem erhöhten BMI signifikant schlecher auf eine konservative Gestagentherapie ansprechen als Frauen mit normalem BMI. In einer Kohorte von 344 Frauen mit komplexer oder atypischer EH und 5 Jahren Nachbeobachtungszeit betrug die Regressionsrate bei Frauen mit einem BMI >35 lediglich 41 %, wohingegen die Rezidivrate 33 % betrug [21]. Frauen mit atypischer EH und einem BMI >35 sollte daher von einer konservativen Therapie abgeraten werden (Abb. 4.5).

Die Nebenwirkungen einer hochdosierten Gestagentherapie sind bei der Therapieplanung zu berücksichtigen. Ist die histologische Kontrolle nach 3 und 9 Monaten unauffällig, kann eine Schwangerschaft angestrebt werden. Bei noch nicht aktuellem Kinderwunsch sollte die Gestagentherapie unter sonographischer Kontrolle fortgeführt werden. Bei Persistenz und Progress der morphologischen Veränderungen oder bei Erfüllung bzw. Aufgabe des Kinderwunsches ist eine Hysterektomie zu empfehlen [3].

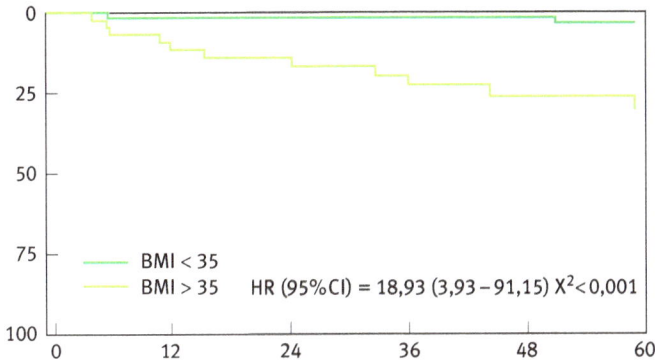

Abb. 4.5: Rezidivraten bei Endometriumhyperplasie mit Atypien und Therapie mit Levonorgestrel haltigem Intrauterinpessar über 60 Monate. Aus: Gallos et al. 2013 [21]; BMI = Body Mass Index; HR = Hazard Ratio; CI = Confidence Interval; X-Achse: Rezidivrate in %; Y-Achse: Beobachtungszeitraum in Monaten.

4.5.1.2 Konservative Therapie des frühen Endometriumkarzinoms

Bei prämenopausalen Frauen mit Kinderwunsch ist bei Vorliegen eines endometrioiden Adenokarzinoms des Endometriums pT1A, G1 oder G2 ohne Lymphgefässinvasion und bei Einwilligung zur Durchführung einer Gestagentherapie eine konservative, fertilitätserhaltende Therapie möglich. Sie kann bei diesen Patientinnen nach Aufklärung über die hohe Rezidivwahrscheinlichkeit, die Möglichkeit des Progresses unter konservativer Therapie und der Notwendigkeit eines engmaschigen Follow-up erwogen werden [3]. Ein konservativer Behandlungsversuch sollte nur bei dringendem Kinderwunsch und Bereitschaft der Patientin zu engmaschigen Kontrollen und Rebiopsien durchgeführt werden. Hinweise auf eine Myometriuminfiltration sowie eine Ovarialmetastasierung müssen darüber hinaus vor Behandlungsbeginn durch einen transvaginalen Ultraschall und ein MRT ausgeschlossen werden. Das Fehlen von extrauterinen Manifestationen des Karzinoms sollte durch eine Laparoskopie nachgewiesen werden [3]. Eine vollständige Entleerung des Cavum uteri muss durch den Einsatz der Hysteroskopie im Zusammenhang mit der Kürettage gewährleistet sein. Eine kontinuierliche orale Gestagenapplikation mit Megesterolacetat 160 mg/Tag bzw. MPA in einer Dosierung zwischen 200 mg/Tag und 500 mg/Tag ist die Medikation der Wahl. Die Behandlungsdauer beträgt mindestens 3 Monate. Ein Follow-up mittels transvaginalem Ultraschall, Hysteroskopie und Endometriumbiopsie soll zunächst alle 3 Monate erfolgen. Erst nach unauffälligem Re-Staging ist eine Schwangerschaft anzustreben. Der Einsatz der assistierten Reproduktion kann erwogen werden, um die Zeitdauer bis zum Eintritt einer Schwangerschaft möglichst gering zu halten. Aufgrund der hohen Rezidivwahrscheinlichkeit nach konservativer The-

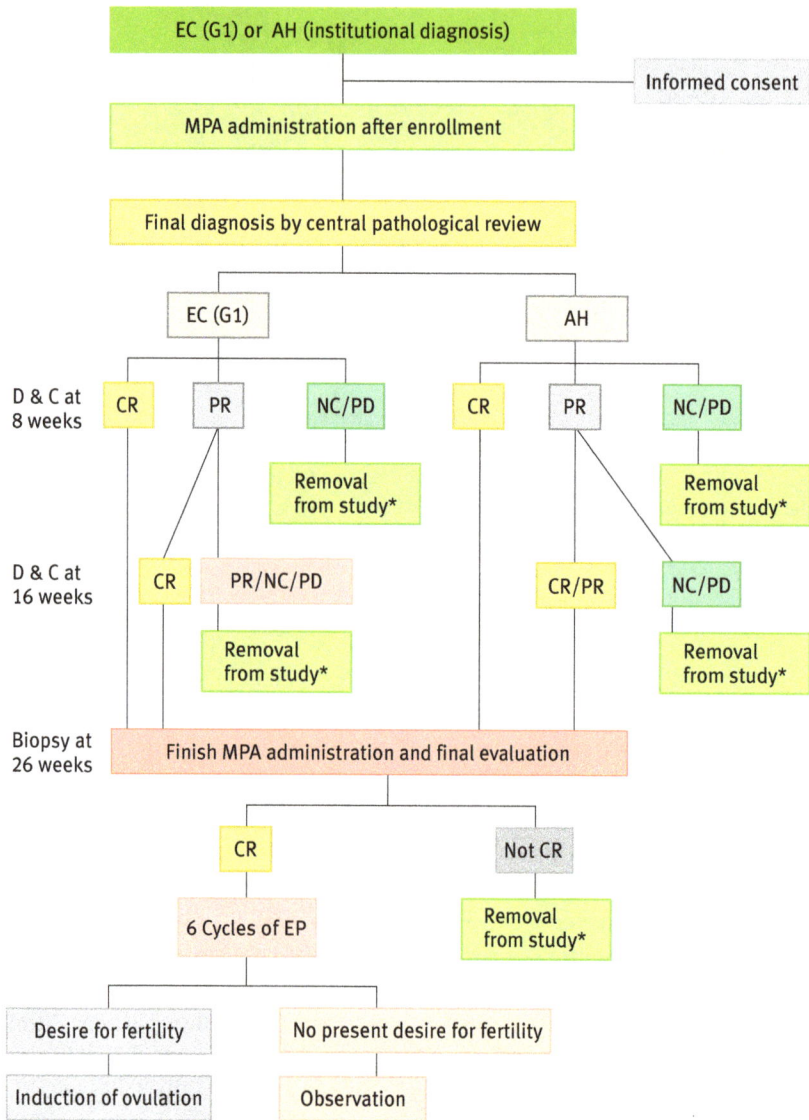

Abb. 4.6: Studiendesign und Ablaufdiagramm der prospektiven, multizentrischen, Phase-II-Studie von Ushijima et al. zur konservativen Therapie des frühen Endometriumkarzinoms. Aus: Ushijima et al. 2007 [25]; EC = Endometriumkarzinom; AH = atypische Hyperplasie; MPA = Medroxyprogesteronazetat; CR = Komplettremission; PR = Partialremission; NC/PD = keine Änderung/Progression; EP = Östrogen- und Progesteronsubstitution.

rapie ist nach erfülltem Kinderwunsch eine chirurgische Therapie entsprechend dem Stadium erforderlich [3].

In einer systematischen Übersichtsarbeit und Metaanalyse von insgesamt 12 Studien mit 113 Frauen mit Endometriumkarzinom FIGO Stadium 1, G1 beziffern Baker et al. die Regressionsraten nach zumindest sechsmonatiger Gestagentherapie mit 72% und die Rezidivrate mit 20% [22]. Kim et al. berichten in einer danach publizierten Fallserie von 16 Frauen mit endometrioidem Adenokarzinom des Uterus, FIGO-Stadium 1, G1, <2 cm von einer Regressionsrate von 88% (14/16 Frauen) nach einer kombinierten Therapie mit Mirena® und MPA 500 mg/Tag für 3 Monate [23]. Wang et al. berichten in einem ähnlichen Patientinnenkollektiv (endometrioides Adenokarzinom des Uterus, FIGO-Stadium 1, G1) von einer 81%-igen Regressionsrate (30/37 Patientinnen) nach Megestrolazetat 160 mg/Tag und einer 50%-igen Rezidivrate (15/30 Patientinnen) [24]. In der einzigen prospektiven Phase II-Studie zu diesem Thema konnten Ushijima et al. allerdings lediglich eine Regressionsrate von 55% dokumentieren [25]. Die Rezidivrate betrug 47%. In diese Studie wurden in 16 japanischen Zentren 28 Frauen mit Endometriumkarzinom (FIGO-Stadium 1A, G1, <40 Jahre) und 17 Frauen mit atypischer EH eingeschlossen. Als Gestagen wurde MPA in einer Dosierung von 600 mg/Tag kombiniert mit Azetylsalizylsäure in einer Dosierung von 81 mg/Tag für 26 Wochen verabreicht. Die Abbildung 4.6 zeigt das Design und den Ablauf dieser Studie.

In dieser Studie wurden schliesslich 12 Schwangerschaften mit 7 Lebendgeburten erreicht und eine Frau verstarb an einem Endometriumkarzinom-Rezidiv. Die Lebendgeburtrate betrug daher insgesamt 16% (7/45) bezogen auf alle Frauen, die mit der Therapie begonnen hatten. Diese geringe Zahl an Lebendgeburten sollte im Rahmen der Aufklärung als Richtwert für eine realistische Beurteilung der Effektivität der konservativen Therapie herangezogen werden, da ja nicht die Regressionsrate der EH sondern die Lebendgeburt das klinische Ziel der Therapie darstellt. Insgesamt erscheint angesichts der Daten in der Literatur die konservative, fertilitätserhaltende Therapie des frühen Endometriumkarzinoms als wenig effektive und riskante Therapieform, die nur in Ausnahmefällen und nach intensiver Aufklärung der Patientin zum Einsatz kommen sollte.

4.5.2 Fertilitätserhalt bei Uterusarkom

Im Gegensatz zur konservativen Therapie des Endometriumkarzinoms existiert zur Frage des Organerhalts im Falle eines Uterussarkoms deutlich weniger Literatur. Fallberichte und Fallserien zur konservativen Therapie bei verschiedenen Formen von Uterussarkomen, z. B. endometriales Stromasarkom (ESS) oder Leiomyosarkom (LMS) liegen vor. So berichten z. B. Bai et al. von 19 Frauen mit ESS niedriger Malignität, die uteruserhaltend mittels Myomektomie behandelt wurden [26]. Acht dieser Frauen wurden in der Folge schwanger und fünf Kinder wurden per sectionem geboren. Die Rezidivrate betrug 79% (15/19), was deutlich über der Rezidivrate des restlichen, nicht fertilitätserhaltend operierten und adjuvant therapierten Kollektivs lag (25%; 34/134). Feng et al. berichten über eine erhöhte Rezidivrate nach Ovarerhalt bei 57 Frauen mit niedrigmalignem ESS [27]. 75% der Frauen mit Ovarerhalt hatten ein Rezidiv gegenüber nur 2% der Frauen ohne Ovarerhalt (p<0,0001).

Kagami et al. berichten von einer 20-jährigen Frau mit myxoidem LMS des Uterus, die nach fertilitätserhaltender initialer Operation und fertilitätserhaltender Rezidivoperation erfolgreich schwanger wurde [28]. Im Rahmen der Sectio wurde neuerliche intraabdominale Rezidivtumore diagnostiziert und operativ entfernt. Während einer Nachbeobachtungszeit von einem Jahr trat kein neuerliches Rezidiv auf. Auch Salman et al. berichten von einer erfolgreichen fertilitätserhaltenden Therapie einer Frau mit niedrigmalignem LMS des Uterus mit nachfolgender Schwangerschaft [29], wohingegen Cormio et al. von einer 26-jährigen Patientin berichten, die nach konservativer operativer Therapie eines LMS zum Zweck des Fertilitätserhalts 48 Monate nach Diagnose an einem Rezidiv verstarb [30]. Ein erhöhtes Rezidivrisiko nach konservativer Therapie eines LMS legen auch die Daten von Perri et al. nahe. In dieser retrospektiven Vergleichsstudie wurden von 21 Frauen mit LMS, die initial mittels Hysterektomie behandelt wurden und 16 Frauen, die initial mit einer uteruserhaltenden Technik behandelt wurden, verglichen [31]. Frauen in der zweiten Gruppe hatten trotz nachfolgender Komplettierungstherapie signifikant höhere Rezidivraten und signifikant geringere Überlebensraten. Daraus kann geschlossen werden, dass auch eine konservative Therapie des LMS zum Zweck des Fertilitätserhalts, bei der ja neben der uteruserhaltenden Therapie auch auf eine Komplettierungstherapie verzichtet wird, umso mehr die Prognose der Patientin verschlechtert.

Insgesamt gibt es zur Frage der fertilitätserhaltenden Therapie bei Frauen mit Uterussarkom keine kontrollierten Daten. Es muss davon ausgegangen werden, dass eine konservative operative Entfernung des Uterussarkoms bei gleichzeitigem Uteruserhalt mit hoher Wahrscheinlichkeit zu einer Verschlechterung der Prognose der Patientin führt. Daher ist von einer fertilitätserhaltenden Vorgangsweise angesichts der schlechten Prognose von Uterussarkomen generell abzuraten.

4.5.3 Literatur

[1] Cramer DW. The epidemiology of endometrial and ovarian cancer. Hematol Oncol Clin North Am. 2012;26(1):1–12.

[2] Robert Koch-Institut (Hrsg.) Verbreitung von Krebserkrankungen in Deutschland. Entwicklung der Prävalenzen zwischen 1990 und 2010. Beiträge zur Gesundheitsberichterstattung des Bundes. RKI, Berlin 2010.

[3] Diagnostik und Therapie des Endometriumkarzinoms. Interdisziplinäre Leitlinie der Deutschen Krebsgesellschaft e.V. (DKG) und der Deutschen Gesellschaft für Gynäkologie und Geburtshilfe (DGGG). http://www.awmf.org/uploads/tx_szleitlinien/032-034l_S2k_Endometrium-karzinom_01.pdf

[4]   Emons G, Beckmann MW, Schmidt D, Mallmann P; Uterus commission of the Gynecological Oncology Working Group (AGO). New WHO Classification of Endometrial Hyperplasias. Geburtshilfe Frauenheilkd. 2015;75(2):135–136.

[5]   Lacey JV Jr, Sherman ME, Rush BB, Ronnett BM, Ioffe OB, Duggan MA, Glass AG, Richesson DA, Chatterjee N, Langholz B. Absolute risk of endometrial carcinoma during 20-year follow-up among women with endometrial hyperplasia. J Clin Oncol. 2010;28(5):788–92.

[6]   Gambrell RD Jr. Prevention of endometrial cancer with progestogens. Maturitas. 1986;8(2):159–68.

[7]   Affinito P, Di Carlo C, Di Mauro P, Napolitano V, Nappi C. Endometrial hyperplasia: efficacy of a new treatment with a vaginal cream containing natural micronized progesterone. Maturitas. 1994;20(2-3):191–8.

[8]   Dolapcioglu K, Boz A, Baloglu A. The efficacy of intrauterine versus oral progestin for the treatment of endometrial hyperplasia. A prospective randomized comparative study. Clin Exp Obstet Gynecol. 2013;40(1):122–6.

[9]   Ismail MT, Fahmy DM, Elshmaa NS. Efficacy of levonorgestrel-releasing intrauterine system versus oral progestins in treatment of simple endometrial hyperplasia without atypia. Reprod Sci. 2013;20(1):45–50.

[10] Zaino RJ, Kauderer J, Trimble CL, Silverberg SG, Curtin JP, Lim PC, Gallup DG. Reproducibility of the diagnosis of atypical endometrial hyperplasia: a Gynecologic Oncology Group study. Cancer. 2006;106(4):804–11.

[11] Pennant S, Manek S, Kehoe S. Endometrial atypical hyperplasia and subsequent diagnosis of endometrial cancer: a retrospective audit and literature review. J Obstet Gynaecol. 2008;28(6):632–3.

[12] Trimble CL, Kauderer J, Zaino R, Silverberg S, Lim PC, Burke JJ 2nd, Alberts D, Curtin J. Concurrent endometrial carcinoma in women with a biopsy diagnosis of atypical endometrial hyperplasia: a Gynecologic Oncology Group study. Cancer. 2006;106(4):812–9.

[13] Akbayir O, Kuru O, Goksedef P, Numanoglu C, Corbacıoglu A, Cetin A. Coexisting ovarian malignancy in patients with clinical stage I endometrial carcinoma. Arch Gynecol Obstet. 2012;286(5):1241–5.

[14] Walsh C, Holschneider C, Hoang Y, Tieu K, Karlan B, Cass I. Coexisting ovarian malignancy in young women with endometrial cancer. Obstet Gynecol. 2005;106(4):693–9.

[15] Gunderson CC, Fader AN, Carson KA, Bristow RE. Oncologic and reproductive outcomes with progestin therapy in women with endometrial hyperplasia and grade 1 adenocarcinoma: a systematic review. Gynecol Oncol. 2012;125(2):477–82.

[16] Gallos ID, Yap J, Rajkhowa M, Luesley DM, Coomarasamy A, Gupta JK. Regression, relapse, and live birth rates with fertility-sparing therapy for endometrial cancer and atypical complex endometrial hyperplasia: a systematic review and metaanalysis. Am J Obstet Gynecol. 2012;207(4):266.e1–12.

[17] Vereide AB, Kaino T, Sager G, Arnes M, Ørbo A. Effect of levonorgestrel IUD and oral medroxy-progesterone acetate on glandular and stromal progesterone receptors (PRA and PRB), and estrogen receptors (ER-alpha and ER-beta) in human endometrial hyperplasia. Gynecol Oncol. 2006;101(2):214–23.

[18] Gallos ID, Devey J, Ganesan R, Gupta JK. Predictive ability of estrogen receptor (ER), progesterone receptor (PR), COX-2, Mlh1, and Bcl-2 expressions for regression and relapse of endometrial hyperplasia treated with LNG-IUS: a prospective cohort study. Gynecol Oncol. 2013;130(1):58–63.

[19] Akesson E, Gallos ID, Ganesan R, Varma R, Gupta JK. Prognostic significance of estrogen and progesterone receptor expression in LNG-IUS (Mirena) treatment of endometrial hyperplasia: an immunohistochemical study. Acta Obstet Gynecol Scand. 2010;89(3):393–8.

[20] Gallos ID, Krishan P, Shehmar M, Ganesan R, Gupta JK. LNG-IUS versus oral progestogen treatment for endometrial hyperplasia: a long-term comparative cohort study. Hum Reprod. 2013;28(11):2966–71.

[21] Gallos ID, Ganesan R, Gupta JK. Prediction of regression and relapse of endometrial hyperplasia with conservative therapy. Obstet Gynecol. 2013;121(6):1165–71.

[22] Baker J1, Obermair A, Gebski V, Janda M. Efficacy of oral or intrauterine device-delivered progestin in patients with complex endometrial hyperplasia with atypia or early endometrial adenocarcinoma: a meta-analysis and systematic review of the literature. Gynecol Oncol. 2012;125(1):263–70.

[23] Kim MK, Seong SJ, Kim YS, Song T, Kim ML, Yoon BS, Jun HS, Lee YH. Combined medroxy-progesterone acetate/levonorgestrel-intrauterine system treatment in young women with early-stage endometrial cancer. Am J Obstet Gynecol. 2013;209(4):358.e1–4.

[24] Wang CJ, Chao A, Yang LY, Hsueh S, Huang YT, Chou HH, Chang TC, Lai CH. Fertility-preserving treatment in young women with endometrial adenocarcinoma: a long-term cohort study. Int J Gynecol Cancer. 2014;24(4):718–28.

[25] Ushijima K, Yahata H, Yoshikawa H, Konishi I, Yasugi T, Saito T, Nakanishi T, Sasaki H, Saji F, Iwasaka T, Hatae M, Kodama S, Saito T, Terakawa N, Yaegashi N, Hiura M, Sakamoto A, Tsuda H, Fukunaga M, Kamura T. Multicenter phase II study of fertility-sparing treatment with medroxy-progesterone acetate for endometrial carcinoma and atypical hyperplasia in young women. J Clin Oncol. 2007;25(19):2798–803.

[26] Bai H, Yang J, Cao D, Huang H, Xiang Y, Wu M, Cui Q, Chen J, Lang J, Shen K. Ovary and uterus-sparing procedures for low-grade endometrial stromal sarcoma: a retrospective study of 153 cases. Gynecol Oncol. 2014;132(3):654–60.

[27] Stages I to II WHO 2003-defined low-grade endometrial stromal sarcoma: how much primary therapy is needed and how little is enough? Int J Gynecol Cancer. 2013;23(3):488-93. Feng W, Hua K, Malpica A, Zhou X, Baak JP.

[28] Kagami S, Kashimura M, Toki N, Katuhata Y. Myxoid leiomyosarcoma of the uterus with subsequent pregnancy and delivery. Gynecol Oncol. 2002;85(3):538–42.

[29] Salman MC, Guler OT, Kucukali T, Karaman N, Ayhan A. Fertility-saving surgery for low-grade uterine leiomyosarcoma with subsequent pregnancy. Int J Gynaecol Obstet. 2007;98(2):160–1.

[30] Cormio G, Loizzi V, Carriero C, Scardigno D, Putignano G, Selvaggi L. Conservative management of uterine leiomyosarcoma: report of a failure. Eur J Gynaecol Oncol. 2009;30(2):206–7.

[31] Perri T, Korach J, Sadetzki S, Oberman B, Fridman E, Ben-Baruch G. Uterine leiomyosarcoma: does the primary surgical procedure matter? Int J Gynecol Cancer. 2009;19(2):257–60.

Eva-Maria Grischke

4.6 Trophopblasttumoren

Schwangerschaftsassoziierte Trophoblasterkrankungen (*Gestational trophoplas-tic disease*, GTD) stellen eine Gruppe seltener Erkrankungen dar, die hervorgerufen werden durch das Einwachsen abnormaler Trophoblastzellen in die Gebärmutter-wand nach Konzeption. Dabei wird die Inzidenz trophoblastärer Erkrankungen in Europa und in den Vereinigten Staaten zwischen 1 : 1000 und 1 : 2000 Geburten angegeben, das Chorionkarzinom in einer Häufigkeit von 1 : 20000 bis zu 1 : 40000 Schwangerschaften [1].

Dies stellt sich diskrepant zu Afrika und Lateinamerika dar, wobei dort die Inzidenz der Molenschwangerschaften in einer höheren Frequenz auftritt, etwa 2 auf 1000 Geburten. Dabei stellen Trophoblasttumore eine heterogene Gruppe verschiedener trophoblastärer Veränderungen dar mit unterschiedlichem Malignitätsverhalten und teilweise unterschiedlichem therapeutischem Vorgehen.

Die häufigste Form der schwangerschaftsbedingten Trophoblasttumoren stellt die **Blasenmole** bzw. hydatidiforme Mole (HM) dar. Unterschieden werden in Anlehnung an die WHO-Klassifikation bei den **villösen Trophoblasterkrankungen** die Blasenmole in Form einer **kompletten Mole** oder einer **Partialmole** [2].

Die **invasive** oder auch **destruierende Mole** wird teilweise zu den villösen Trophoblasterkrankungen mit Malignität eingeordnet, aber auch teilweise zugeordnet zu den nicht-villösen invasiven Trophoblasterkrankungen wie dem **Chorionkarzinom,** dem **Plazentabett-Tumor** (*Placental site trophoblastic tumor*, PSTT) oder auch dem **epitheloiden Trophoblasttumor** (*Epithelioid trophoblastic tumor*, ETT). Weitere Vertreter aus dieser Gruppe sind Tumore wie die **Plazentabettknötchentumore** (placental side nodule, PSN) bzw. auch die hyperplastische Implantationsstelle des Plazentabettes auch bezeichnet als *Exaggerated-placental-site*-**Veränderungen** [3]. Aufgrund des schwangerschaftsassoziierten Vorkommens, treten Throphoblasttumore vorzugsweise im reproduktionsfähigen Alter bei Frauen auf mit in der Regel noch bestehendem Kinderwunsch.

Unter diesem Aspekt ist die Möglichkeit eines uteruserhaltenden und damit fertilitätserhaltenden Vorgehens von besonderer Wichtigkeit.

4.6.1 Blasenmole (Hydatidiforme Mole, HM)

Prinzipiell sind die meisten hydatididen-Formen benigne, nur in seltenen Ausnahmefällen zeigen sie Malignität und stellen sich dann als Karzinomerkrankung dar. Ein erhöhtes Risiko für die Malignitätsentwicklung stellen die folgenden Faktoren dar:
- Eintritt der Schwangerschaft vor dem 20. oder nach dem 35. Lebensjahr
- hohe HCG-Werte
- großer isolierter Tumor im Uterus
- Ovarialzysten mit einer Metrik über 6 cm
- Schwangerschaftsinduzierte Hypertonie
- eine Schilddrüsenüberfunktion
- vermehrter Schwindel/Übelkeit/Erbrechen während der Schwangerschaft (Schwangerschaftserbrechen bedingt durch die extrem hohen HCG-Werte)
- Nachweis von Trophoblastzellen im Blut mit dem Risiko, Mikro-Embolien zu verursachen
- diverse Blutgerinnungsprobleme

4.6.2 Therapie der villösen Trophoblasterkrankungen unter Berücksichtigung des Kinderwunsches

Die Therapie der Wahl bei den villösen Trophoblasttumoren besteht in der Regel aus einer Saugkürettage mit komplettierender Kürettage unter sonographischer Kontrolle. Bei nicht abgeschlossener Familienplanung unter dem Aspekt der Fertilitätserhaltung sollte in der Folge eine Chemotherapie indiziert werden. Damit ist bei allen Trophoblasttumoren im Sinne von *Gestational trophoblastic neoplasias* (GTN) von Malignität auszugehen und generell eine Chemotherapie zu überlegen. Dazu gehören zum einen die invasive Mole, aber auch das Chorionkarzinom. Die Rationale dabei ist, dass man in der Regel von einer hämatogen metastasierten Erkrankung ausgeht mit dem Risiko der Entwicklung von Metastasen vorzugsweise in Gehirn, Lunge oder Leber.

Risikofaktoren bei dieser Tumorentität sind Molenschwangerschaften insbesondere bei Vorliegen einer kompletten Form der Mole sowie dem Vorliegen einer normalen Schwangerschaft, einer Eileiterschwangerschaft bzw. auch einer gestörten intrauterinen Gravidität. Gleiches gilt für den Plazentabetttumor (PSTT), aber auch den epitheloiden Trophoblasttumor (ETT). Eine klare Indikation zur Chemotherapie besteht bei allen Patientinnen mit Trophoblasttumoren bzw. Persistenz mit Wunsch auf Fertilitätserhalt oder bei Nachweis einer extrauterinen Tumormanifestation im Sinne einer distanten Metastasierung. Vorgaben zur Indikation für eine Chemotherapie sind aus den modifizierten Empfehlungen des *National Cancer Instituts* 1999 zu ersehen [4]:

1. histologischer Nachweis eines Chorionkarzinoms
2. Hinweis auf Metastasierung in Gehirn, Leber, Gastrointestinaltrakt, Lunge
3. konstante oder ansteigende HCG-Werte
4. anhaltende uterine Blutung trotz kompletter Entfernung im Sinne einer Kürettage
5. persistierende HCG-Werte über 20.000 Einheiten IU/ml bei mehr als 4 Wochen nach Kürettage

Die Möglichkeit, auf eine Hysterektomie zu verzichten und ausschließlich systemtherapeutisch in Form einer Chemotherapie zu behandeln bis zu persistierendem Negativwerten der HCG-Werte und Verschwinden der distanten Metastasen, resultiert aus zahlreichen Erfahrungen aus der Literatur. In einem Patientenkollektiv, das bei kompletter Mole bzw. Partialmole oder wegen einer distanten Metastasierung eine Chemotherapie erhielt, konnte bei insgesamt 205 später eingetretenen Schwangerschaften eine erfolgreiche Geburtenrate in der Gruppe der kompletten Blasenmole in 68,6% und der Gruppe der Partialmole in 74,1% erreicht werden. Das Wiederholungsrisiko für eine Molenschwangerschaft betrug bzw. beträgt ca. 1%. Im Kollektiv der Patientinnen, die wegen Trophoblastpersistenz eine Chemotherapie erhielten, kam es zu 522 Schwangerschaften mit einer Geburtenrate von 68,6% (358 Schwangerschaften). Nur in 10 Fällen (2,5%) waren Genitalanomalien aufgetreten [5,6].

Vergleichbare Ergebnisse bezüglich einer normalen Schwangerschaftsfrequenz mit unauffälligem Fetal-Outcome konnten auch von dem *New England Trophoblastic Disease Center* [7] bestätigt werden.

Daten erhoben am *New England Trophoblastic Disease Center* konnten ganz aktuell nochmals die Frage nach dem Risiko für Folgegraviditäten beantworten nach kompletter oder Partial-Molenschwangerschaft. Erfasst wurden dabei 2432 Folgeschwangerschaften ab 1965. Dabei traten 1388 Schwangerschaften nach einer kompletten Blasenmole ein, 357 nach einer Partialmole und 667 nach einem Trophoblasttumor. Die Fertilität war bei Patientinnen mit kompletten Partialmolen und persistierendem Trophoblasttumor vergleichbar mit einem nicht selektierten Patientenkollektiv. Bei 1,7 % der Patientinnen mit einer Blasenmole im Vorfeld war erneut eine Molenschwangerschaft aufgetreten. Nach erfolgreicher Chemotherapie einer Trophoblasttumorerkrankung war das Risiko für eine Fehlgeburt leicht erhöht mit 1,3 %. Die Autoren kommen damit zum Schluss, dass bei Patientinnen mit einer Blasenmole oder einem Trophoblasttumor keine Einschränkungen bzgl. der Reproduktionsfähigkeit bestehen im Vergleich zu einem anamnestisch unauffälligen Vergleichskollektiv. Nur nach erfolgter Chemotherapie fand sich ein leicht erhöhtes Risiko für eine Fehlgeburt in weiteren Schwangerschaften [8]. Eine im Vorfeld erfolgte Analyse basierend ebenfalls auf Daten erhoben am *New England Trophoblastic Disease Center* mit einem Vergleichszeitraum von 01.06.1965–31.12.2007 konnten bereits im Vorfeld bestätigen, dass ausschließlich nach erfolgter Chemotherapie im Rahmen einer Trophoblasterkrankung das Fehlgeburtenrisiko um 1,4 % bei weiteren Schwangerschaften erhöht war. Damit können die neueren Daten die in der Literatur bereits bekannten Angaben bestätigen. Beschrieben sind erfolgreiche Schwangerschaften und unauffällige Geburten bei 83 % der Patientinnen nach Mono-Chemotherapie mit Methotrexat (in 327 von 392 Fällen) und bei 280 von 336 Patientinnen nach Poly-Chemotherapie nach dem EMA/CO-Schema. Dabei kam es jeweils zur Geburt eines gesunden Kindes [9].

4.6.3 Bedeutung der operativen Therapie

Bei Trophoblasttumoren generell ist der primär operative Eingriff die Kürettage des Cavum uteri in der Regel in Form einer Saugkürettage in Kombination mit einer instrumentellen Nachtastung. Für die Blasenmole erscheint dieser Eingriff ausreichend. Für die weitere Diagnostik und das weitere therapeutische Vorgehen ist eine Differenzierung zwischen Partialmole und kompletter Mole von Bedeutung.

Dabei liegt das Risiko für eine Trophoblastpersistenz bei der Partialmole unter 5 %, bei der kompletten Blasenmole bei 14 % [10]. Bei erneuter Persistenz kann wiederholt nochmals eine Kürettage erfolgen. Bei isoliertem Herdbefund sollte dies unter hysteroskopischer Kontrolle erfolgen.

Eine Hysterektomie ist letztendlich nur als Ultima Ratio bei abgeschlossener Familienplanung oder bei lebensbedrohlichen Blutungen indiziert. Einen anderen

Stellenwert hat das operative Vorgehen bei den sog. Plazentabettknötchentumoren (*placental side nodule*, PSN). Die Therapie der Wahl ist auch hier die Abrasio mit dem Ziel, eine komplette Entfernung des Tumors zu erreichen. Obwohl der Tumor primär auf den Uterus beschränkt zu sein scheint und eher benignen Charakter hat, sind bei 10 % der Patientinnen Metastasen beschrieben. Auch hier werden allerdings entgegen der primär empfohlenen Hysterektomie fertilitätserhaltende Behandlungskonzepte eingesetzt. Vereinzelt findet man in der Literatur auch hier multi-modale Therapie-konzepte, die eine Kürettage mit Chemotherapie kombiniert beinhalten oder auch intrauterine arterielle Chemotherapie-Infusionen [11].

4.6.4 Antikonzeption und Planung weiterer Schwangerschaften

Das Monitoring nach Therapieabschluss beinhaltet vor allem regelmäßige HCG-Kontrollen. Dabei wird bei Einsatz einer Chemotherapie in der Regel bereits nach Negativwerten des HCG noch eine Konsolidierung mit zwei bis drei Zyklen Chemo-therapie empfohlen [2]. Im Weiteren werden die HCG-Kontrollen monatlich emp-fohlen über den Zeitraum eines Jahres, wenn es sich um eine Blasenmole handelt. Beim Chorionkarzinom erfolgen die HCG-Kontrollen im 1. Jahr ebenfalls monatlich, ab dem 2. Jahr viermonatig. Da die höchste Rezidivrate innerhalb des ersten Jahres nach Behandlungsbeginn auftritt, wird generell eine effektive Kontrazeption für ein Jahr empfohlen. Rationale ist eine in diesem Zeitraum vermutet erhöhte Abortrate mit 28 % [12]. Das Wiederholungsrisiko, nach einer Blasenmole erneut eine Blasenmole zu entwickeln, ist insgesamt gering mit Angaben in der Literatur von 0,7 % in Europa und 4,3 % in Asien [13]. Damit kann in mehr als 98 % der Patientinnen mit Blasen-mole für Folgegraviditäten von einem normalen Schwangerschaftsverlauf ausgegan-gen werden. Auch das häufig erwähnte Intervall von 6 Monaten nach Normalwerden des HCG-Wertes muss durch aktuellere Daten in Frage gestellt werden. Dabei weisen neuere Daten sogar daraufhin dass in über 97 % der Patientinnen mit Blasenmole ein noch kürzeres Intervall bis zur Planung der nächsten Schwangerschaft ausreichend erscheint [14, 15].

4.6.5 Literatur

[1] DiCintio E, Parazzini F, Rosa C, Chatenoud L, Benzi G. The epidemology of gestational thropho-blastic disease. Gen Diagn Pathos 1997; 143: 103–108.
[2] Horn LC, M. Vogel, K. Bilek, J. Einenkel. Villöse und nicht-villöse gestationsbedingte Tropho-blasterkrankungen – eine Übersicht. Geburtshilfe Frauenheilk 2003; 63:1233–1245.
[3] Genest DR, Berkowitz RS, Fisher RA, Newland ES, Fehr M. Gestational trophoblastic disease. In: Tavassoli FA, Devilee P (Hrsg): World Health Organisation Classification of Tumors. Pathology and Genetics of Tumours of the Breast and Female Ganital Rgans, IARC Press, Lyon, 2003, pp. 250–254.

[4]   DGGG e. V., Leitlinien, Empfehlungen, Stellungnahmen, Stand: August 2008.
[5]   Berkowitz RS, et al., Management of gestational trophoblastic diseases: subsequent pregnancy experience. Semin Oncol, 2000. 6; 678–85.
[6]   Berkowitz, RS., et al., Subsequent pregnancy experience in patients with gestational tropho- blastic disease. New England Trophoblastic Disease Center, 1965–1992. J Reprod Med. 1994; 39, 228–32.
[7]   Garner, El., et al. Subsequent pregnancy experience in patients with molar pregnancy and gestational trophoblastic tumor. J Reprod Med., 2002, 47; 380–6.
[8]   Vargas, R., et al. Subsequent pregnancy outcomes after complete and partial molar pregnancy, recurrent molar pregnancy, and gestational trophoblastic neoplasia: an update from the New England Trophoblastic Disease Center. J Reprod Med, 2014;59, 188–94.
[9]   Woolas RP, et al., (1998) Influence of chemotherapy for gestational trophoblastic disease on subsequent pregnancy outcome. Br J Obstet Gynaecol 105: 1032–1035.
[10] Paradinas FJ (1998) The diagnosis and prognosis of molar pregnancy: The experience of the National Referral Centre in London. Int J Gynecol Obstet 60: 57–64.
[11] Shen X, et al. Fertility-preserving treatment in young patients with placental site trophoblastic tumors. Int J Gynecol Cancer, 2012, 5; 569–74.
[12] Newlands ES, et al., (1999) Recent advances in gestational trophoblastic disease. Hematol Oncol Clinics of North America 13: 225–244.
[13] Shih IM, Kurman RJ (1998) Epitheloid trophoblastic tumor – a neoplasm distinct from chorio- carcinoma and placental site trophoblastic tumor simulating carcinoma. Am J Surf Pathos 22: 1393–1403.
[14] Wolfberg, AJ, et al., Low risk of relapse after achieving undetectable HCG levels in women with complete molar pregnancy. Obstet Gynecol, 2004. 104; 551–4.
[15] Garrett, LA., et al. Subsequent pregnancy outcomes in patients with molar pregnancy and persistent gestational trophoblastic neoplasia. J Reprod Med., 2008;53, 481–6.

Thomas Ulrych und Rainer Haas

4.7 Fertilitätserhalt bei Patientinnen mit hämatologischen Neoplasien

4.7.1 Einleitung

In diesem Buchbeitrag möchten wir Ihnen am Beispiel einiger häufiger hämato-onko- logischen Erkrankungen einen Überblick über die Auswirkungen von unterschied- lichen antineoplastischen Therapien auf die Fertilität junger Patientinnen geben. Dabei werden wir nicht nur auf die klassischen Zytostatika eingehen, sondern auch auf einzelne Vertreter aus der immer größer werdenden Gruppe der sogenannten „Biologicals" eingehen, die den Weg zu einer zielgerichteten („targeted therapy") res- pektive personalisierten („personalized therapy") Therapie bereiten und damit die unerwünschten Nebenwirkungen einer systemischen zytotoxischen Chemotherapie vermeiden.

Betrachtet man die letzte Dekade, so war über alle Tumorentitäten hin eine stete Verbesserung der Behandlung zu verzeichnen, die besonders bei den an einer malignen Erkrankung des lympho-hämatopoietischen Systems erkrankten Patientinnen zu einer Steigerung der Überlebensrate und Verlängerung der Lebensdauer geführt hat [1]. Dies lag sicher nicht nur an einer Verbesserung der Wirksamkeit der antineoplastischen Behandlung, sondern auch an der Verfügbarkeit einer immer besseren supportiver Behandlung, die zu einer Abnahme der therapieassoziierten Morbidität und Mortalität geführt hat.

Ein Fortschritt ganz besonderer Art ist die zielgerichtete Therapie bei der chronisch myeloischen Leukämie (CML), nachdem es gelungen war, einen spezifischen Tyrosinkinaseinhibitor (TKI) mit dem Namen Imatinib (Glivec) auf dem molekularen Designerbrett zu entwerfen und danach zu synthetisieren. Dieser antagonisiert hochspezifisch die pathophysiologisch Wirkung der durch die t(9;22) aberrante Tyrosinkinase bcr-abl und stoppt damit den leukämischen Klon und die Überproduktion an überwiegend Leukozyten. Als Tablette einmal täglich eingenommen führt dieser Wirkstoff bei den meisten Patienten zu einer anhaltenden molekularen und hämatologischen Remission, die mit einer nach heutiger Einschätzung nahezu normalen Lebenserwartung einhergeht [2]. Dieser Erfolg sollte nicht vergessen machen, dass auch heute noch in breitem Umfang zytostatische Therapien zum Einsatz kommen, die ohne entsprechende prophylaktische Maßnahmen bei den Patientinnen zu Infertilität führten. Eine solche therapieassoziierte „vorzeitige ovarielle Insuffizienz" (POF) ist bei einem Paar mit Kinderwunsch auch für ihren Partner eine sehr belastende Situation. Die zahlenmäßige Dimension dieser Problematik wird deutlich, wenn man bedenkt, dass jede 50. Frau vor ihrem vierzigsten Lebensjahr mit einer Krebsdiagnose konfrontiert wird [3], was durch die verbesserten Behandlungsoptionen mit kurativer Zielsetzung zu einer stetig steigenden Zahl an geheilten Patientinnen führt.

4.7.2 Epidemiologie

Die Inzidenz maligner hämatologischer Neoplasien ist im Vergleich zu den sonstigen bösartigen Neoplasien wie Karzinomen oder Sarkomen geringer. So beträgt die Inzidenz für alle Erkrankungen des lympho-hämatopoietischen Systems einschließlich der unterschiedlichen Formen der Leukämien etwa 10 : 100.000, während die gynäkologischen Tumoren, wie Mamma-, Ovar- und Uteruskarzinom mit einer Inzidenz von insgesamt 30 : 100.000 häufiger auftreten. Vor den hämatologischen Neoplasien rangiert noch das Schilddrüsenkarzinom mit einer Inzidenz von 15 : 100.000. Nahezu gleichauf ist das maligne Melanom mit 9 : 100.000 [4]. Mögen die hämatologischen Neoplasien von ihrer Inzidenz her von geringerer Relevanz erscheinen, so sind sie aber aufgrund ihrer vergleichsweise hohen Rate an Patientinnen mit Langzeitremission zahlenmäßig doch bedeutend, da die als geheilt betrachteten Frauen nach Überwindung der Erkrankung selbstverständlich wieder an ihr normales Leben anknüpfen wollen, zu dem auch eine Schwangerschaft gehören kann [5]. Um Ihnen einen groben Richtwert zu geben, sei – ohne Unterscheidung nach dem Geschlecht – auf die Prävalenz der Patienten verwiesen, die eine Krebserkrankung überlebt haben. Einer Erhebung aus dem Jahre 2010 nach liegt diese bei etwa 1 auf 250–715 der Frauen in der gesunden Bevölkerung [6], was den wachsenden Stellenwert der Reproduktionsmedizin erkennen lässt.

Betrachtet man die Zahlen der epidemiologischen Forschung, so findet sich bei Männern eine höhere Inzidenz an Krebserkrankungen, was in Abbildung 4.7 veranschaulicht ist. Dabei sei darauf hingewiesen, dass grundsätzlich für jede Altersgruppe die Inzidenz maligner Erkrankungen beim männlichen Geschlecht höher ist, was in besonderem Maße für hämatologische Neoplasien zutrifft [7]. So ist es vorherrschende Lehrmeinung, dass Männer hinsichtlich ihrer Lebensweise eher ein „allgemeines Risikoverhalten" an den Tag legen als Frauen und auch einer höheren Umweltexposition gegenüber Noxen – wie zum Beispiel gegenüber dem UV-Licht – aufgrund einer geschlechterspezifischen Berufsverteilung ausgesetzt sind. Über diese exogenen Einflussfaktoren hinaus, erweist sich das Immunsystem von Frauen im Vergleich zu Männern als stärker. Als Beispiel mögen die Ergebnisse einer klinisch infektiologischen Arbeit dienen, in der gezeigt werden konnte, dass Frauen signifikant häufiger eine Sepsis überleben [8] und gegenüber Erregern eine stärkere Immunantwort aufbauen, was in der gegenüber Männern erhöhten Konzentration an produzierten Zytokinen zum Ausdruck kommt [9]. Aus diesen Befund wird bis zu einem gewissen Grad abgeleitet, dass die Effektormechanismen des Immunsystems bei Frauen nicht nur eine erhöhte Aktivität gegenüber mikrobiellen Erregern aufweisen, sondern auch gegenüber der Entstehung von Krebszellen, was die oben geschilderte geringere Inzidenz an malignen Erkrankungen zumindest teilweise erklären mag. Ein geschlechtsspezifischer Beitrag könnte auch von den Lymphozyten kommen, die an ihrer Oberfläche Östrogenrezeptoren tragen und darüber in ihrer Aktivität modulierbar sind [10].

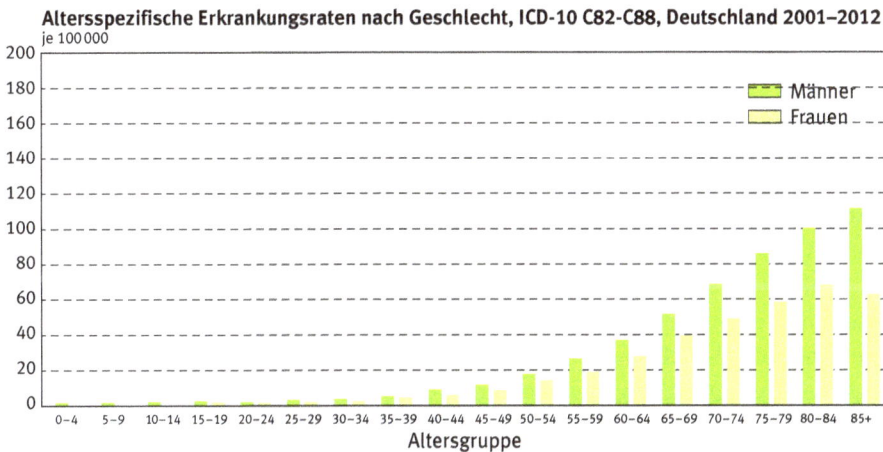

Abb. 4.7: Krebs in Deutschland 2011/2012 aus Beitrag zur Gesundheitsberichterstattung des Bundes, RKI und GEKID (2015) [34].

4.7.3 Gonadotxizität von Zytostatika

Kommen wir nun kurz zu den Mechanismen, die für die Gonadotoxizität eine Rolle spielen. Letztlich ist das Ausmaß der zytotoxischen Wirkung einer Chemotherapie individuell nicht sicher vorherzusehen, doch kommen grundsätzlich zwei unterschiedliche Wege zum Tragen, über die sich die Schädigung am Ovar erklären lässt. Zum einen ist es eine direkt toxische Wirkung auf die sich teilenden Granulosazellen und zum anderen eine Follikeldepletion, die über eine übermäßige Rekrutierung dieser vermittelt wird.

Betrachten wir zunächst die klassischen Zytostatika, so lassen sich im Prinzip drei Gruppen definieren, die ein unterschiedlich starkes gonadotoxisches Potential aufweisen. Die Gruppe mit der höchsten Gonadotoxizität umfasst vor allem Vertreter der Alkylanzien, wie Cyclophosphamid, Procarbazin, Busulfan oder Carmustin. Diese sind deshalb so stark gonadotoxisch, da sie unabhängig vom Zellzyklus auch ruhende Zellen in der G0-Phase treffen, ungeachtet ob nun Zellen des Tumors, des Knochenmarks oder des Ovarfollikels mit den Granulosazellen. Dabei zeigte sich auch eine klare Dosisabhängigkeit, wie es systematisch besonders für das Procarbazin nachgewiesen werden konnte [11]. Dieses oral verabreichbare Zytostatikum kommt fast ausschließlich als Teil einer komplexen Polychemotherapie bei der Behandlung von Patienten mit Morbus Hodgkin zum Einsatz. Nach den Alkylanzien sind die Anthrazykline aufgrund ihrer breiten Anwendung zu nennen, auch wenn sie eine etwas schwächere gonadotoxische Wirkung entfalten. Gemeinsam mit Platinderivaten und Taxanen werden sie deshalb den Zytostatika mit mittlerem gonadotoxischem Schädigungspotential zugerechnet. Der Klassiker unter den Anthrazyklinen ist das Doxorubicin, das sowohl bei der Behandlung von Patienten mit Morbus Hodgkin als auch Non-Hodgkin-Lymphomen unverzichtbarer Bestandteil der Therapieprotokolle ist (BEACOPP [BCNU, Etoposid, Alexan, Cyclophosphamid, Vincristin, Procarbazin, Prednison] und CHOP [Cyclophosphamid, Doxorubicin, Vincristin, Prednison]). Die Vertreter dieser Gruppe von Zytostaika führen häufig zu chromosomalen Aberrationen mit der Folge einer Follikeldepletion [12]. Chemotherapeutika mit einem eher niedrigen gonadotoxischen Risiko sind die Vertreter der Spindelgifte aus der Gruppe der Vinca-Alkaloide wie das Vincristin, Vindesin und Vinblastin sowie die Antimetabolite, zu denen als prominenteste Vertreter das Methotrexat als Folsäure-Antagonist oder das 6-Mercaptopurin gehören.

Unabhängig vom Zytostatikum zeigt sich dessen zerstörerische Wirkung morphologisch in Form einer mehr oder wenig ausgebildeten Fibrose der Ovarrinde, die mit einer Atrophie als Folge der Follikeldepletion einhergeht. Dabei besteht ein grundsätzlicher Zusammenhang zwischen dem Alter, in dem eine Patientin chemotherapeutisch behandelt wurde, der Dosis sowie der Zusammensetzung der zytostatischen Therapie und der Anzahl der noch vorhandenen Primordialfollikel. Vereinfacht ausgedrückt: Je älter die Patientin war und je aggressiver das chemotherapeutische Protokoll, umso weniger Primordialfollikel bleiben übrig [5]. Neuere Erkenntnisse weisen darauf hin, dass neben der bereits beschriebenen direkten Toxizität auf die Eizellen eine vermehrte bzw. beschleunigte Rekrutierung von Primordialfollikeln zu einer POF beiträgt [13]. Vermittelt wird dieser Effekt maßgeblich durch das Anti-Müller-Hormon (AMH), das von den Granulosazellen in den heranreifenden Follikeln produziert wird. Letztere nehmen noch nicht an dem aktuellen Monatszyklus teil und werden deshalb auch nicht durch Luteinisierendes Hormon (LH) und follikelstimulierendes Hormon (FSH) stimuliert. Auf diese Weise fungiert AMH als ein hemmender Botenstoff, der die Primordialfollikel auf parakrinem Wege in einem Ruhezustand hält [14]. Dadurch soll verhindert werden, dass zu viele Primordialfollikel zur gleichen Zeit zur Reifung angeregt werden. Diese Erkenntnisse beruhen nicht zuletzt auf Tierversuchen mit Mäusen, die ein „knock out" des AMH-Rezeptors aufwiesen (−/−). Bei diesen ließ sich zeigen, dass ihre Ovarien eine beschleunigte Follikeldepletion aufwiesen [15]. Beim Menschen kommt es durch eine Chemotherapie zur Schädigung der Granulosazellen und damit zu einer verminderten Produktion des AMH, was dazu führt, dass Primordialfollikel ihren Ruhezustand verlassen und so einer Follikeldepletion Vorschub leisten. Auch die FSH bedingte Reifung wird beschleunigt, weil AMH für eine geringere Empfindlichkeit gegenüber FSH sorgt. So führt eine verminderte Produktion oder ein Wegfall des AMH zu einer beschleunigten Follikeldepletion, weil seine dämpfende Wirkung auf die durch FSH stimulierte Reifung geschwächt wird oder fehlt. Im klinischen Alltag nutzt man die Bestimmung der Konzentration des AMH, um die follikuläre Reserve abzuschätzen, da sich zeigen ließ, dass die Konzentration von AMH nach dem 25. Lebensjahr stetig abnimmt und mit der Anzahl der Follikel korreliert. So haben Frauen nach der Menopause nur eine sehr geringe Konzentration an AMH [14], siehe Abbildung 4.8.

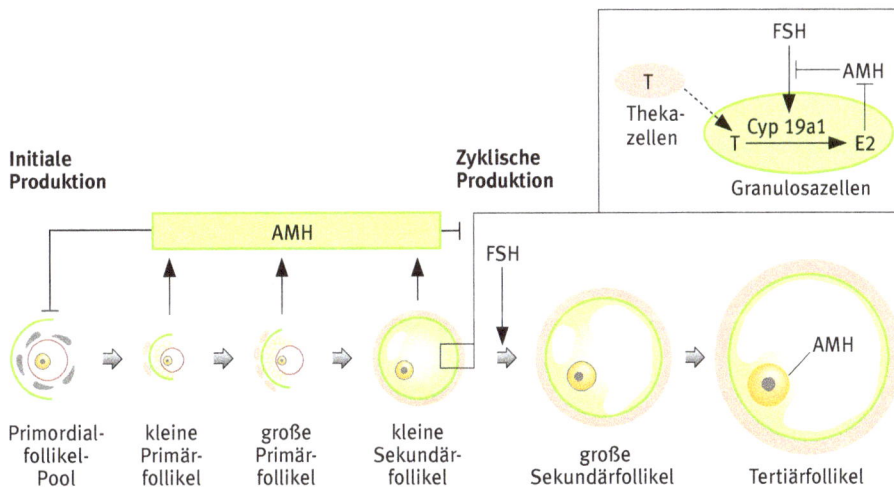

Abb. 4.8: Schematische Darstellung der AMH-Aktivitäten im Ovar. Aus Dewailly D et al., *Hum. Reprod. Update*, 2014 [14].

4.7.4 Teratogenität von Zytostatika

Generell ist nach einer Chemotherapie das Risiko für Fehlbildungen im Falle einer Schwangerschaft nicht erhöht, sofern nach Ende der Chemotherapie etwa 2 Jahre verstrichen sind [11]. Dieses Karenzintervall bietet sich aus mehreren Gründen an, wenn man alleine bedenkt, dass die meisten Rezidive bei hämatologischen Neoplasien in diesen ersten beiden Jahren auftreten. Außerdem finden in diesem Zeitraum vergleichsweise häufig Nachsorgeuntersuchungen statt, die auch Computertomographie (CT) oder Positronen-Emmissionstomographie (PET)-CT umfassen und während einer Schwangerschaft wegen der Strahlenbelastung nicht erfolgen dürfen. Weiterhin ist zu beachten, dass die Reifung der Primordialfollikel, die unmittelbar vor Beginn eines Zyklus für diesen zur Verfügung stehen, bereits einen Reifungsprozess von etwa 3–9 Monaten hinter sich haben, weshalb jegliche Art von genotoxischen Einflüssen in diesem Zeitraum zu vermeiden sind.

4.7.5 Morbus Hodgkin als Paradebeispiel für einen therapeutischen Paradigmenwechsel

Am Beispiel des Morbus Hodgkins möchten wir Ihnen – gewissermaßen prototypisch – die oben allgemein getroffenen Sentenzen vertiefend darstellen [16]. Der Morbus Hodgkin ist ein bösartiger Tumor des Lymphsystems und macht sich durch schmerzlose Schwellungen von Lymphknoten bemerkbar. Fakultativ können sogenannte B-Symptome wie Fieber, Nachtschweiß oder Gewichtsverlust auftreten. Histologisch zeichnet sich die Erkrankung ungeachtet des Subtyps durch das Vorkommen einer besonderen Zellart, den so genannten Sternberg-Reed-Zellen aus, was eine Abgrenzung zu den Non-Hodgkin-Lymphomen erlaubt. Es sind zwei Häufigkeitsgipfel dieser Erkrankung bekannt, der eine zwischen dem 20. und 30. Lebensjahr und der andere jenseits des 60. Lebensjahres. Das initiale Stadium bestimmt die Prognose der Erkrankung, wobei dieses wiederum unter anderem durch den Grad des Befalls der Lymphknotenstationen gekennzeichnet ist. Erfreulicherweise weisen 50% aller Patienten nur ein geringes Stadium 1–2 dieser Erkrankung auf. Die Heilungsraten bei dem M. Hodgkin belaufen sich auch bei den höheren Stadien aufgrund der sehr wirksamen Therapieprotokolle auf bis zu 90% [17]. Was die Therapie-assoziierte Toxizität anbelangt, konnten Behringer et al. zeigen, dass die Behandlung mit dem Therapieschema ABVD nur eine geringe gonadotoxische Schädigung aufweist, die sich in einer Rate von etwa 20% für eine sekundäre Amenorrhöe widerspiegelt [18]. Das Therapieschema „BEACOPP eskaliert" hingegen geht mit einer Rate von 51% einher, sofern es wie ursprünglich für Patientinnen in höheren Stadien in Form von 8 sequentiellen Zyklen verabreicht wird [19]. Den Einfluss des Alters auf die Entwicklung einer POF macht die Untersuchung von Harel S et al. aus dem Jahre 2011 deutlich, wobei sich die signifikanten Unterschiede für Frauen über oder unter dem 30. Lebensjahr ausmachen ließen. So führen 2 Zyklen ABVD bei 4 % der behandelten Frauen unter dem 30. Lebensjahr zu einer POF, während diese bei 12 % der Patientinnen oberhalb des 30. Lebensjahrs auftritt. Bei 4 Therapiezyklen sind bereits 23 % der Frauen unter 30 und 52 % derjenigen über 30 betroffen.

Blickt man in die Zukunft, so sind die Erfolge mit neuen Medikamenten wie dem CD30 Antikörper Brentuximab bemerkenswert. Selbst für die kleine Gruppe von Patienten, die nach einer konventionellen Chemotherapie rezidivieren, hat sich in den letzten 2 Jahren ein immunologisches Therapieprinzip in Form einer „targeted therapy" eröffnet, bei dem so genannte Immuncheckpoint-Inhibitoren zum Einsatz kommen. Diese monoklonalen Anitkörper mit dem Namen Pembrolizumab und Nivolumab entfalten ihre Effekte durch ihre Bindung an den auf T-Zellen exprimierten Rezeptor, der als *Programmed Death* 1 (PD-1) bezeichnet wird. Vereinfacht ausgedrückt basiert deren Wirkmechanismus auf der Unterbrechung einer über PD-1 vermittelten Hemmung der T-Zelle durch den Liganden PDL-1, der auf der malignen Zelle dieses inhibitorische Signal auslöst. Mit anderen Worten: durch die Aufhebung einer Tumorzell-vermittelten T-Zell-Hemmung wird diese wieder in einen aktiven Zustand versetzt, der zu einer wirksamen zytotoxischen Lyse der Tumorzelle führt. Angesichts solcher Erfolge beschreitet man augenblicklich was die konventionelle Chemotherapie anbelangt den Weg der Deeskalation respektive der Identifikation von Patientengruppen, welche für eine solche Deeskalation geeignet sein könnten. Ziel dieser Dosisreduktion ist es, angesichts der hohen Überlebensraten, die möglichen Langzeitschäden so gering wie möglich zu halten. Dazu zählen neben der ovariellen Insuffizienz die auch die Zweitneoplasien, die 15 bis 20 Jahre nach erfolgreicher Behandlung des Primärtumors auftreten können.

4.7.6 Prävention der POF durch medikamentöse Therapie

Der Einsatz von Gonadotropin-Releasing-Hormon (GnRH)-Analoga zur Verminderung einer POF ist umstritten. Physiologischerweise wird das GnRH aus dem Hypothalamus pulsatil freigesetzt, um die Freisetzung von LH und FSH aus dem Hypophysenvorderlappen zu steuern. Während das FSH das Follikelwachstum fördert, führt das LH zur Steigerung der Androgensynthese in den Granulosazellen, welches dort in Östrogen umgewandelt wird. Das lokale Östrogen regt synergistisch zum FSH das Follikelwachstum an. Auf diese Weise werden die am weitesten gereiften Follikel in besonderem Maße stimuliert. Dieser Verstärkungsmechanismus führt letztlich dazu, dass nur ein Follikel der während eines Zyklus rekrutierten Gruppe verbleibt und zum Eisprung kommt. Die aus dem sich bildenden Corpus luteum einsetzende Progesteronsekretion führt zu einer Unterdrückung der GnRH-Freisetzung und damit konsekutiv auch der LH- und FSH-Ausschüttung. Auf diese Weise wird die Stimulation weiterer Follikel verhindert. GnRH Analoga wie Goserelin oder Leoprorelin imitieren den Effekt beim Eisprung, indem sie pharmakodynamisch die GnRH Rezeptoren im

Hypophysenvorderlappen blockieren. Anzunehmen wäre nun, dass Reifungsvorgänge aller Follikelstadien unterbunden sind, doch unterliegt die Reifung bzw. die Rekrutierung der ruhenden Primordialfollikel nicht der Steuerung von LH oder FSH. Deshalb werden ungeachtet der Einnahme der GnRH Analoga weiter monatlich ruhende Primordialfollikel rekrutiert, die jedoch aufgrund der fehlenden LH- und FSH-Stimulation apoptotisch zugrunde gehen. So schwindet die monatlich die Zahl an Primordialfollikeln, auch wenn es zu keinem Zyklus mit vollständiger Follikelreifung kommt.

Lassen Sie uns vor diesem Hintergrund die Ergebnisse klinischer Studien betrachten. Bisher liegen nur zwei prospektive Studien vor [20]. Bei Patientinnen mit Brustkrebs ließ sich zeigen, dass die Rate an POF geringer ist und die Schwangerschaftsrate höher liegt, wenn die Patientinnen GnRH-Analoga erhielten. Die zweite prospektive Studie von Demeestere I et al. konnte dieses Ergebnis bei Patientinnen, die an einer Lymphom Erkrankung litten, nicht bestätigen [21]. Diese vermeintliche Diskrepanz könnte mit dem mittleren Alter der Patientinnen und der anders komponierten Chemotherapie-Protokolle zusammenhängen. Die Ergebnisse von Metaanalysen ergeben auch kein einheitliches Bild. Während Vitek et al. [22] keinen Unterschied bezüglich des Wiedereintritts der Menstruation nachweisen konnte, fanden andere Untersucher eine Reduktion der Rate an POF durch die Einnahme von GnRH-Analoga [23, 24]. Klar beweisend für eine Effektivität dieser Methode wäre letztlich der Nachweis einer höheren Schwangerschaftsrate bei den mit GnRH-Analoga behandelten Patientinnen, doch ein solcher konnte nur in der bereits erwähnten Studie von Moore et al. erbracht werden [20]. Im Vergleich zur Entnahme von Oozyten oder von Ovarialgewebe ist die Verabreichung von GnRH-Analoga klar unterlegen und daher für Patientinnen mit hämatologischen Erkrankungen keine Option. Gleiches gilt für den Gebrauch oraler Kontrazeptiva, die auch keinen Schutz der ovariellen Reserve bieten. Als Kurzzeitmedikation verwenden wir die beiden Substanzgruppen zur Unterdrückung der Menstruationsblutung bei einer Zytostatika bedingten Thrombozytopenie.

4.7.7 Targeted therapy

Wie schon eingangs angemerkt, bewegen wir uns seit der Entschlüsselung des humanen Genoms und dem damit wachsenden Verständnis der molekularen Genese von malignen Erkrankungen in der Krebsbehandlung auf dem Weg zur „*targeted therapy*", auch wenn das Ziel für viele der Erkrankungen noch weit erscheinen mag Dabei ist der Tyrosinkinaseinhibitor Imatinib für die Behandlung der CML alleine schon aufgrund eines Beobachtungszeitraums von etwa 17 Jahren der am besten untersuchte Vertreter aus dieser Substanzklasse, und das sowohl was Gonadotoxizität als auch Teratogenität angeht [25]. Erfreulicherweise fand sich bei keiner der bislang durchgeführten Untersuchungen ein Hinweis auf eine mit der Einnahme von Glivec assoziierte POF. Vielmehr zeigte sich im Tierexperiment sogar eine protektive

Wirkung, wenn man Mäusen parallel zu einer Zytostatika Behandlung Imatinib verabreichte [26]. Betrachtet man die Fallberichte bei Patienten mit CML, so zeigte sich bei den Kindern der mit Glivec behandelten Väter keine erhöhte Fehlbildungsrate, während bei Frauen, die Glivec einnahmen, eine erhöhte Rate an Spontanaborten beobachtet wurde [27]. Daher ist es für Frauen in kompletter hämatologischer und tiefer molekularer Remission der CML ratsam, die Medikation mit Glivec mindestens einen Monat vor einer geplanten Schwangerschaft abzusetzen und nach Eintritt der Schwangerschaft den molekularen Remissionsstatus mittels *Real-time*-(RT)-*Polymerase Chain Reaction* (PCR) zu verfolgen. Da es sich bei den mit Glivec gemachten Beobachtungen um einen Substanzklasseneffekt handelt, gilt die oben gemachte Empfehlung auch für die Zweitlinien-TKIs Nilotinib und Dasatinib. Für andere TKIs wie dem bei Nierenzell-Karzinom eingesetzten Sunitinib oder den kürzlich für die Behandlung von B-Zell Lymphomen zugelassenen TKIs Ibrutinib gegen die Bruton-Tyrosinkinase und Idelalisib gegen PI3K (Phosphoinositid-3-Kinasen) gibt es hinsichtlich ihrer Wirkung auf die Primordialfollikel noch keine Publikationen, während auch diese TKIs wie die gegen bcr-abl gerichteten Vertreter aufgrund ihrer potentiellen Teratogenität vor Beginn einer Schwangerschaft, sofern eine solche überhaupt unter Berücksichtigung der Grunderkrankung möglich ist, abgesetzt werden sollten.

Ein interessanter Befund betrifft die Inhibitoren des mTOR-Signalwegs (*mechanistic Target of Rapamycin*, *früher mammalian Target of Rapamycin*, also Ziel des Rapamycins im Säugetier). So vermag Rapamycin – wie in tierexperimentellen Arbeiten gezeigt – eine vermehrte Rekrutierung von Primordialfollikeln zu verhindern und damit einen gonadoprotektiven Effekt zu entfalten [28]. Offenbar kommt es durch die mTOR-Inhibitoren nicht nur in den Tumorzellen, sondern auch in den Granulosazellen zu einem Zellzyklusarrest.

Auch bezüglich der vielen mehr oder weniger humanisierten monoklonalen Antikörper, die in den letzten 20 Jahren in einem rasanten Tempo Einzug in die Therapie einer Vielzahl hämatologischer Erkrankungen gehalten haben, gibt es keine Daten bezüglich deren möglicher Auswirkung auf den Pool von Primordialfollikeln, wobei aufgrund der hohen Antigenselektiviät dieser Antikörper ein depletierender Effekt kaum zu erwarten ist. So finden sich beispielsweise die Zielantigene CD19 (Blinutumumab) oder CD20 (Rituximab) nur auf B-Zellen, CD52 (Alemtuzumab) nur auf T- und B-Zellen sowie CD38 (Daratumumab) nur auf Plasmazellen und frühen hämatopoietischen Progenitorzellen. Anders könnte es sich bei den Antikörpern verhalten, die gegen das auf Adenomzellen exprimierte *Epithelial Cellular Adhesion Molecule* (EPCAM)-Antigen gerichtet sind. Offen bleibt diese Frage auch bezüglich des gegen den *Epithelial Growth Factor Receptor* (EGFR) gerichteten Antikörpers Cetuximab oder des gegen *Vascular Endothelial Growth Factor* (VEGF) gerichteten Antikörpers Bevacizumab, der in Vorgänge der Angiogenese eingreift [29].

Als Fazit bleibt, dass für Frauen im gebärfähigem Alter, die an einer hämatologischen Neoplasie erkranken und Kinderwunsch haben, es darum geht, vor Beginn einer Behandlung entweder Oozyten oder Ovarialgewebe zu gewinnen. Bei den meisten hämatologischen Erkrankungen ist die Zeit dafür vor Therapiebeginn ausreichend, da der Therapieerfolg nicht vom Zeitpunkt des Behandlungsbeginns abhängt. So gibt es nur wenige Erkrankungen, die im Sinne eines internistischen Notfalls eine sofortige zytotoxische Therapie brauchen. Dazu zählen ein hoch proliferatives Burkitt-Lymphom, eine akute Leukämie mit extremer Leukozytose und begleitenden plasmatischen Gerinnungsstörungen oder ein mediastinales Lymphom mit drohender oberer Einflussstauung.

In diesem Kontext sei abschließend noch die Frage aufgeworfen, ob bei einer fulminanten malignen Systemerkrankung ein Risiko besteht, maligne Zellen bei der Eizell- oder Ovarialgewebsentnahme als Kontamination mit zu entnehmen und damit ein Risiko für die Mutter schaffen, dieses Malignom zu einem späteren Zeitpunkt zu entwickeln. Was die Methode der Eizellgewinnung anbelangt, finden sich dazu nach unserer Recherche keine Veröffentlichungen, wahrscheinlich weil bei dieser Form einer selektiven Zellgewinnung das Risiko einer „Tumorzell-Kontamination" extrem gering und von rein theoretischer Bedeutung sein dürfte. Befragt man die Literatur zum Thema der Kontamination oder des Befalls von Ovarialgewebe durch Zellen einer hämatologischen Neoplasie, dann stößt man auf eine Kasuistik von Abir R et al., in der bei einer in der Kindheit an einer CML erkrankten Patientin ein Befall im entnommenen Ovarialgewebe im Sinne einer *„minimal residual disease"* nachweisbar war [30]. Eine hervorragende Metaanalyse zu diesem Thema liefert eine Übersichtsarbeit von Bastings et al., in der explizit weitere 5 Studien für Patientinnen mit Leukämie zusammengestellt sind [31]. Dabei zeigte sich, dass der Anteil der Patientinnen, bei denen sich mittels histologischer oder molekularbiologischer Methoden leukämische Zellen nachweisen ließen zwischen 11% und 50% lag. Nur in einer Arbeit mit Proben von 6 Patientinnen ließen sich keine malignen Zellen nachweisen [32]. Ob „kontaminierende" maligne Zellen im Ovarialgewebe jedoch zahlenmäßig ausreichend sind und dabei ein ausreichend hohes leukämogenes Potential haben, ist durch klinische Untersuchungen nicht zu klären, da bisher – nach Aussage der Autoren und Recherche in „Pubmed" – eine Autotransplantation von Ovarialgewebe bei Patientinnen nach erfolgreicher Behandlung einer Leukämie nicht durchgeführt worden ist. In einem von Dolmans et al. veröffentlichten Artikel sind die Ergebnisse einer Xenotransplantation von leukämisch kontaminiertem Ovarialgewebe von 18 Patientinnen auf immundefiziente Mäuse zusammengefasst [33]. In diesem Tiermodell zeigte sich eine Übertragbarkeit der malignen Zellen in einem prozentualen Anteil von insgesamt 28%, wobei von den 6 Patientinnen mit CML keines der von diesen gewonnen Ovarialproben zu einer Übertragung führte. Eine solche fand sich nur bei 41% der von Patientinnen mit akuter lymphatischer Leukämie entnommenen Proben. Im Lichte dieser publizierten Daten gelangen Bastings et al. zu der Empfehlung, bei Patientinnen mit Leukämie von einer Autotransplantation von Ovarialgewebe abzusehen, einer Empfehlung, der wir uns für akute Leukämie anschließen können. Viel klarer ist die Datenlage für Patientinnen mit Morbus Hodgkin oder Non-Hodgkin-Lymphomen. In ihrer Metaanalyse präsentieren Bastings et al. sieben Studien, bei denen das Ovarialgewebe von insgesamt 123 Patientinnen mit einem Lymphom histologisch untersucht wurde, ohne dass bei einer einzigen Probe maligne Zellen gefunden werden konnten [31]. Diese Ergebnisse decken sich auch mit den Resultaten von drei tierexperimentellen Studien mit Xenotransplantation, bei denen es unter Verwendung des Ovarialgewebes von 27 Patientinnen mit einer Lymphom Erkrankung bei keiner der immundefizienten Mäuse zur Übertragung der malignen Zellen kam. Insofern können wir uns dem Fazit der Autoren anschließen und die Entnahme von Ovarialgewebe bei dieser Patientengruppe als unbedenklich einstufen. So können wir am Ende unseres Beitrags an die Kollegen, die mit der Betreuung einer Patientin mit einem Malignom betraut sind, nur den Appell richten, dem möglichen Kinderwunsch der Patientin gerecht zu werden und in interdisziplinärer Absprache mit den Experten eines Kinderwunschzentrums unter Berücksichtigung der ganz individuellen Begleitumstände und Voraussetzungen die geeigneten Maßnahmen für einen Erhalt der Fertilität bei der Patientin zu treffen.

4.7.8 Literatur

[1] Lobo RA. Potential options for preservation of fertility in women. N Engl J Med 2005; 353: 64–73.
[2] Hehlmann R, Hochhaus A, Baccarani M. Chronic myeloid leukaemia. Lancet 2007 Jul 28; 342–50.
[3] Jemal A, Bray F Center M et al. Global cancer statistics. CA Cancer J Clin 2011; 61: 69–90.
[4] Barr RD, Ries LA, Lewis DR et al. Incidence and incidence trends of the most frequent cancers in adolescent and young adult Americans, including nonmalignant/noninvasive tumors. Cancer 2016; 122(7):1000–8.
[5] Leader A, Lishner M et al. Fertility considerations and preservation in haemato-oncology. patients undergoing treatment. Br J Haematol. 2011; 153(3):291–308.
[6] Meirow D, Biederman H, Anderson RA et al. Toxicity of chemotherapy and radiation on female reproduction. Clin Obstet Gynecol 2010; 53: 727–739.
[7] Dorak MT, Karpuzoglu E. Gender differences in cancer susceptibility: an inadequately addressed issue. Front Genet. 2012; Nov 28;3:268.
[8] Schröder J, Kahlke V, Book M, Stüber F. Gender differences in sepsis: genetically determined? Shock 2000; Sep;14(3):307–10; discussion 310–3.
[9] Klein SL. The effects of hormones on sex differences in infection: from genes to behavior. Neurosci Biobehav Rev. 2000; Aug;24(6):627–38.
[10] Heldring N1, Pike A, Andersson S et al. Estrogen receptors: how do they signal and what are their targets. Physiol Rev. 2007; Jul;87(3):905–31.
[11] Fleischer RT, Vollenhoven BJ, Weston GC. The effects of chemotherapy and radiotherapy on fertility in premenopausal women. Obstet Gynecol Surv. 2011; Apr;66(4):248–54.
[12] Dann EJ, Epelbaum R, Avivi I et al. Fertility and ovarian function are preserved in women treated with an intensified regimen of cyclophosphamide, adriamycin, vincristine and prednisone (Mega-CHOP) for non-Hodgkin lymphoma. Hum Reprod 2005; Aug;20(8):2247–9.
[13] Chang EM et al. Cisplatin Induces Overactivation of the Dormant Primordial Follicle through PTEN/AKT/FOXO3a Pathway which Leads to Loss of Ovarian Reserve in Mice. PLoS One 2015; Dec 14;10(12):e0144245.
[14] Dewailly D, Andersen CY, Balen A et al. The physiology and clinical utility of anti-Mullerian hormone in women. Hum Reprod Update 2014; 20(3):370–85.

[15] Sullivan SD, Castrillon DH. Insights into primary ovarian insufficiency through genetically engineered mouse models. Semin Reprod Med. 2011; Jul;29(4):283–98.

[16] Harel S, Fermé C, Poirot C. Management of fertility in patients treated for Hodgkin's lymphoma. Haematologica 2011; Nov;96(11):1692–9.

[17] Townsend W, Linch D. Hodgkin's lymphoma in adults. Lancet 2012 Sep 1;380(9844):836–47.

[18] Behringer K et al. Secondary amenorrhea after Hodgkin's lymphoma is influenced by age at treatment, stage of disease, chemotherapy regimen, and the use of oral contraceptives during therapy: a report from the German Hodgkin's Lymphoma Study Group. J Clin Oncol. 2005; Oct 20;23(30):7555–64.

[19] Von Wolff M et al. Fertility preservation in women--a practical guide to preservation techniques and therapeutic strategies in breast cancer, Hodgkin's lymphoma and borderline ovarian tumours by the fertility preservation network FertiPROTEKT. Arch Gynecol Obstet. 2011; Aug;284(2):427–35.

[20] Moore HC et al. Goserelin for ovarian protection during breast-cancer adjuvant chemotherapy. N Engl J Med. 2015; Mar 5;372(10):923–32.

[21] Demeestere I et al. No Evidence for the Benefit of Gonadotropin-Releasing Hormone Agonist in Preserving Ovarian Function and Fertility in Lymphoma Survivors Treated With Chemotherapy: Final Long-Term Report of a Prospective Randomized Trial. J Clin Oncol. 2016; 34(22):2568–74. doi: 10.1200/JCO.2015.65.8864.

[22] Vitek WS et al. Gonadotropin-releasing hormone agonists for the preservation of ovarian function among women with breast cancer who did not use tamoxifen after chemotherapy: a systematic review and meta-analysis. Fertil Steril 2014; Sep;102(3):808–815.

[23] Bedaiwy MA et al. Gonadotropin-releasing hormone analog cotreatment for preservation of ovarian function during gonadotoxic chemotherapy: a systematic review and meta-analysis. Fertil Steril 2011; Mar 1;95(3):906–14.

[24] Yang B et al. Concurrent treatment with gonadotropin-releasing hormone agonists for chemotherapy-induced ovarian damage in premenopausal women with breast cancer: a meta-analysis of randomized controlled trials. Breast 2013; Apr;22(2):150–7.

[25] Palani R, Milojkovic D, Apperley JF. Managing pregnancy in chronic myeloid leukaemia. Ann Hematol 2015; Apr;94 Suppl 2:S167–76.

[26] Morgan S, Lopes F, Gourley C et al. Cisplatin and doxorubicin induce distinct mechanisms of ovarian follicle loss; imatinib provides selective protection only against cisplatin. PLoS One 2013; Jul 29;8(7):e70117.

[27] Pye SM, Cortes J, Ault P et al. The effects of imatinib on pregnancy outcome. Blood. 2008; Jun 15;111(12):5505–8.

[28] Adhikari D, Risal S, Liu K, Shen Y. Pharmacological inhibition of mTORC1 prevents over-activation of the primordial follicle pool in response to elevated PI3K signaling. PLoS One 2013; 8(1):e53810.

[29] Sarno MA1, Mancari R, Azim HA Jr, Colombo N, Peccatori FA. Are monoclonal antibodies a safe treatment for cancer during pregnancy? Immunotherapy 2013; Jul;5(7):733–41.

[30] Abir R, Aviram A, Feinmesser M et al. Ovarian minimal residual disease in chronic myeloid leukaemia. Reprod Biomed Online 2014; Feb;28(2):255–60.

[31] Bastings L, Beerendonk CC, Westphal JR et al. Autotransplantation of cryopreserved ovarian tissue in cancer survivors and the risk of reintroducing malignancy: a systematic review. Hum Reprod Update 2013; Sep-Oct;19(5):483–506.

[32] Poirot CJ, Martelli H, Genestie C, Golmard JL, Valteau-Couanet D, Helardot P, Pacquement H, Sauvat F, Tabone MD, Philippe-Chomette P, et al. Feasibility of ovarian tissue cryopreservation for prepubertal females with cancer. Pediatr Blood Cancer 2007; 49:74–78.

[33] Dolmans MM, Marinescu C, Saussoy P, Van Langendonckt A, Amorim C, Donnez J. Reimplantation of cryopreserved ovarian tissue from patients with acute lymphoblastic leukemia is potentially unsafe. Blood 2010; 116:2908–2914.
[34] RKI und GEKID (2015) Beitrag zur Gesundheitsberichterstattung des Bundes: Krebs in Deutschland 2011/2012, Abb. 3.26.2 Altersspezifische Erkrankungsraten nach Geschlecht, ICD-10 C82–C88, Deutschland 2011–2012. www.gbe-bund.de (Stichwortsuche: altersspezifische Erkrankungen nach Geschlecht). Abrufdatum 18.7.2016.

Rebecca Fischer-Betz

4.8 Fertilitätserhalt aus rheumatologischer Sicht

Entzündlich-rheumatische Erkrankungen treten oft bereits vor dem Abschluss einer Familienplanung auf. In den letzten Jahren haben sich die Behandlungsmöglichkeiten und die Prognose der Erkrankungen stetig verbessert. Dies führt zu einer steigenden Zahl an betroffenen Frauen, die sich ihren Kinderwunsch auch mit der Erkrankung erfüllen möchten. Weiterhin bekommt aber mehr als die Hälfte dieser Frauen weniger Kinder als es in ihrer Lebensplanung vorgesehen war [1]. Zu der geringeren Kinderzahl trägt neben einer etwas höheren Rate an Sub- bzw. Infertilität ein erhöhter Anteil von Schwangerschaftskomplikationen bei.

4.8.1 Systemischer Lupus erythematodes

Das durchschnittliche Alter bei Diagnose liegt in Deutschland bei 31,8 Jahren [2]. Im Vergleich zu „gesunden" Frauen ist das mittlere Alter bei der Menarche vergleichbar, die Menopause tritt durchschnittlich früher ein [4]. Die Infertilitätsrate liegt zwischen 11 und 16% [1, 3, 4]. Bei ausgeprägter Erkrankungsaktivität sind Menstruationsunregelmäßigkeiten beschrieben [5, 6, 7]. Eine schwere Niereninsuffizienz ist mit anhaltender Amenorrhö, anovulatorischen Zyklen, Hyperprolaktinämie und Hypogonadismus verbunden [8, 9]. Eine effektive Therapie des SLE ist daher in Bezug auf die Fertilität bedeutsam. Einige Symptome können Einfluss auf sexuelle Funktionen haben und zu Subfertilität führen [10] (Tab. 4.5). Auch eine Verunsicherung der Frauen in Bezug auf die Risiken einer Schwangerschaft trägt hierzu bei [1, 4]. Unbestritten haben SLE-Patientinnen höhere Raten an Schwangerschaftskomplikationen [11]. Eine optimale Planung und Betreuung der Gravidität führt heute aber zu Lebendgeburtenraten von über 85% [12]. Ein erhöhtes Risiko besteht bei aktivem SLE, bei Nierenbeteiligung sowie bei positiven Antiphospholipid-Antikörpern (aPl) [13]. Widersprüchlich diskutiert wird die Häufigkeit einer reduzierten ovariellen Reserve (OR) bzw. eines POF-Syndroms („premature ovarian failure") (Tab. 4.6). Innerhalb einer Kohortenstudie wurde die Prävalenz einer reduzierten OR mit 3% angegeben, was der Häufigkeit in der Normalbevölkerung entspricht [15]. Einige Untersuchungen beschreiben eine verminderte OR und erniedrigte anti-Müller-Hormon-(AMH)-Spiegel im Vergleich zu Alterskontrollen, andere konnten dies nicht zeigen [16, 17, 18]. Eine Studie zeigte einen signifikant reduzierten *Antral Follicle Count* (AFC) und insgesamt heterogenere AMH-Spiegel als bei gesunden Frauen [19]. Während der AFC invers mit „damage" (chronischer Langzeitschaden durch den SLE) und einer kumulativen Cyclophosphamid-Dosis korrelierte waren niedrige AMH-Spiegel assoziiert mit der maximalen Glukokortikoid-Dosis, die je eingesetzt worden war. Diese Ergebnisse legen nahe, dass die Schwere der Erkrankung möglicherweise einen Einfluss hat. Diskutiert wurde zudem ein Zusammenhang chronischer Entzündungsvorgänge oder auch eine Autoimmunoophoritis mit einer reduzierten OR [20]. Die häufigste Ursache für ein POF bei SLE ist eine Cyclophosphamid-Therapie, die insbesondere bei der Lupusnephritis eingesetzt wird. Unter Cyclophosphamid sind die Serumspiegel für FSH und LH erhöht, die Östrogenspiegel erniedrigt. Folge können eine vorzeitige Ovarialinsuffizienz mit hypergonadotropem Hypogonadismus und Amenorrhö sein. Eine exakte Cyclophosphamid-Dosis, die hierzu führt ist nicht bekannt. Die Hauptbeschränkung in Studien zu gonadotoxischen Effekten liegt in der Schwierigkeit der Definition einer Fertilität, die von Vorhanden- oder Nichtvorhandensein einer Menstruation bis zur Interpretation von Östradiol und Gonadotropin-Spiegeln reicht. Klar gezeigt wurde, dass das Risiko mit dem Alter der Patientin zum Zeitpunkt der Therapie sowie der kumulativen Cyclophosphamid-Dosis ansteigt [21–24] (Tab. 4.7). Jüngere Studien untersuchten den AMH-Spiegel als Marker für eine ovarielle Schädigung. Hier war eine kumulative *Cut-off*-Cyclophosphamid-Dosis von 5,9 g prädiktiv für nicht messbare AMH-Spiegel bei Frauen im Alter ≤ 30 Jahre [25]. Allerdings ist ein niedriger AMH-Spiegel nicht gleichbedeutend mit Infertilität: eine Studie verglich 112 Frauen mit SLE mit und ohne Cyclophosphamid-Therapie. Der mittlere AMH-Spiegel war nach Cyclophosphamid-Exposition und bei Frauen >30 Jahre signifikant niedriger. Im weiteren Verlauf hatten 38 Frauen Kinderwunsch, von denen 84 % schwanger wurden. Bei Frauen, die nicht schwanger wurden, zeigte sich eine signifikante Assoziation mit der kumulativen Cyclophosphamid-Dosis und mit höherem Alter, aber nicht mit dem AMH-Spiegel [26].

Tab. 4.5: Faktoren mit Einfluss auf die Familienplanung bei Frauen mit SLE.

Einflussfaktor	Effekt auf reproduktive Funktion	Empfehlung
Alter > 35 Jahre	verminderte ovarielle Reserve, anovulatorische Zyklen	Information
Hohe Erkrankungs-aktivität	Schmerzen, Fatigue, Libidoverlust, Menstruationsunregelmäßig-keiten, anovulatorische Zyklen, Aborte, Schwangerschafts-komplikationen	Krankheitskontrolle

Tab. 4.5: (fortgesetzt)

Einflussfaktor	Effekt auf reproduktive Funktion	Empfehlung
Antiphospholipidanti-körper	Aborte Plazentainsuffizienz	ASS/Heparin nach entsprechenden Empfehlungen
Cyclophosphamid	Ovarielle Insuffizienz	– Verwendung niedriger Cyclophos-phamid-Dosen (z. B. EURO-Lupus Protokoll) plus ggfs. GnRHa oder – Kryokonservierung (Eizellen, Ovargewebe) – Alternative Immunsuppressiva (z. B. MMF)
NSAR	LUF Syndrom („luteinized unruptured follicle syndrome") unter höherer Dosis von Cyclooxy-genase-Inhibitoren	NSAR-Pause um die Ovulation
Depression	Libidoverlust, negatives Körperbild → sexuelle Funktion ↓	Schulung, psychologische Unterstützung, antidepressive Therapie
Ängste	Angst vor Schüben, Therapieänderungen, Sorge um Gesundheit des Kindes und Einschränkungen im „Muttersein" → Entscheidung gegen Schwangerschaft	Information Planung und Betreuung einer Schwangerschaft

Tab. 4.6: Studien zu ovarieller Reserve (OR) bei Frauen mit SLE.

Erstautor	Studien-typ	Studien-population	Mittl. Alter (SLE-P.) (Jahre)	Mittl. SLE-Dauer (Jahre)	% SLE-P. mit CYC	Hauptergebnis
Lawrenz [16]	Fall-Kontroll-Studie	33 SLE-P. 33 gesunde Frauen	29,8	9,1	0	AMH-Spiegel ↓, unabhängig von SLE-Dauer/ Aktivität
Mok [22]	Kohorte	216 SLE-P.	35,1	7,6	22	AMH Spiegel ↓ assoziiert mit CYC, Alter
Morel [26]	Fall-Kontroll-Studie	56 SLE-P. mit CYC 56 SLE-P. ohne CYC	31,6	9,2	50	AMH-Spiegel ↓ assoziiert mit CYC, Alter, nicht mit Infertilität

Tab. 4.6: (fortgesetzt)

Erstautor	Studien-typ	Studien-population	Mittl. Alter (SLE-P.) (Jahre)	Mittl. SLE-Dauer (Jahre)	% SLE-P. mit CYC	Hauptergebnis
Malheiro [19]	Fall-Kontroll-Studie	27 SLE-P. 27 gesunde Frauen	30,7	8,5	89	Reduzierte OR bei P. mit regelmäßiger Menstruation
Ma [17]	Fall-Kontroll-Studie	19 SLE-P. mit CYC 23 SLE-P. ohne CYC 21 gesunde Frauen	29	2,6	45	Reduzierte OR bei P. mit regelmäßiger Menstruation, unabhängig von CYC
Gasparin [18]	Fall-Kontroll-Studie	40 SLE-P. 40 gesunde Frauen	32	9,5	27.5	Ähnlich hohe AMH-Spiegel bei SLE-P. und Kontrollen

CYC = Cyclophosphamid-Therapie, OR = ovarielle Reserve; P = Patientinnen

Tab. 4.7: Cyclophosphamid (CYC)-Therapie und prämatures ovarielles Versagen (POF) bei SLE.

Erstautor	Patientinnen (n)	Anzahl der Pulse/ kum. CYC-Dosis	Alter bei Therapie (Jahre)	POF
Boumpas [21]	39	<7 Pulse (5–1 g/m^2) >15 Pulse (5–1 g/m^2)	< 40	12% 39%
Mok [22]	70	kumulative Dosis 13–28 g	< 45	26%
Ioannidis [23]	67	kumulative Dosis 8 g/m^2 kumulative Dosis 12 g/m^2	>31 > 31	50% 90%
Manger [24]	63	?	<30 30–40	39% 59%
Houssiau [27]	96	kumulative Dosis 3 g	im Mittel 33	0
Fischer-Betz [28]	23	mittlere kumulative Dosis 10 g	< 45	13%

Neue Therapiekonzepte der Lupusnephritis zielen auf ein Vermeiden der ovariellen Toxizität. Beim „Euro-Lupus-Protokoll" ist insgesamt eine kumulative Dosis von 3 g Cyclophosphamid geplant. Innerhalb einer Auswertung von 10-Jahres-Daten wurde kein Fall einer sekundären Amenorrhö berichtet [27]. Ein von uns entwickeltes Protokoll umfasst eine kumulative Dosis von etwa 10 g [28]. Im Langzeitverlauf entwickelten 13 % eine permanente Amenorrhö und 90 % der Frauen mit konkretem Kinderwunsch wurden im Verlauf schwanger. Die Verwendung derartiger Behandlungsprotokolle trägt also zum Erhalt der Fertilität bei. Daneben wird heute oft der primäre Einsatz von Mycophenolsäure (MMF) diskutiert und eine Umstellung auf nicht teratogene Substanzen bei Kinderwunsch [29].

Bei der Entscheidung, ob eine fertilitätserhaltende Maßnahme sinnvoll ist, spielt neben dem Behandlungsprotokoll die Schwere der (Organ)-Manifestation, die Dringlichkeit der Behandlung und die persönliche Situation der Patientin eine Rolle. Die Gabe von Gonadotropin-Releasing-Hormon-Analoga (GnRH-a) zielt u. a. auf die Verminderung des gonadotropinsensitiven Follikelpools, der vermehrt teilungsaktiv und (wahrscheinlich) vermehrt chemotherapeutikasensibel ist (s. Kap. 2.3). Die Studienlage im Hinblick auf den Erhalt der Fertilität mit GnRH-a ist widersprüchlich, es fehlen große kontrollierte und prospektive Studien. Eine retrospektive Untersuchung schloss 44 SLE-Patientinnen mit Cyclophosphamid-Therapie ein, 33 davon mit GnRH-a-Therapie. Im Langzeitverlauf entwickelten 3 % (GnRH-a Gruppe) vs. 45 % ein POF [30]. In jüngeren Untersuchungen wurden bei SLE-Patientinnen, die parallel zu Cyclophosphamid GnRH-a erhalten hatten, signifikant geringere AMH-Spiegel gemessen als ohne GnRH-a-Gabe [31]. Eine 2010 veröffentlichte Metaanalyse (21 Studien, darunter vier Studien mit 85 SLE-Patientinnen) zeigte nach Gabe von GnRH-a eine Reduktion der Rate einer Amenorrhö (RR 0,26, 95 % CI 0,14–0,49) und eine höhere Anzahl an späteren Schwangerschaften [32]. Dieser Vorteil fand sich aber nur in Beobachtungsstudien, nicht in den randomisierten kontrollierten Studien [32]. Eine Dosis-Findungs-Studie bei juvenilem SLE konnte zeigen, dass bei 90 % der jungen Patientinnen eine vollständige ovarielle Suppression erst unter einer relativ hohen gewichtsadaptierten Dosis von Triptorelin (120 µg/kg KG) eintrat [33]. Zudem wurden hierfür 22 Tage benötigt, was bedeuten würde, dass dieser Zeitrahmen vor Cyclophosphamid-Start erforderlich ist. Wenn ein solches Zeitintervall nicht möglich ist, wird empfohlen, GnRH-a idealerweise 1 Woche vor Beginn der Chemotherapie zu verabreichen. Eine Osteoporoseprophylaxe (Vitamin D, calciumreiche Kost) ist sinnvoll, zumal viele Patientinnen dauerhaft Glukokortikoide erhalten und ein Vitamin D Mangel gehäuft ist. Insgesamt sollte bei der Entscheidung über die GnrH-Gabe neben der Aufklärung über die Höhe des Risikos einer ovariellen Insuffizienz durch die geplante Therapie darüber informiert werden, dass die GnRH-a Gabe wahrscheinlich protektiv hinsichtlich eines POF ist, es aber keine Langzeitstudien und kaum Daten hinsichtlich von Folgeschwangerschaften gibt.

Eine mögliche Alternative bzw. additive Möglichkeit zum Fertilitätserhalt ist eine Kryokonservierung von mittels in vitro Fertilisation oder intrazytoplasmatischer Spermieninjektion befruchteten (oder unbefruchteten) Eizellen. Diese Verfahren sind bei SLE wenig untersucht [34, 35]. Sie erfordern alle eine ovarielle Stimulation mit Hormongaben und eine Punktion zur Gewinnung der Eizellen und verzögern so den

Beginn der immunsuppressiven Therapie. Aus diesem Grund und weil Hormongaben zu einer SLE-Aktivierung führen können bzw. mit einem erhöhten Thromboserisiko einhergehen werden diese Verfahren eher selten eingesetzt. Grundsätzlich kommt die Entnahme von Ovargewebe vor Therapie zum Erhalt von Fertilität und endokriner Funktion in Frage. Dieses Verfahren kann unabhängig von der Zyklusphase (kurzer Zeitrahmen) durchgeführt werden.

4.8.2 Rheumatoide Arthritis

Die Rheumatoide Arthritis (RA) wird in etwa einem Drittel der Patientinnen vor einer ersten Schwangerschaft diagnostiziert. Es gibt Hinweise auf eine etwas erhöhte Infertilitätsrate (um 25%) [1]. Zudem wird eine Subfertilität beschrieben, so warten RA-Patientinnen häufiger länger als 12 Monate auf eine erste Schwangerschaft [36]. Innerhalb einer prospektiven Untersuchung (245 Frauen mit RA) benötigten 42% länger als ein Jahr bis zum Eintritt einer Konzeption [37]. Dabei waren die Aktivität der Erkrankung und die Einnahme von nicht-steroidalen Antiphlogistika (NSAR) sowie von Prednison in einer Dosis > 7,5 mg/Tag mit einem signifikant verlängerten Intervall bis zu einer Konzeption assoziiert [37]. NSAR können über eine Hemmung der Prostaglandin-Synthese einen Effekt auf die Ovulation (*luteinized unruptured follicle syndrome*, LUF-Syndrom), Implantation und Plazentaentwicklung haben [38, 39]. Möglicherweise ist eine höhere Kortison-Dosis Ausdruck der entzündlichen Aktivität der Grunderkrankung und diese ist ausschlaggebend für die Subfertilität. Ob Frauen mit RA eine reduzierte ovarielle Reserve haben, ist nicht abschließend geklärt. Eine Untersuchung zu AMH-Spiegeln bei 72 Frauen mit früher RA konnte keine Unterschiede feststellen [40]. Eine andere Studie fand dagegen bei Frauen mit RA im Vergleich zu gesunden Kontrollen signifikant niedrigere AMH-Spiegel [41]. Insgesamt ist aus rheumatologischer Sicht eine kontrollierte entzündliche Aktivität beste Voraussetzung für den Fertilitätserhalt und eine erfolgreiche Konzeption. Die Patientinnen sollten darüber aufgeklärt werden und sichere antirheumatische Medikamente bei Kinderwunsch möglichst fortgesetzt werden.

4.8.3 Reproduktionsmedizinische Verfahren

Bei der RA besteht durch die Grunderkrankung keine Einschränkung in der Auswahl des Verfahrens. Im Rahmen einer Infertilitätsbehandlung besteht bei SLE das Risiko einer Aktivierung der Grunderkrankung bzw. für ein thrombembolisches Ereignis, vor allem für aPl positive Frauen. Retrospektive Studien haben das Risiko eines SLE-Schubes nach ovarieller Stimulation untersucht [42]. Die Interpretation der Daten ist durch die Anwendung unterschiedlicher Protokolle schwierig. Es scheint, dass das Risiko eines Schubes bei aktiver Erkrankung erhöht ist und wenn eine immunsuppressive Therapie abgesetzt wird. Das Risiko einer Thrombose besteht vor allem bei einem ovariellen Hyperstimulationssyndrom (OHSS). Der sicherste Ansatz ist wahrscheinlich eine so genannte *„friendly ovarian stimulation"* mit Einzel-Embryo-Transfer, begleitender Therapie der Grunderkrankung und der Komorbiditäten (z. B. Thromboseprophylaxe bei aPl-positiven Frauen). Bei aktivem SLE, nicht kontrollierter arterieller Hypertonie, pulmonaler Hypertonie, fortgeschrittener Niereninsuffizienz, schwerer Herzerkrankung und schwerem APS sollte von einer assistierten Reproduktion abgeraten werden.

4.8.4 Literatur

[1]   Clowse ME, Chakravarty E, Costenbader KH, Chambers C, Michaud K. Effects of infertility, pregnancy loss, and patient concerns on family size of women with rheumatoid arthritis and systemic lupus erythematosus. Arthritis Care Res 2012;64(5):668–74.
[2]   Fischer-Betz R, Wessel E, Richter J et al. Lupus in Germany: analysis with the German lupus self-help organization (LULA). Z Rheumatol 2005;64:111–122.
[3]   Ekblom-Kullberg S, Kautiainen H, Alha P, Helve T, Leirisalo-Repo M, Julkunen H. Reproductive health in women with systemic lupus erythematosus compared to population controls. Scand J Rheumatol 2009;38(5):375–80.
[4]   Fischer-Betz R. Schwangerschaft bei Systemischem Lupus erythematodes: Wie hoch ist das Risiko im Jahr 2011? Arthritis und Rheuma 2011;4:257–64.
[5]   Silva CA, Brunner HI. Gonadal functioning and preservation of reproductive fitness with juvenile systemic lupus erythematosus. Lupus 2007;16(8):593–9.
[6]   Pasoto SG, Abrao MS, Viana VS, Bueno C, Leon EP, Bonfa E. Endometriosis and systemic lupus erythematosus: a comparative evaluation of clinical manifestations and serological autoimmune phenomena Am J Reprod Immunol 2005;53,85–93.
[7]   Shabanova SS, Ananieva LP, Alekberova ZS, Guzov II. Ovarian function and disease activity in patients with systemic lupus erythematosus. Clin Exp Rheumatol 2008;26(3):436–41.
[8]   Ortega LM, Schultz DR, Lenz O et al. Review: Lupus nephritis. Pathologic features, epidemiology and a guide to therapeutic decisions. Lupus 2010; 19: 557–74.
[9]   Delesalle AS, Robin G, Provôt F, Dewailly D, Leroy-Billiard M, Peigné M. Impact of end-stage renal disease and kidney transplantation on the reproductive system. Gynecol Obstet Fertil 2015;43(1):33–40.
[10]   Hickman RA, Gordon C. Causes and management of infertility in systemic lupus erythematosus. Rheumatology (Oxford) 2011;50(9):1551–8.
[11]   Vinet E, Labrecque J, Pineau CA et al. A population-based assessment of live births in women with systemic lupus erythematosus. Ann Rheum Dis 2012;71(4):557–9.
[12]   Buyon JP, Kim MY, Guerra MM et al. Predictors of Pregnancy Outcomes in Patients With Lupus: A Cohort Study. Ann Intern Med 2015;163(3):153–63.
[13]   Fischer-Betz R, Späthling-Mestekemper S. Pregnancy and inflammatory rheumatic diseases. Z Rheumatol 2013;72(7):669–82.
[14]   Specker C. Antiphospholipid syndrome. Z Rheumatol 2015;74(3):191–8.
[15]   Velarde-Ochoa M del C, Esquivel-Valerio JA, Vega-Morales D, Skinner-Taylor CM, Galarza-Delgado DÁ, Garza-Elizondo MA. Anti-Müllerian hormone in reproductive age women with systemic lupus erythematosus. Reumatol Clin 2015;11(2):78–82.

[16] Lawrenz B, Henes J, Henes M et al. Impact of systemic lupus erythematosus on ovarian reserve in premenopausal women: evaluation by using anti-Muellerian hormone. Lupus 2011;20(11):1193–7.

[17] Ma W, Zhan Z, Liang X, Chen J, Huang X, Liao C. Subclinical impairment of ovarian reserve in systemic lupus erythematosus patients with normal menstruation not using alkylating therapy. J Womens Health (Larchmt) 2013;22(12):1023–7.

[18] Gasparin AA, Souza L, Siebert M et al. Assessment of anti-Müllerian hormone levels in premenopausal patients with systemic lupus erythematosus. Lupus 2015 Jul 28. pii: 0961203315598246 [Epub ahead of print].

[19] Malheiro OB, Rezende CP, Rocha AL, Del Puerto HL, Ferreira GA, Reis FM. Regular menstrual cycles do not rule out ovarian damage in adult women with systemic lupus erythematosus. Gynecol Endocrinol 2014; 30(10):701–4.

[20] Carp HJ, Selmi C, Shoenfeld Y. The autoimmune bases of infertility and pregnancy loss. J Autoimmun 2012;38(2-3):J266–74.

[21] Boumpas DT, Austin HA 3rd, Vaughan EM, Yarboro CH, Klippel JH, Balow JE. Risk for sustained amenorrhea in patients with systemic lupus erythematosus receiving intermittent pulse cyclophosphamide therapy. Ann Intern Med 1993;119(5):366–69.

[22] Mok CC, Lau CS, Wong RW. Risk factors for ovarian failure in patients with systemic lupus erythematosus receiving cyclophosphamide therapy. Arthritis Rheum 1998;41(5):831–7.

[23] Ioannidis JP, Katsifis GE, Tzioufas AG, Moutsopoulos HM. Predictors of sustained amenorrhea from pulsed intravenous cyclophosphamide in premenopausal women with systemic lupus erythematosus. J Rheumatol 2002;29(10):2129–35.

[24] Manger K, Wildt L, Kalden JR, Manger B. Prevention of gonadal toxicity and preservation of gonadal function and fertility in young women with systemic lupus erythematosus treated by cyclophosphamide: the PREGO-Study. Autoimmun Rev 2006;5(4):269–72.

[25] Mok CC, Chan PT, To CH. Anti-müllerian hormone and ovarian reserve in systemic lupus erythematosus. Arthritis Rheum 2013;65(1):206–10.

[26] Morel N, Bachelot A, Chakhtoura Z et al. Study of anti-Müllerian hormone and its relation to the subsequent probability of pregnancy in 112 patients with systemic lupus erythematosus, exposed or not to cyclophosphamide. J Clin Endocrinol Metab 2013;98(9):3785–92.

[27] Houssiau FA, Vasconcelos C, D'Cruz D et al. The 10-year follow-up data of the Euro-Lupus Nephritis Trial comparing low-dose and high-dose intravenous cyclophosphamide. Ann Rheum Dis 2010;69(1):61–64.

[28] Fischer-Betz R, Chehab G, Sander O, Vordenbäumen S, Voiculescu A, Brinks R, Schneider M. Renal outcome in patients with lupus nephritis using a steroid-free regimen of monthly intravenous cyclophosphamide: a prospective observational study. J Rheumatol 2012;39(11):2111–7.

[29] Fischer-Betz R, Specker C, Brinks R, Aringer M, Schneider M. Low risk of renal flares and negative outcomes in women with lupus nephritis conceiving after switching from mycophenolate mofetil to azathioprine. Rheumatology (Oxford) 2013;52(6):1070–6.

[30] Blumenfeld Z, Mischari O, Schultz N, Boulman N, Balbir-Gurman A. Gonadotropin releasing hormone agonists may minimize cyclophosphamide associated gonadotoxicity in SLE and autoimmune diseases. Semin Arthritis Rheum 2011;41(3):346–52.

[31] Marder W, McCune WJ, Wang L et al. Adjunctive GnRH-a treatment attenuates depletion of ovarian reserve associated with cyclophosphamide therapy in premenopausal SLE patients. Gynecol Endocrinol 2012;28(8):624–7.

[32] Ben-Aharon I, Gafter-Gvili A, Leibovici L, Stemmer SM. Pharmacological interventions for fertility preservation during chemotherapy: a systematic review and meta-analysis. Breast Cancer Res Treat 2010;122(3):803–11.

[33] Brunner HI, Silva CA, Reiff A et al. Randomized, double-blind, dose-escalation trial of triptorelin for ovary protection in childhood-onset systemic lupus erythematosus. Arthritis Rheumatol 2015;67(5):1377–85.
[34] Henes M, Henes JC, Neunhoeffer E et al. Fertility preservation methods in young women with systemic lupus erythematosus prior to cytotoxic therapy: experiences from the FertiPROTEKT network. Lupus 2012;21(9):953–8.
[35] Elizur SE, Chian RC, Pineau CA et al. Fertility preservation treatment for young women with autoimmune diseases facing treatment with gonadotoxic agents. Rheumatology (Oxford) 2008;47(10):1506–9.
[36] Jawaheer D, Zhu JL, Nohr EA, Olsen J. Time to pregnancy among women with rheumatoid arthritis. Arthritis Rheum. 2011;63(6):1517–21.
[37] Brouwer J, Hazes JM, Laven JS, Dolhain RJ. Fertility in women with rheumatoid arthritis: influence of disease activity and medication. Ann Rheum Dis. 2015;74(10):1836–41.
[38] Mendonca LL, Khamashta MA, Nelson-Piercy C, et al. Non-steroidal anti-inflammatory drugs as a possible cause for reversible infertility. Rheumatology (Oxford) 2000; 39:880–2.
[39] Micu MC, Micu R, Ostensen M. Luteinized unruptured follicle syndrome increased by inactive disease and selective cyclooxygenase 2 inhibitors in women with inflammatory arthropathies. Arthritis Care Res 2011; 63:1334–8.
[40] Brouwer J, Laven JS, Hazes JM, Schipper I, Dolhain RJ. Levels of serum anti-Müllerian hormone, a marker for ovarian reserve, in women with rheumatoid arthritis. Arthritis Care Res 2013;65(9):1534–8.
[41] Henes M, Froeschlin J, Taran FA et al. Ovarian reserve alterations in premenopausal women with chronic inflammatory rheumatic diseases: impact of rheumatoid arthritis, Behçet's disease and spondyloarthritis on anti-Müllerian hormone levels. Rheumatology (Oxford). 2015;54(9):1709–12.
[42] Guballa N, Sammaritano L, Schwartzman S, Buyon J, Lockshin MD. Ovulation induction and in vitro fertilization in systemic lupus erythematosus and antiphospholipid syndrome. Arthritis Rheum. 2000;43(3):550–6.

Rüdiger Wessalowski

4.9 Fertilitätserhalt aus kinderonkologischer Sicht

4.9.1 Einleitung

Die Fortschritte in der pädiatrisch-onkologischen Therapie haben zu einer enormen Verbesserung des Langzeitüberlebens bei Kindern und Jugendlichen mit bösartigen hämatologischen und onkologischen Erkrankungen geführt. Über 80% dieser pädiatrisch-onkologischen Patientenpopulation kann heutzutage im Rahmen von interdisziplinären Therapiekonzepten geheilt werden [1, 2]. Mit dieser günstigen Prognose treten zukünftig Fragen zu sekundären (Langzeit)-Effekten der antineoplastischen Therapie in Bezug auf die Lebensqualität und Handicaps zunehmend in den Mittelpunkt der Patienten und ihrer Familien. Etwa 40% der Überlebenden erleidet immer noch schwerwiegende Einschränkungen von Organfunktionen sowie lebensbedrohliche Zustände, Arbeitsunfähigkeit oder tödliche Verläufe innerhalb von

30 Jahren nach Diagnosestellung [3]. Hierbei stehen Risiken für die Entwicklung von Zweittumoren, kadiovaskuläre und pulmonale Erkrankungen im Vordergrund. Hinzu treten Störungen der Nierenfunktion, Hörverlust, Probleme des Bewegungsapparates sowie Endokrinopathien. Auch die unterschiedlichen gesellschaftlichen, emotionalen und psychologischen Barrieren durch Lernbehinderungen, Schulschwierigkeiten, stressbedingte mentale Störungen sowie posttraumatische Stress-Syndrome als Therapiefolgen sind hier zu benennen.

Andererseits wünschen sich fast sämtliche ehemaligen Patienten eigene Kinder. Eine wesentliche Aufgabe innerhalb der modernen onkologischen Therapiekonzepte besteht deshalb darin die Nebenwirkungen und Spätfolgen weiterhin zu minimieren. Zudem ist über die Möglichkeiten und Beschränkungen des Fertilitätserhalts sorgfältig aufzuklären und sämtliche zur Verfügung stehende medizinische Optionen – bei entsprechender Indikation – nutzbringend einzusetzen. Während bei Jugendlichen in der Pubertät und danach ähnliche Optionen zum Fertilitätserhalt wie bei Erwachsenen mit Krebserkrankungen genutzt werden können, stellen uns die präpubertären Kinder oftmals vor schwierige Aufgaben, da die Einflussmöglichkeiten heutzutage zumeist noch sehr begrenzt sind [2, 4].

Das Ausmaß der toxischen Einflüsse, die im Detail besprochen werden, sind von zahlreichen Faktoren – einschließlich Diagnose und Ausdehnung der bösartigen Erkrankung, Form und Intensität der Behandlung (Chemotherapie und/oder Bestrahlung), Ausmaß der chirurgischen Intervention (Entfernung von Teilen oder sämtlicher Bestandteile des Reproduktionsorgans), Dosis und Ausdehnung eines Bestrahlungsfeldes abhängig. Insbesondere spielt auch das Lebensalter zum Zeitpunkt des Therapiestarts eine wichtige Rolle. Der Einfluss einer antineoplastischen Therapie auf die gonadale Funktion kann sehr unterschiedlich ausfallen und variiert von keiner Beeinträchtigung bis hin zum permanenten Funktionsverlust.

Obwohl in den letzten Jahren zunehmend auch *Targeted Therapies* bzw. personalisierte Therapiemaßnahmen bei Kindern mit bösartigen Erkrankungen wie der Einsatz von Glivec, Retuximab, Myelotarg, antileukämische Antikörper und regionale Hyperthermie an Stellenwert gewinnen, ist zu berücksichtigen, dass solche Therapiemaßnahmen zunächst bei Kindern und Jugendlichen mit unzureichendem Ansprechen auf die Standardtherapien oder Rückfällen eingesetzt werden. Insofern steht in Bezug auf den Fertilitätserhalt die genaue Aufklärung über die Nebenwirkungen bzw. Spätfolgen der klassischen drei Säulen der Standardtherapien in Form von Chemotherapie, Operation und Bestrahlung sowie die sorgfältige Untersuchung der hormonellen und (prä)pubertären Entwicklung der Kinder und Jugendlichen im Bereich der pädiatrischen Onkologie nach wie vor ganz im Vordergrund. Bei älteren Kindern und Jugendlichen ist zukünftig in besonderer Weise – neben der empfohlenen und etablierten Samenspende – auch die Möglichkeiten der Kryokonservierung von Ovar- oder Hodengewebe zu berücksichtigen [4].

Die Kinderärzte, vor allem die Spezialisten der Deutschen Gesellschaft für Pädiatrische Onkologie und Hämatologie (GPOH) und des gleichnamigen Kompetenznetzes, sind sehr bestrebt mehr Vernetzung unter Ärzten herzustellen und mit breit-gefächerten Informationen dazu beizutragen, damit die internistischen Fachkollegen anhand des aktuellen Wissensstandes die ehemaligen pädiatrisch-onkologischen Patienten im Erwachsenenalter nahtlos weiterbehandeln und beraten können.

4.9.2 Epidemiologie

Die Inzidenz von malignen hämatologisch-onkologischen Erkrankungen im Kindesalter liegt in Deutschland bei 13,7 pro 100.000 Kinder. Im zentralen Kindertumorregister in Mainz werden pro Jahr etwa 1800 bösartige Neuerkrankungen unter 15 Jahren registriert. Diese Analyse zeigt, dass in Deutschland pro Jahr eins von etwa 470 Kindern bis zum Alter von 15 Jahren von einer Krebserkrankung betroffen ist. Zusätzlich ist pro Jahr eine durchschnittliche Anzahl von ca. 350 krebskranken Jugendlichen im Alter von 15–18 Jahren zu berücksichtigen. Obwohl diese Patienten vollumfänglich interdisziplinär von pädiatrisch-onkologischen Expertenteams zu behandeln sind, weist diese Statistik darauf hin, dass bösartige Erkrankungen im Kindes- und Jugendalter nach rein epidemiologischer Betrachtung im Vergleich zu Erwachsenen als selten einzustufen sind.

Bezüglich der einzelnen Erkrankungsarten und ihrer relativen Häufigkeit bestehen grundlegende Unterschiede zwischen Kindern und Jugendlichen im Vergleich zu Erwachsenen. So treten zum Beispiel Karzinome im Kindes- und Jugendalter außerordentlich selten auf (1%), während sie bei Erwachsenen mehr als 90% der Neuerkrankungen ausmachen. Die häufigsten Krebserkrankungen bei Kindern und Jugendlichen sind Leukämien, gefolgt von Tumoren des Zentralnervensystems (Hirntumoren) und Lymphomen. Allein diese drei Krankheitsentitäten machen etwa 2/3 aller onkologischen Diagnosen aus. Verhältnismäßig häufig sind – insbesondere bei kleineren Kindern – zudem das Neuroblastom und das Nephroblastom. Während Weichteilsarkome wie Rhabdomyosarkome auch bevorzugt im Kleinkindalter entdeckt werden, finden sich Osteo- und Ewing-Sarkome wesentlich häufiger bei älteren Kindern und Jugendlichen. Die folgende Tabelle gibt einen Überblick über die verschiedenen Erkrankungen im Kindesalter (Abb. 4.9).

Im Hinblick auf die epidemiologische Verteilung findet sich bei Kindern und Jugendlichen in jeder Altersgruppe eine höhere Inzidenz des männlichen Geschlechts, ohne dass hierfür bisher die Ursachen geklärt werden konnten. Die Häufigkeit nimmt – besonders bis zum 5. Lebensjahr, aber auch in den folgenden Jahren – kontinuierlich ab und erreicht bei 10- bis 14-Jährigen wieder ca. 500 Neuerkrankungen pro Jahr (siehe Abb. 4.10). Jenseits des 10. Lebensjahres sind die relativen Häufigkeiten der Diagnosegruppen gegenüber dem Kleinkindalter deutlich verändert. Die in den ersten fünf Lebensjahren am häufigsten diagnostizierten akuten lymphoblastischen Leukämien nehmen ab. Das Neuroblastom und Nephroblastom, die nächsthäufigsten Erkrankungen und somit häufigsten soliden Tumoren im Kleinkindesalter, stellen nunmehr eine Rarität dar. Dafür präsentieren sich stärker die Tumoren des Skelett- und Muskelsystems, die malignen Lymphome und Keimzelltumoren. Im Alter von 15 bis 19 Jahren wird dieser Trend fortgesetzt und ist in besonderer Weise bei den Überlegungen zum Fertilitätserhalt zu berücksichtigen.

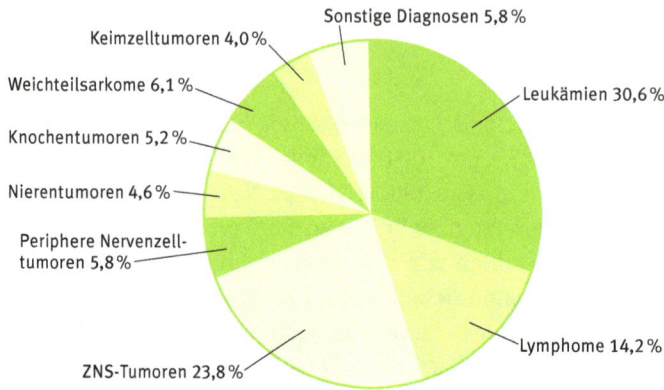

Abb. 4.9: Relative Häufigkeiten der an das Deutsche Kinderkrebsregister gemeldeten Erkrankungsfälle nach Diagnose-Hauptgruppen. Quelle: Deutsches Kinderkrebsregister, Mainz 2015.

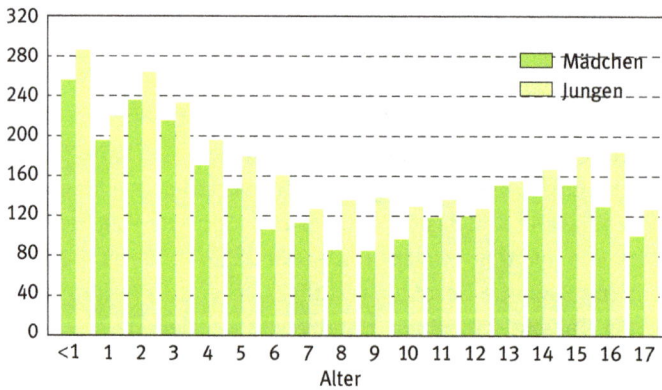

Abb. 4.10: Alters- und geschlechtsspezifische Erkrankungsraten (pro 1 Million der jeweiligen Altersgruppe). Quelle: Deutsches Kinderkrebsregister, Mainz 2015.

4.9.3 Interdisziplinäre Therapiekonzepte

Während vor 50 Jahren nur wenige von diesen Kindern ihre Tumorerkrankung überlebten, können heutzutage mehr als 80% geheilt werden. Dieser Erfolg ist in erster Linie auf die Behandlung innerhalb von Therapieoptimierungsstudien der Gesellschaft für Pädiatrische Onkologie und Hämatologie (GPOH) und die enge Zusammenarbeit zwischen den Eltern und den spezialisierten pädiatrisch-onkologischen Teams zurückzuführen.

Mehr als 90 % aller erkrankten Kinder und Jugendlichen werden inzwischen nach den Richtlinien von solchen interdisziplinären Therapieoptimierungsstudien national, zum Teil europaweit in spezialisierten kinderonkologischen Zentren einheitlich behandelt [5]. Grundlagen für die Anpassung und Neufassung der Therapiepläne sind neue wissenschaftliche Erkenntnisse über die Biologie der Erkrankungen oder die Wirkungsweise von Einzelkomponenten der Therapie, aber auch die Ergebnisse, die mit den vorhergehenden Protokollen erzielt worden sind. Die daraus resultierenden neuen Studienpläne zielen also darauf ab, die bisher erreichten Ergebnisse entweder im Hinblick auf die Heilungsrate und/oder auf die Verringerung von akuten oder späten unerwünschten Folgen der Behandlung zu verbessern [6].

Auch die Verfügbarkeit einer verfeinerten Diagnostik, risikoadaptierte Therapien, verbesserte supportive Maßnahmen, sowie ein besserer Ernährungszustand der Kinder sind hier von endscheidender Bedeutung [7]. Günstige Prognosen weisen inzwischen Lymphome, Keimzelltumoren, Nephroblastome, Retinoblastome und die akuten lymphoblastischen Leukämien auf, bei anderen Tumoren wie etwa dem Medulloblastom und Ependymom ist die Überlebenswahrscheinlichkeit geringer (Tab. 4.8).

Tab. 4.8: Geschätzte Überlebensrate von Kindern nach Diagnose einer Krebserkrankung. Quelle: Deutsches Kinderkrebsregister, Mainz 2015.

Krebserkrankung	Überlebensrate
Retinoblastom	97 %
Morbus Hodgkin	98 %
Nephroblastom	91 %
Keimzelltumoren	95 %
Non-Hodgkin-Lymphom	86 %
akute lymphoblastische Leukämie	87 %
Rhabdomyosarkom	69 %
Osteosarkom	74 %
Ewing-Sarkom	71 %
Astrozytome	79 %
Neuroblastom	77 %
akute myeloische Leukämie	62 %

Aufgrund der oben genannten Raten des Langzeitüberlebens von Kindern mit der Diagnose einer Krebserkrankung gewinnt auch der Fertilitätserhalt in der Gesundheitsversorgung bei jungen Erwachsenen – nach überstandener Tumorerkrankung – erheblich an Relevanz. Hierbei ist zu beachten, dass zur Reduktion von Langzeitschäden – einschließlich der ungünstigen Effekte auf die Fertilität – in den letzten Jahren in zunehmenden Maße auf den Einsatz von risikoadaptierter Chemotherapie zurückgegriffen wird, um eine gonadotoxische Bestrahlung nach Möglichkeit zu vermeiden [8, 9, 7]. Sofern zusätzlich chirurgische und/oder strahlentherapeutische Maßnahmen zur lokalen Tumorkontrolle – nach interdisziplinärem Tumorboard-Beschluss – erforderlich sind, ist eine möglichst genaue Analyse und Aufklärung über ungünstige Effekte auf den Fertilitätserhalt vorzunehmen. Zur Planung und Festlegung des individuell bestmöglichen Therapiekonzeptes und Langzeiterfolges stehen den multiprofessionellen kinderonkologischen Teams stets auch die jeweiligen GPOH-Studienleitungen zur Konsultation zur Verfügung (www.kinderkrebsinfo.de).

4.9.4 Risiken der Chemotherapie für den Fertilitätserhalt bei Kindern und Jugendlichen

Bei der überwiegenden Zahl der Tumorerkrankungen im Kindes- und Jugendalter handelt es sich um hochmaligne Prozesse, die den frühzeitigen Einsatz von systemischer neoadjuvanter Chemotherapie erforderlich machen (Ausnahmen bilden bösartige Hirntumoren, die bevorzugt im ersten Therapieschritt reseziert und/oder bestrahlt werden). Dies bedeutet, dass innerhalb eines kurzen Zeitfensters – von Stunden bis wenigen Tagen – nach Diagnosesicherung und Feststellung der Befundausdehnung im Rahmen des Stagings entschieden werden muss, welche ovariellen oder testikulären Schädigungsmuster durch die Chemotherapie zu erwarten und welche Maßnahmen zum Fertilitätserhalt notwendig bzw. möglich sind.

Einen aktuellen Überblick zum Fertilitätserhalt nach Chemotherapie verschafft die von Chow et al. in *The Lancet Oncology* veröffentlichte US-amerikanische CCSS (*Childhood Cancer Survivor Study*)-Studie. In dieser Studie sind über 10.000 männliche und weibliche Überlebende von typischen pädiatrischen Malignomen im Vergleich zu etwa 4.000 gesunden Geschwistern analysiert worden. Keiner der Patienten hatte während der Therapie eine Bestrahlung im Bereich von Gehirn oder Becken erhalten, so dass der alleinige Einfluss der Chemotherapie als Risikofaktor auf den Erhalt der Fertilität bewertet werden konnte [7].

In dieser CCSS-Studie wurde festgestellt, dass 70 % der Frauen nach einer Chemotherapie im Kindesalter bis zum Alter von 45 Jahren selber Kinder geboren haben im Vergleich zu 80 % ihrer gesunden Schwestern. Eine Einschränkung gab es jedoch bei Patientinnen, die ein Lebensalter von über 30 Jahren abgewartet und hierdurch eine deutlich geringere Chance auf eine erfolgreiche Schwangerschaft hatten als jüngere Patientinnen (prämature Menopause). Dieselbe Studie hat gezeigt, dass die Ergebnisse bei den Männern nach Chemotherapie im Kindesalter – insbesondere nach Regimen mit alkylierenden und DNA-bindenden (*cross-linking*) Medikamente deutlich ungünstiger waren – die nur etwa zu 50% bis zum Alter von 45 Jahren selber Kinder gezeugt hatten im Vergleich zu 80% gesunder Kontrollpersonen [7].

Diese Datenlage ist für die ausführliche Aufklärung von Patienten und Erziehungsberechtigten über das individuelle Risiko sowie bei der Festlegung der Programme zur Prophylaxe und Behandlung von Fertilitätsstörungen gemäß ASCO-Guidelines in enger Zusammenarbeit mit den Spezialisten der Reproduktionsmedizin stets zu berücksichtigen [10].

4.9.4.1 Interventionsmöglichkeiten zum Erhalt der gonadalen Funktion bei Jungen

Im Gegensatz zu Frauen ist die männliche Fertilität und Hormonproduktion (Testosteron) getrennt zu betrachten. Während Spermien kontinuierlich durch Sertolizellen produziert werden, erfolgt die Testosteronproduktion durch die Leidigzellen des Hodengewebes. Da Leidigzellen gegenüber Chemotherapie weitgehend resistent sind, kann oftmals eine normale Testosteronproduktion nach der Chemotherapie festgestellt werden. Damit eine permanente männliche Infertilität auftritt, müssen die Sertolizellen durch die Chemotherapie vollständig zerstört worden sein. Ansonsten kann über einen größeren Zeitraum eine Zellregeneration im Hodengewebe stattfinden und die Fertilität zurückkehren. Eine verringerte Zeugungsfähigkeit ist signifikant assoziiert mit einer Cyclophosphamid-Äquivalenzdosis (CED) von > 5.000 mg/m² [7]. Hierbei ist zu berücksichtigen, dass in Einzelfällen erhebliche CED-Unterschiede in Bezug auf eine spätere Normospermie, Oligospermie und Azoospermie festgestellt worden sind, die darauf hinweisen, dass es zusätzliche genetische Faktoren gibt, die die Sensibilität der Sertolizellen gegenüber Chemotherapie beeinflussen [11, 12]. Die Spermienproduktion kann durch eine Spermienanalyse und die Testosteronproduktion durch direkte Serummessung festgestellt werden. Bei einem Funktionsverlust der Leidigzellen ist die Produktion von FSH und LH im Hypophysenvorderlappen erhöht, um die Testosteronproduktion im Hodengewebe zu stimulieren. Männer mit Testosterondefizit sollten in Absprache mit spezialisierten Endokrinologen eine Testosteronersatztherapie erhalten.

Zur Einstufung des Risiko für Folgeschäden der Chemotherapie werden in den einzelnen GPOH-Protokollen entsprechende Unterteilungen vorgenommen: geringes, mittleres und hohes gonadotoxisches Risiko (Einzelheiten s. Kap. 3).

Spermien-Kryokonservierung

In Kenntnis des Risikos des Fertilitätsverlustes sollte allen (post)pupertären Patienten – insbesondere vor Applikation von alkylierenden Medikamenten, Cisplatin oder anderen – eine Kryokonservierung von Spermien angeraten werden und eine entsprechende Überweisung an ein Expertenteam für Reproduktionsmedizin erfolgen. Für präpubertäre Jungen oder Patienten in der Pubertät, bei denen keine Kryokonservierung von Spermien möglich ist, stehen derzeit noch keine generell etablierten Verfahren zum Fertilitätserhalt zur Verfügung. Die Kryokonservierung von gonadalem Gewebe mittels Hodenbiopsie bei (prä)pubertären Jungen befindet sich noch im experimentellen Stadium und sollte nur im Rahmen von kontrollierten klinischen Studien durchgeführt werden [4].

4.9.4.2 Interventionsmöglichkeiten bei Mädchen und jungen Frauen

Die weibliche Fertilität und Östrogenproduktion ist unaufhaltsam mit der Anzahl verbleidender Oozyten in den Ovarien verbunden. Mädchen werden mit einer Anzahl von ungefähr 1.000.000 Oozyten geboren, die sich im Verlauf des weiteren Lebens in zunehmendem Maße verringert [13]. Beim Verbleib von ca. 1.000 Oozyten tritt die Menopause ein. Durch den Einfluss von Chemotherapie tritt eine ovarielle Insuffizienz frühzeitiger ein, entweder weil sich die Anzahl < 1.000 Oozyten frühzeitiger manifestiert oder die Menopause früher eintritt, obwohl die Anzahl der Oozyten > 1000 beträgt [14]. Obwohl das Anti-Müller-Hormon (AMH) sich als Indikator für die ovarielle Restfunktion erwiesen hat, ist insbesondere bei Mädchen, die mit Alkylanzien behandelt werden müssen, darauf hinzuweisen, dass das Zeitfenster für eine erfolgreiche Schwangerschaft eingeschränkt sein kann [14]. Durch die verminderte Produktion von Östrogen in den Oozyten steigt aufgrund des negativen Feedback die Konzentration der im Hypophysenvorderlappen gebildeten Hormone LH und FSH.

Für Mädchen und junge Frauen nach Applikation von Chemotherapie ist die Datenlage hinsichtlich des Fertilitätserhalts somit insgesamt positiv einzuschätzen. Umso mehr besteht eine wichtige Aufgabe des kinderonkologischen Expertenteams darin, die relativ kleine Gruppe von Patientinnen mit Gefahr des ovariellen Funktionsverlustes zu identifizieren, auch um bei Mädchen und jungen Frauen mit geringem Risiko eines Fertilitätsverlustes invasive Maßnahmen zu vermeiden [15].

Strategien zum Fertilitätserhalt bei Mädchen und jungen Frauen sollten insbesondere in Betracht gezogen werden, wenn eine Busulfan-Dosis $\geq$ 450 mg/m² oder sehr hochdosierte Gaben von Cyclophosphamid im Therapiekonzept erforderlich sind [7].

Verschiedene Techniken stehen für Jugendliche und junge Frauen zur Verfügung. Für die Konservierung von Oozyten ist eine vorhergehende Stimulation mit Gonadotropinen erforderlich, die einen um mehrere Wochen verzögerten Beginn der Therapie nach sich zieht. Die Kyrokonservierung von unstimuliertem Ovargewebe kann für jedes Lebensalter zur Anwendung kommen – also auch für präpubertäre Mädchen – benötigt allerdings eine chirurgische Intervention und ist hinsichtlich des späteren Fertilitätserfolges noch weitgehend ungeprüft (s. Kap. 2.2).

Bei postpubertären Mädchen oder jungen Frauen werden oftmals in kinder-onkologischen Zentren während der Chemotherapie zudem LH/RH-Analoga eingesetzt, obwohl der Einfluss auf den Fertilitätserhalt nicht eindeutig bewiesen ist [16, 17].

Beachtung von zusätzlichen Besonderheiten

1. Je nach Tumorausdehnung und Risikoprofil ist bereits in der Erstlinienthera-
   pie ggf. eine Hochdosistherapie mit autologer, allogen-verwandter, unverwand-
   ter oder haplo-identischer Stammzelltransplantation in die Überlegungen zum
   therapeutischen Vorgehen einzubeziehen. Zu bedenken sind auch Diagnosen,
   die grundsätzlich ein günstiges Risikoprofil aufweisen, aber in der Rückfallsitua-
   tion eine intensive Chemotherapie benötigen. Beispiele:
   a) Neuroblastome der Hochrisikogruppe (Stadium 4/MYC-N-Amplifikation)
   b) Ewingsarkome mit Metastasierung oder einem Tumorvolumen > 200 ml
   c) Hirntumoren mit ungünstiger Prognose (AT/RT) oder metastasierte Medull-
      oblastome
   d) akute lymphatische Leukämien mit unzureichendem Ansprechen auf die
      Erstlinientherapie (MRD-positive Befunde) oder Rezidive
   e) akute myeloische Leukämien mit unzureichendem Ansprechen oder Rezidive
   f) myelodysplastische Syndrome
   g) Erkrankungen mit Knochenmarkversagen, wie z. B. aplastische Anämien
2. Die Risiken für einen Fertilitätsverlust können durch die Notwendigkeit einer
   Bestrahlung und/oder chirurgischen Intervention im Bereich des Beckens bzw.
   Urogenitaltraktes oder des Gehirns maßgeblich erhöht sein.

4.9.5 Risiken der Strahlentherapie für den Fertilitätserhalt bei Kindern und Jugendlichen

Die meisten Patienten mit malignen Hirntumoren (*high-grade*) benötigen zur lokalen
Kontrolle von mikroskopischen oder makroskopischen Tumorresten eine Bestrahlung.
Neben externer Strahlentherapie mit konventionellen Feldern, werden zunehmend
3D-konforme Techniken verwendet, um das angrenzende normale Hirngewebe von
toxischen Bestrahlungseffekten zu verschonen. Zu diesem Zweck werden in besonderen Situationen eine komplexe computergeplante IMRT (*Intensity-modulated Radiation Therapy*)-Technik oder eine Protonen-Bestrahlung eingesetzt, die durch eine
gezielte Dosisberechnung der Teilchen angrenzende Hirngewebe ausspart. Wichtige
Beispiele von Hirntumoren, bei denen im Rahmen der Therapieoptimierungsstudien
eine zusätzliche intensive Bestrahlung zur lokalen Tumorkontrolle zur Anwendung
kommt, sind in Tabelle 4.9 zusammengefasst. Hierbei ist zu berücksichtigen, dass
kleine Kinder unter drei Jahren aufgrund des hohen Risikos für schwerwiegende
neurologische und kognitive Folgeschäden nach Möglichkeit nicht bestrahlt werden
sollen. Zudem ergibt sich in besonderen Fällen auch bei niedrig malignen oder gutartigen Hirntumoren wie z. B. das Optikusgliom oder das Kraniopharyngeom im Falle
einer Tumorprogression oder eines Resttumors nach Operation eine Bestrahlungsindikation.

Tab. 4.9: Beispiele für ZNS-Tumoren mit Bestrahlungsindikation.

Lokalisation	Histologie	Dosis-Bereiche (Gy)
Supratentoriell:	– Ependymom – high-grade Gliom – primitiver neuroektodermaler Tumor (PNET)	54–60 54–60 54
Hypophyse:	– Kraniopharyngeom – (Kinder > 5 Jahre mit Resttumor oder Progression) – maligner Keimzelltumor	54 30,6–50,4
Pinealisregion:	– Pineoblastom – Germinom – sezernierender Keimzelltumor – high-grade Astrozytom	54 40–45 50–60 50–60
Infratentoriell:	– Medulloblastom – Ependymom – *High-grade*-Astrozytom	54–55,8 54–60 50–60
Hirnstamm:	– Ponsgliom – PNET	54 54
Rückenmark:	– Medulloblastom-Metastasen	23,4–36

Bei der Behandlung der o. g. Tumoren spielt eine möglichst geringe Strahlenexposition der hypothalamisch-hypophysären Achse im Hinblick auf die normale Pubertätsentwicklung und den Fertilitätserhalt bei Kindern und Jugendlichen eine zentrale Rolle, da sonst die Übermittlung von neurologischen und hormonellen Signalen vom Gehirn zu peripheren endokrinen Effektorzellen, die mit dem Gehirn durch afferente und efferente Signalwege verbunden sind, gestört ist. Hiervon können auch Peptidhormone und biogene Amine des Hypothalamus betroffen sein, die als Regulationsfaktoren des Hypophysenvorderlappens fungieren. Normalerweise gelangen diese hypothalamischen Faktoren wie z. B. das Gonadotropin-releasing-Hormon (GnRH) über portale Venen in den Hypophysenvorderlappen und bewirken dort die Freisetzung von anderen Hormonen wie z. B. Gonadotropine einschließlich LH und FSH [18]. Bei der Notwendigkeit einer lokalen Tumorbestrahlung mit einer Dosisbelastung der hypothalamisch-hypophysären Achse > 22 Gy entsteht – neben anderen Hormondefiziten – empfindliche Störungen der Produktion von LH und FSH. Es ist zu berücksichtigen, dass andere Hormonachsen z. B. vom *growth hormon* (GH) mit Gefahr des hypophysären Minderwuchses bereits bei niedrigeren Bestrahlungsdosen toxisch geschädigt werden. Ohne Hormonsubstitution führt ein LH/FSH-Mangel auch zur abdominalen Fettsucht, Hypertension, Dyslipidämie, niedrigen Knochenmineraldichtem, verminderter Energieverbrauch, und langsamen Gehen [19].

Beachtung von zusätzlichen Besonderheiten

1. Die Bestrahlungsdosis des Gehirns bei akuten lymphoblastischen und myeloischen Leukämien wurde in den letzten Jahren reduziert und beträgt heutzutage bei entsprechender Indikation im 1.–2. Lebensjahr 12 Gy und bei Kindern > 2 Jahre 18 Gy. Bei der Mehrzahl der Kinder mit akuten Leukämien erfolgt heutzutage die prophylaktische Gabe von intrathekaler Chemotherapie mit MTX allein oder in Kombination mit Cytosinarabinosid und Prednisolon.

2. Bei einer Notwendigkeit zur Bestrahlung von malignen Tumoren im Bereich des Gesichtsschädels und des Nasopharynx wie z. B. bei orbitalen und fazialen Sarkomen oder das Nasopharynxkarzinom muss stets auch die intrakraniale Strahlendosis berücksichtigt werden. Für solche Tumorlokalisationen können zur Reduktion von Nebenwirkungen und Spätfolgen die o. g. IMRT-Technik oder Protonentherapie – wie bei den Hirntumoren – von Bedeutung sein.

3. Durch destruierendes Tumorwachstum und neurochirurgische Interventionen kann ebenfalls die hypothalamisch-hypophysäre Achse und somit auch die LH/FSH-Produktion geschädigt werden. Beispiele hierfür sind: Langerhanshistiozytosen, Optikusgliome, Germinome, Kraniopharyngeome sowie Hypophysenadenome.

4. Nach einer Schädelbestrahlung kann es sowohl zu einer Pubertas tarda als auch zu einer vorzeitigen Pubertätsentwicklung kommen. Letztere scheint häufiger einzutreten, Mädchen sind eher betroffen als Jungen. Ursächlich wird für die frühe Pubertät eine strahleninduzierte Schädigung von Neuronen angenommen, die eine hemmende Wirkung auf den hypothalamischen Gonadostaten ausüben.

5. Bei einer notwendigen Bestrahlung im Bereich der distalen Wirbelsäule wie zum Beispiel bei Metastasen des Spinalkanals oder bei extramedullären, extraduralen Tumoren wie Ewingtumoren, Neuroblastomen (selten!) oder Lymphomen kann bei einer Strahlenexposition > 24 Gy auch das Ejakulationszentrum (L2–3) und/oder das Erektionszentrum (S2–4) geschädigt werden, so dass hierdurch entsprechende Funktionstörungen auftreten können.

Neben der hypothalamisch-hypophysären Achse kann auch jedes andere endokrinologische Organ durch Bestrahlung eine ungünstige Funktionseinschränkung bis zum Funktionsverlust erfahren. In Bezug auf die gonadale Funktion kann durch lokale Bestrahlung eine Sterilität und Verlust der Hormonproduktion entstehen. Die toxische Dosis einer fraktionierten Bestrahlung ist hinsichtlich der Spermiogenese und der Leydigzellfunktion des Hodens unterschiedlich (s. Abb. 4.11). Im Vergleich zur frühzeitigen Beeinträchtigung des Hodengewebes wird die Ovarfunktion erst bei etwas höheren Bestrahlungsdosen $\geq$ 10 Gy geschädigt (s. Abb. 4.11). Zu berücksichtigen ist die Gefahr einer späteren prämaturen Ovarinsuffizienz bei erwachsenen Frauen, insbesondere in Kombination mit Chemotherapie und Knochenmarktransplantation [20]. Bei nicht-gonadalen malignen Tumoren des Unterbauchs, die eine Bestrahlung erforderlich machen, sollte im Risikofall eine temporäre Transposition der Ovarien in Betracht gezogen werden.

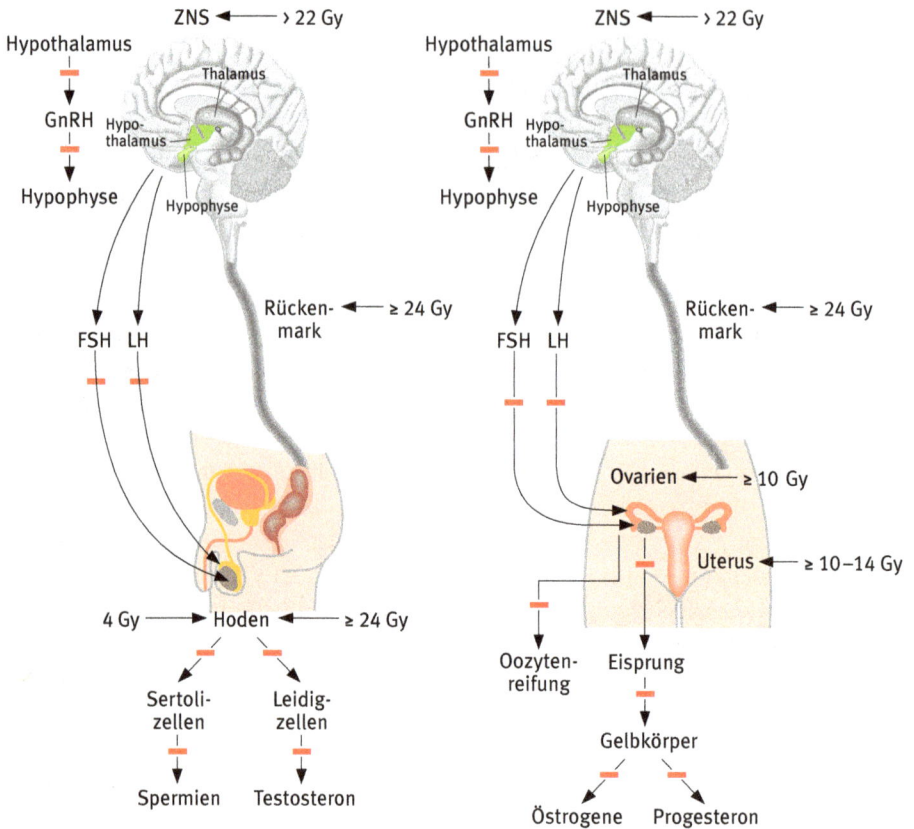

Abb. 4.11: Zytotoxische Einflüsse der Bestrahlung auf das Fortpflanzungssystem.

4.9.6 Risiken von chirurgischen Maßnahmen bei Tumoren im Bereich des unteren Urogenitaltraktes

Bei Tumoren im Bereich des unteren Urogenitaltraktes sind für den Therapieerfolg und die Möglichkeiten des Fertilitätserhalts oftmals risikoadaptierte chirurgische Maßnahmen – die stets eingebettet sind in die Behandlungsprotokolle der jeweiligen Therapieoptimierungsstudien – von entscheidender Bedeutung. Hierbei reicht das Spektrum der operativen Eingriffe von der alleinigen Biopsie zur Diagnosesicherung bis zur ausgedehnten Tumorresektion einschließlich Organ-, Lymphknoten- und Nervenchirurgie.

Da sich die Tumoren bei Kindern und Jugendlichen im Bereich des unteren Urogenitaltraktes hinsichtlich des biologischen Verhaltens und der daraus resultierenden Therapiestrategien im Vergleich zu Erwachsenen zum Teil erheblich unterscheiden, müssen Besonderheiten in den verschiedenen Altersgruppen bekannt sein. Die häufigsten histologischen Differenzialdiagnosen betreffen Rhabdomyosarkome (RMS) und Keimzelltumoren (KZT), welche Blase, Prostata, Uterus, Zervix, Vagina und Vulva (RMS) sowie die Ovarien und Hoden/Nebenhoden (KZT, RMS) befallen können. Zu beachten ist zudem die mögliche Hodeninfiltration bei Jungen mit akuter lymphatischer oder myeloischer Leukämie.

4.9.6.1 Tumoren der Harnblase und Prostata

Das Rhabdomyosarkom ist der häufigste bösartige Weichteiltumor im Kindesalter. Etwa 10–15% aller Rhabdomyosarkome sind im Harnblasen-Prostata-Bereich lokalisiert, so dass der Urogenitaltrakt den zweithäufigsten Ursprungsort darstellt. Histopathologisch wird zwischen embryonalen und alveolären Subtypen unterschieden. Der embryonale Subtyp – einschließlich der häufigen botrytoiden Variante – wird im Urogenitaltrakt ganz überwiegend diagnostiziert. Der zumeist im Kleinkindalter <5 Jahre auftretende Tumor kann durch schmerzhafte Miktionsstörungen, Harnretention, Harnwegsinfektion oder Hämaturie in Erscheinung treten. Intravenöse Urographie, abdominale Kernspintomografie, Zystographie und Zystoskopie erlauben gewöhnlich die Diagnose. Die histologische Bestätigung der Diagnose ist immer mittels endoskopischer Biopsie möglich, so dass auf eine offene transvesikale Biopsie, verzichtet werden kann, die das Risiko einer lokalen Metastasierung des Tumors in sich trägt. Zur Vermeidung von verstümmelnden Eingriffen ist entsprechend dem Therapieprotokoll der kooperativen Weichteilsarkomstudie der GPOH (Studienleitung: Prof. Dr. E. Koscielniak, Olgahospital Stuttgart; CWS.Studie@olgahospital.s.shuttle.de, Prof. Dr. T. Klingebiel, Univ.-Kinderklinik Frankfurt; Thomas.klingebiel@kgu.de) eine präoperative Chemotherapie einzuleiten. Erst nach mehrwöchiger intensiver Chemotherapie, die zu einer partiellen oder gar vollständigen Remission führen soll, ist die operative Lokaltherapie angezeigt, die möglichst schonend durchzuführen ist. In den letzten Jahren wurden zudem Methoden entwickelt, bei denen während der Tumoroperation betroffene Strukturen wie Harnblase, Prostata, Harnröhre erhalten bleiben und vorhandene Tumorreste über implantierte Sonden zur Anwendung von Brachytherapie mit Iridium-192 behandelt werden [21]. Im Vergleich zur konventionellen Bestrahlung ergibt sich durch diese Technik der Vorteil, dass die Bestrahlung sehr lokalisiert verabreicht wird und somit das umliegende normale Gewebe geschont werden kann.

Diese kombinierte Behandlung mit Chemotherapie, Operation und/oder Bestrahlung hat Therapieergebnisse in den letzten Jahren je nach Histologie, Stadium, Lokalisation und chemotherapeutischen Ansprechen auf 40 bis >90% verbessert. Die Weichteilsarkome der Blase und Prostata haben eine um 20% niedrigere Heilungsrate als Weichteilsarkome des übrigen Urogenitaltraktes und ist somit als ungünstige Tumorlokalisation zu bewerten.

4.9.6.2 Tumoren des weiblichen Genitaltraktes

Ein Rhabdomyosarkom-Befall des weiblichen Genitaltraktes (Vagina, Vulva, Zervix oder Uterus) ist selten und findet sich in weniger als 4% aller Rhabdomyosarkome im Kindesalter. Der Tumor kann im Bereich der Scheide als Polyp oder traubenartiges Gebilde imponieren. Zudem kann blutiger Ausfluss, Abgang von Gerinnseln oder nekrotisches Tumorgewebe auftreten. Die Diagnose wird durch ergänzende Bildgebung (MRT, Sonografie) und Biopsie gesichert. Differenzialdiagnostisch ist ein Dottersacktumor abzugrenzen, der bei Mädchen meist im zweiten Lebensjahr primär in der Scheide auftritt. Der Tumor ist derber als das Rhabdomyosarkom und kann sich in die Parametrien, die vaginale Rektumwand und die regionalen Lymphknoten ausdehnen. Der Tumor geht mit einer α_1-Fetoproteinerhöhung im Serum einher (s. Kap. 4.2.2.5). Beim Rhabdomyosarkom des weiblichen Genitaltraktes erfolgt nach einer Chemotherapie im Falle eines Resttumors die chirurgische Resektion und nach den Empfehlungen der kooperativen Weichteilsarkomstudie der GPOH. Über 90% der Mädchen überleben rezidivfrei, so dass die Prognose als sehr gut einzustufen ist [22].

Ovarialtumoren

Ovarialtumoren sind selten und in ihrer histologischen Qualität benigne, potentiell maligne oder hochmaligne. Gutartig sind z. B. die differenzierten Teratome, potenziell maligne die immaturen Teratome, hochmaligne dagegen andere Keimzelltumoren wie Dysgerminome, embryonale Karzinome, Dottersacktumoren und Choriokarzinome. Seltener sind von Keimdrüsenstroma ausgehende Tumoren wie Granulosazelltumoren, Sertoli-Leydig-Zelltumoren, Thekome, Androblastome, und Arrhenoblastome (Keimstrangstromatumoren). Nicht selten handelt es sich um gemischte Tumoren, so dass eine sorgfältige histologische Aufarbeitung in Serienschnitten notwendig ist. Durch die freie Lage der Ovarien im kleinen Becken sind klinische Symptome erst bei großen Tumoren vorhanden. Diese sind Völlegefühl, unklares Druckgefühl, Zunahme des Bauchumfangs oder die Symptome eines akuten Abdomens bei Stieldrehung des Ovars oder Ruptur. Bei gutartigen Tumoren kann die Anamnese über Jahre zurückreichen, während sie bei hochmalignen Formen nur wenige Tage beträgt. Als spezifische Tumormarker dienen α_1-Fetoprotein (Dottersacktumoren), ß-HCG (Choriokarzinomanteile und Dysgerminome) und das Inhibin (Granulosazelltumoren).

Die chirurgische Therapie besteht in der medianen Laparotomie und vollständigen Tumorresektion. Ein solitärer Tumor am Ovar ist durch Schnellschnittuntersuchung auf seine Malignität zu beurteilen. Das kontralaterale Ovar ist sorgfältig auf suspekte Bezirke zu untersuchen und ein Tumorverdacht durch Biopsie zu sichern. Aszites ist für zytologische Untersuchungen zu asservieren; wenn kein Aszites vorhanden ist, wird eine peritoneale Spülung empfohlen. Lymphknotenstationen im kleinen Becken und Retroperitoneum müssen sorgfältig palpiert werden, ebenso die Leberoberfläche, die subphrenischen Räume und das Omentum majus.

Bei Malignität ist eine vollständige Resektion des Ovars mit Entfernung des betroffenen Eileiters (Salpingo-Oophorektomie) erforderlich. In bis zu 5% treten maligne Tumoren im Bereich von beiden Ovarien auf und stellen eine Indikation zur beidseitigen Ovarektomie dar. Eine Besonderheit ergibt sich bei den Gonadoblastomen, bei denen aufgrund des hohen Tumorrisikos, primär eine Resektion des kontralateralen Ovars erfolgen sollte. In einer solchen Situation ist zum Fertilitätserhalt eine Kryokonservierung von Ovargewebe in Betracht zu ziehen.

Bei malignen Tumoren ist die Entscheidung zur Durchführung einer Chemotherapie abhängig von der Histologie sowie dem Tumorstadium. Die risikoadaptierte Therapie erfolgt nach einheitlichen Richtlinien des MAKEI-Studienprotokoll der GPOH (Studienleitung: Keimzelltumoren; Dr. G. Calaminus, Päd. Hämatologie/Onkologie Bonn; Makei@ukb.uni-bonn.de, Studienleitung: Keimstrangstromatumoren; Prof. Dr. DT Schneider, Städt. Kinderklinik Dortmund; dominik.schneider@klinikumdo.de). Bei fortgeschrittenen Tumoren kann nach Diagnosesicherung über Tumormarker und/oder Histologie auch der Einsatz einer neoadjuvanten Chemotherapie indiziert sein, bevor das residuale Tumorgewebe entfernt wird.

Die Prognose der hochmalignen Tumoren war früher trotz radikaler operativer Eingriffe und hochdosierter Strahlentherapie nahezu infaust, sie hat sich durch eine wirksame Chemotherapie deutlich gebessert, so dass heute etwa mit 80% Langzeitremissionen gerechnet werden darf. Um das bestmögliche Ergebnis zu erzielen, ist die Therapie in erfahrenen Tumorzentren durchzuführen.

4.9.6.3 Hodentumoren

Tumoren der Hoden/Nebenhoden im Kindesalter sind selten und müssen differenzialdiagnostisch von einer Hodentorsion, Hydrozele, Hernie, Trauma, und Epididymitis abgegrenzt werden. Histologisch handelt es sich zumeist um gutartige Tumoren, Keimzelltumoren oder Weichteilsarkome.

Keimzelltumoren des Hodens

Benigne oder maligne Keimzelltumoren der Hoden machen ca. 45% der Hodentumoren aus. Bei Neugeborenen handelt es sich histologisch in der Regel um reife oder unreife Teratome. Gegen Ende des ersten Lebensjahres und im Kleinkindalter überwiegen hingegen maligne Keimzelltumoren, die sich in ganz überwiegend in Form von Dottersacktumoren manifestieren. Erst später werden auch Seminome, Choriokarzinome oder embryonale Karzinome des Hodens wie bei Jugendlichen und jungen Erwachsenen vorgefunden. Sie treten als schmerzlose harte Vergrößerungen des Testis in Erscheinung. Im Rahmen des Stagings sind – neben bildgebenden Verfahren (Sonografie/MRT) – stets auch die Tumormarker (AFP/ß-HCG) zu bestimmen. Die Biopsie hat über einen Inguinalschnitt zu erfolgen, nach histologischer Sicherung ist eine inguinale Orchidektomie mit hoher Ligatur des Samenstrangs (R0-Resektion) indiziert. Eine direkte transskrotale Biopsie oder Resektion ist kontraindiziert! Die histologische Klassifikation und das Ausbreitungsstadium der Erkrankung entscheiden über die weiteren Maßnahmen entsprechend dem GPOH-Behandlungsprotokoll für testikuläre Keimzelltumoren (Studienleitung: Keimzelltumoren; Dr. G. Calaminus, Päd. Hämatologie/Onkologie Bonn; Makei@ukb.uni-bonn.de). Eine retroperitoneale Lymphknotendissektion (RPLND) wird bei jungen Patienten bis zum 18. Lebensjahr nicht generell empfohlen, da weniger als 5–6 % positive retroperitoneale Lymphknoten aufweisen. Diese Unterscheidung im Vergleich zu malignen Hodentumoren von Erwachsenen ist wichtig, da nach einer primären RPLND in bis zu 7 % eine retrograde Ejakulation auftritt. Bei Patienten nach der Pubertät ist eine Biopsie des kontralateralen Hodens – je nach sonografischem Befund – in Betracht zu ziehen, da die Möglichkeit einer kontralateralen, testikulären, intraepithelialen Neoplasie (TIN) vorliegt. Da die Gefahr zur Entwicklung eines Hodentumors besteht, ist in diesem Fall eine Chemotherapie durchzuführen.

Eine risikogerechte Therapie führt zu sehr hohen Heilungsraten (99 %). Wegen der Möglichkeit der klinischen Diagnostik und der differenzierten Therapie wird die Behandlung dieser Patienten in erfahrenen Behandlungszentren angeraten. Bei allen Patienten ist eine engmaschige Nachsorge mit Kontrolle des α_1-Fetoprotein zu gewährleisten, da Rezidivbehandlungen umso erfolgreicher sind, je niedriger das Tumorstadium ist. Dies gilt v. a. für Patienten, die wegen eines organbegrenzten Tumorstadiums (Stadium I) nur eine Tumorresektion erhalten haben.

Bei histopathologischem Nachweis eines Gonadoblastoms ist eine beidseitige Hodenentfernung durchzuführen, da das Risiko für eine kontralaterale Tumorentwicklung sehr hoch ist.

Rhabdomyosarkome

Ein paratestikuläres Rhabdomyosarkom ist ein skrotales Sarkom, das neben dem Hoden im distalen Samenstrang entsteht und den Hoden und das umgebende Gewebe infiltriert. Im Gegensatz zu den Rhabdomyosarkomen im Blasen/Prostata-Bereich – die generell primär biopsiert werden – ist hier über einen inguinalen Zugangsweg eine hohe Orchidektomie durchzuführen. Im Falle einer transskrotalen Biopsie oder Skrotuminfiltration ist eine zusätzliche Hemiskrotektomie notwendig. Die nachfolgende Chemo- und Strahlentherapie richtet sich nach den Empfehlungen der kooperativen Weichteilsarkomstudie der GPOH. Im Rahmen des Stagings mittels MRT, CT und Sonografie sind die inguinalen und retroperitonealen Lymphknotenstationen sorgfältig zu untersuchen. Eine radikale RPLND – insbesondere bei Kindern < 10 Jahre und günstigem Tumoransprechen auf die Chemotherapie – ist in der Regel nicht indiziert. Beim häufigen embryonalen Subtyp mit spindelzelliger oder botryoider Histologie sind durch kombinierte Therapie günstige Überlebensraten von 90 % zu erzielen.

Weitere maligne Erkrankungen des Hodens

Bei Feststellung einer akuten lymphoblastischen oder myeloischen Leukämie ist bei Jungen – im Rahmen des Stagings – stets durch klinische Untersuchung und Ultraschall zu prüfen, ob eine Mitbeteiligung eines oder beider Hoden vorliegt. Eine testikuläre Beteiligung lässt sich klinisch durch eine uni- oder bilaterale schmerzlose harte Hodenschwellung feststellen (Hodenvolumen > 2 Standardabweichungen größer als Norm nach Prader Orchidometer).

Obwohl die klinisch erfassbare Hodenbeteiligung selten ist, tritt eine okkulte testikuläre Leukämieinfiltration bei hoher Leukämielast zum Zeitpunkt der Diagnose häufiger auf. Bilaterale mikroskopische testikuläre Infiltrationen sind trotz der einseitigen klinischen Hodenvergrößerung üblich.

Nach den bisherigen Erfahrungen kann bei Vorliegen einer ALL auf eine Orchidektomie oder Hodenbestrahlung verzichtet werden, wenn der Patient auf die Induktionstherapie gut angesprochen hat und der Hoden am Ende der Induktionstherapie nicht mehr vergrößert ist. Im Zweifelsfall ist – neben einer Sonographie – zu diesem Zeitpunkt zusätzlich eine Biopsie durchzuführen. Bei bioptisch gesicherten leukämischen Infiltraten nach der Induktionstherapie soll bei beidseitigem Hodenbefall eine Bestrahlung beider Hoden mit 18 Gy am Ende der Intensivtherapie durchgeführt werden. Bei einseitigem Befall kann eine Orchidektomie des befallenen Hodens durchgeführt werden (alternativ: Bestrahlung mit 18 Gy, dabei ist jedoch eine nicht gut kalkulierbare Streustrahlung für den anderen Hoden zu berücksichtigen).

Bei nachgewiesenem ein- oder doppelseitigem Hodenbefall bei AML sollte eine therapeutische Bestrahlung des belassenen Hodens bzw. beider Hoden mit bis zu 24 Gy durchgeführt werden. Diese Empfehlung beruht auf den ungünstigen Ergebnissen der Kinder mit Hodenbefall, so dass alle möglicherweise effektiven Therapieoptionen ausgeschöpft werden sollten. Diese Empfehlung beruht auf Einzelfallberichten und kleinen retrospektiven Serien. Prospektiv wurde der Nutzen einer zusätzlichen Bestrahlung bislang nicht belegt. Deshalb müssen etwaige Nebenwirkungen und Spätfolgen ausreichend berücksichtigt werden.

4.9.7 Zusammenfassung

Ein klares Verständnis für die Zusammenhänge zwischen therapeutischen Maßnahmen und spezifischen Langzeitkomplikationen auch im Hinblick auf den Fertilitätserhalt hat zu Konzepten mit geringerer Toxizität geführt. Darüber hinaus hat durch das zunehmende Verständnis für das Ausmaß der Belastungen durch die therapieassoziierte Morbidität für den Patienten zur Entwicklung einer präzisen Therapieerfassung und krankheitsspezifischen Leitlinien zur Nachbeobachtung und zur systematischen Erfassung von Folgeschäden geführt. Dennoch sind weitere Fortschritte notwendig, um das Ausmaß der Nebenwirkungen und Langzeitschäden durch neue, weniger toxische Therapieelemente weiterhin zu reduzieren. Aus diesem Grunde ist es auch in Zukunft wichtig, die Kohorten von Kindern und Jugendlichen mit Krebserkrankungen sorgfältig zu beobachten, um festzustellen, in welcher Weise eine Therapiemodifikationen die Prävalenz und das Spektrum der Spätfolgen beeinflussen. Neue Therapieelemente müssen entwickelt, implementiert und getestet werden, um die Therapie-assoziierten Spätfolgen im Hinblick auf Morbidität und Mortalität zu reduzieren. Es ist auch notwendig, genetisch-bedingte Interaktionsmuster herauszufinden, die einen ungünstigen Therapieverlauf hervorrufen, um Hinweise zur Identifizierung von Hochrisikopopulationen zu finden.

4.9.8 Literaturverzeichnis

[1] Robison LL, Hudson MM. Survivors of childhood and adolescent cancer: life-long risks and responsibilities. Nat Rev Cancer. 2013 Dec 5;14(1):61–70.

[2] Phillips SM, Padgett LS, Leisenring WM, Stratton KK, Bishop K, Krull KR, et al. Survivors of childhood cancer in the United States: prevalence and burden of morbidity. Cancer Epidemiol Biomark Prev Publ Am Assoc Cancer Res Cosponsored Am Soc Prev Oncol. 2015 Apr;24(4):653–63.

[3] Oeffinger KC, Mertens AC, Sklar CA, Kawashima T, Hudson MM, Meadows AT, et al. Chronic Health Conditions in Adult Survivors of Childhood Cancer. N Engl J Med. 2006 Oct 12;355(15):1572–82.

[4] Long CJ, Ginsberg JP, Kolon TF. Fertility Preservation in Children and Adolescents With Cancer. Urology. 2016 May;91:190–6.

[5] Creutzig U, Henze G, Bielack S, Herold R, Kaatsch P, Klussmann J-H, et al. Krebserkrankungen bei Kindern: Erfolg durch einheitliche Therapiekonzepte seit 25 Jahren. Dtsch Arztebl Int. 2003;100(13):A-842-.

[6] Creutzig U, Winkler K. Empfehlungen für Studien zur Optimierung von Therapieschemata. Klin Pädiatr. 1994 Jul;206(04):191–3.

[7] Chow EJ, Stratton KL, Leisenring WM, Oeffinger KC, Sklar CA, Donaldson SS, et al. Pregnancy after chemotherapy in male and female survivors of childhood cancer treated between 1970 and 1999: a report from the Childhood Cancer Survivor Study cohort. Lancet Oncol. 2016 May;17(5):567–76.

[8] Hudson MM, Neglia JP, Woods WG, Sandlund JT, Pui C-H, Kun LE, et al. Lessons from the past: Opportunities to improve childhood cancer survivor care through outcomes investigations of historical therapeutic approaches for pediatric hematological malignancies. Pediatr Blood Cancer. 2012 Mar;58(3):334–43.

[9] Green DM, Kun LE, Matthay KK, Meadows AT, Meyer WH, Meyers PA, et al. Relevance of historical therapeutic approaches to the contemporary treatment of pediatric solid tumors. Pediatr Blood Cancer. 2013 Jul;60(7):1083–94.

[10] Loren AW, Mangu PB, Beck LN, Brennan L, Magdalinski AJ, Partridge AH, et al. Fertility Preservation for Patients With Cancer: American Society of Clinical Oncology Clinical Practice Guideline Update. J Clin Oncol. 2013 Jul 1;31(19):2500–10.

[11] Lee SJ, Schover LR, Partridge AH, Patrizio P, Wallace WH, Hagerty K, et al. American Society of Clinical Oncology recommendations on fertility preservation in cancer patients. J Clin Oncol Off J Am Soc Clin Oncol. 2006 Jun 20;24(18):2917–31.

[12] Kenney LB, Cohen LE, Shnorhavorian M, Metzger ML, Lockart B, Hijiya N, et al. Male Reproductive Health After Childhood, Adolescent, and Young Adult Cancers: A Report From the Children's Oncology Group. J Clin Oncol. 2012 Sep 20;30(27):3408–16.

[13] Schwartz CL, Hobbie WL, Constine LS, Ruccione KS, editors. Survivors of Childhood and Adolescent Cancer [Internet]. Cham: Springer International Publishing; 2015 [cited 2016 Dec 14]. (Pediatric Oncology). Available from: http://link.springer.com/10.1007/978-3-319-16435-9

[14] Anderson RA, Wallace WHB. Antimüllerian hormone, the assessment of the ovarian reserve, and the reproductive outcome of the young patient with cancer. Fertil Steril. 2013 May;99(6):1469–75.

[15] Wallace WHB, Smith AG, Kelsey TW, Edgar AE, Anderson RA. Fertility preservation for girls and young women with cancer: population-based validation of criteria for ovarian tissue cryopreservation. Lancet Oncol. 2014 Sep;15(10):1129–36.

[16] Falcone T, Moore HCF. GnRH agonist for gonadal protection during chemotherapy. Hum Reprod Oxf Engl. 2015 Dec;30(12):2711–2.

[17] Guzy L, Demeestere I. Assessment of ovarian reserve and fertility preservation strategies in children treated for cancer. Minerva Ginecol. 2016 Oct 27;

[18] Herbison AE. Control of puberty onset and fertility by gonadotropin-releasing hormone neurons. Nat Rev Endocrinol. 2016 May 20;12(8):452–66.

[19] Chemaitilly W, Li Z, Huang S, Ness KK, Clark KL, Green DM, et al. Anterior Hypopituitarism in Adult Survivors of Childhood Cancers Treated With Cranial Radiotherapy: A Report From the St Jude Lifetime Cohort Study. J Clin Oncol. 2015 Feb 10;33(5):492–500.

[20] Borgmann-Staudt A, Rendtorff R, Reinmuth S, Hohmann C, Keil T, Schuster FR, et al. Fertility after allogeneic haematopoietic stem cell transplantation in childhood and adolescence. Bone Marrow Transplant. 2012 Feb;47(2):271–6.

[21] Seitz G, Dantonello TM, Int-Veen C, Blumenstock G, Godzinski J, Klingebiel T, et al. Treatment efficiency, outcome and surgical treatment problems in patients suffering from localized embryonal bladder/prostate rhabdomyosarcoma: A report from the cooperative soft tissue sarcoma trial CWS-96. Pediatr Blood Cancer. 2011 May;56(5):718–24.

[22] Magné N and Haie-Meder C. Brachytherapy for genital-tract rhabdomyosarcomas in girls: technical aspects, reports, and perspectives. Lancet Oncol 2007, 8: 725–29.

Weiterführende Literatur

Creutzig U, Henze G, Bielack S, Herold R, Kaatsch P, Klussmann JH, Graf N, Reinhard D, Schrappe M, Zimmermann M, Jürgens H. Krebserkrankungen bei Kindern – Erfolg durcheinheitliche Therapiekonzepte seit 25 Jahren. Dt. Ärzteblatt, 2003, 100, 842–52.

Richard A Anderson, Rod T Mitchell*, Thomas W Kelsey, Norah Spears, Evelyn E Telfer, W Hamish B Wallace. Cancer treatment and gonadal function: experimental and established strategies for fertility preservation in children and young adults. Lancet Diabetes Endocrinol 2015; 3: 556–67.

Armstrong GT, Chen Y, Yasui Y, Leisenring W, Gibson TM, Mertens AC, Stovall M, Oeffinger KC, Bhatia S, Krull KR, Nathan PC, Neglia JP, Green DM, Hudson MM, Robison LL. Reduction in Late Mortality among 5-Year Survivors of Childhood Cancer. N Engl J Med 2016, 374: 833–42.

Claudia Wiesemann und Stephanie Bernstein

4.10 Ethische Aspekte der Kryokonservierung von Eizellen oder Ovarialgewebe bei fertilitätsbedrohender Therapie

Für jeden Patienten ist Wissen über mögliche Behandlungsformen und -optionen eine wichtige Voraussetzung, um sich selbstbestimmt für oder gegen eine medizinische Maßnahme entscheiden zu können. Das Recht auf Selbstbestimmung, manchmal auch als Patientenautonomie bezeichnet, muss im klinischen Alltag gewahrt werden. Es beruht im Wesentlichen auf drei Voraussetzungen: der Fähigkeit einer Person, selbstbestimmt Entscheidungen treffen zu können, dem Wissen über die Handlungsoptionen und der Abwesenheit von Zwang in der Entscheidungssituation [1]. Bei der Umsetzung in der Praxis entstehen allerdings häufig Schwierigkeiten, die es aus medizinethischer Perspektive zu beleuchten gilt. Diese beginnen schon bei der Frage, ob eine Behandlungsoption dem Patienten überhaupt angeboten werden soll, insbesondere dann, wenn es sich um eingreifende und umstrittene Maßnahmen mit komplexen, auch sozial bedeutsamen Langzeitfolgen handelt.

Die Kryokonservierung von Eizellen und Ovarialgewebe bei fertilitätsbedrohender Therapie in der Onkologie ist ein solches komplexes Verfahren mit Langzeitfolgen für die betroffene Patientin, ihre Familie und unter Umständen auch die Gesellschaft. Sie bietet die Chance des Fertilitätserhalts, konfrontiert die Patientin aber in einer äußerst belastenden Situation mit schwierigen Fragen. Sich für oder gegen eine solche Option zu entscheiden kann Ausdruck von Patientenautonomie sein, könnte aber auch eine Überforderung darstellen. Vermutlich aus Sorge vor einer solchen Überforderung der ohnehin schwer kranken Patienten wird das Verfahren bisher nicht standardmäßig zusätzlich zur Krebstherapie angeboten. In einem systematischen Review der Literatur stellen Taylor und Ott fest, dass nur 30–87 % der Patienten sich erinnerten, über solche Verfahren vor Therapiebeginn informiert worden zu sein [2]. Dies steht im Kontrast zu der Tatsache, dass die Kryokonservierung von Spermienzellen ein über Jahrzehnte erprobtes und sicheres Verfahren darstellt. Auch die Kryokonservierung von Eizellen kann dank der Entwicklung des Vitrifikationsverfahrens als eine sichere Möglichkeit angesehen werden, Eizellen für spätere Fertilisationsversuche einzufrieren. Die American Society of Reproductive Medicine stufte das Verfahren im Jahr 2013 auf Grund der guten Erfolgsrate als nicht mehr experimentell ein [3]. Konsequenterweise wird die Keimzellkryokonservierung auch im *Clinical Practice Guideline Update der American Society of Clinical Oncology* von 2013 als Standardverfahren dargestellt, für dessen Wirksamkeit ausreichende empirische Belege vorliegen [4].

Es stellt sich deshalb die Frage, ob solche Verfahren in Zukunft Patienten standardmäßig vor Eingriffen, welche die Fertilität bedrohen, angeboten werden müssen. Oder anders gefragt: Gibt es angesichts der wissenschaftlichen Evidenz für die Effektivität des Verfahrens noch gute Gründe, Patienten die selbstbestimmte Entscheidung über dieses Angebot vorzuenthalten? Neben der in manchen Ländern ungeklärten Frage der Kosten für eine längerfristige Aufbewahrung der Keimzellen scheinen es vor allem ethische Bedenken zu sein, die Kliniker davon abhalten, ihre Patienten routinemäßig über solche Formen des Fertilitätserhalts zu informieren. Einige der anscheinend verbreiteten Bedenken wurden offenbar, als das sogenannte *Social Freezing*, also das Einfrieren von Eizellen aus nicht-medizinischen Gründen zum Erhalt einer Fertilitätsreserve im fortgeschrittenen Alter, in der Öffentlichkeit diskutiert wurde. Gegen das *Social Freezing* wurde argumentiert, es sei die falsche, weil eine technische Lösung eines eigentlich sozialen Problems, es erzeuge einen unangemessenen Druck auf die betroffenen Frauen, der eine informierte Entscheidung erschwere oder gar unmöglich mache, und es stelle die Natürlichkeit der Fortpflanzung in Frage [5–7]; für einen Überblick (s. [8]). Es muss vermutet werden, dass solche gesellschaftlich weit verbreiteten Bedenken implizit auch das Verhalten von Onkologen beeinflussen, wenn sich das Problem des Fertilitätserhalts im Rahmen einer Tumortherapie stellt. Tatsächlich ist es richtig und angemessen, ein neues medizinisches Verfahren nicht nur auf seine Wirksamkeit und Effektivität, sondern auch seine ethischen Auswirkungen hin zu untersuchen.

Im Folgenden sollen deshalb die ethischen Probleme des Fertilitätserhalts in der Gynäkologie analysiert werden. Zunächst sollen in einem ersten Teil grundsätzliche Bedenken gegen das Angebot eines Fertilitätserhalts bei somatischen Erkrankungen und deren Behandlungen, die die Fruchtbarkeit beeinträchtigen, eingehender untersucht werden. Wie plausibel und tragfähig sind diese Bedenken? Wir werden zeigen, dass sie nicht geeignet sind, das Verfahren als solches oder dessen Aufnahme in die Routineversorgung von Patientinnen grundsätzlich in Frage zu stellen. Im Gegenteil wird deutlich werden, dass es ethisch geboten ist, Patientinnen diese Verfahren nicht vorzuenthalten. In einem zweiten Teil sollen jene ethischen Aspekte angesprochen werden, die Bedeutung erlangen, wenn das Angebot solcher Maßnahmen tatsächlich Teil der Routineversorgung onkologischer Patientinnen wird. Was muss berücksichtigt werden, um das Verfahren ethisch angemessen auszugestalten? Dabei soll auch auf die besondere Situation von jugendlichen Patientinnen eingegangen werden.

4.10.1 Dürfen oder müssen Methoden des Fertilitätserhalts Patientinnen angeboten werden?

Gegen das Angebot fertilitätserhaltender Maßnahmen werden eine Reihe von grundsätzlichen Argumenten erhoben:
1. Die Patientinnen befänden sich in einer außerordentlichen Belastungssituation, in der eine freie Entscheidung für oder gegen die Durchführung von fertilitätserhaltenden Maßnahmen erschwert oder gar unmöglich sei.

2. Für die Realisierung eines späteren Kinderwunsches trotz Infertilität stünden Alternativen zur Verfügung, die in der Lage seien, der Krebspatientin die Belastungen durch solche Verfahren zu ersparen.
3. Es sei unangemessen, den Wert der genetisch-biologischen Elternschaft so zu betonen.
4. Infertilität sei ohnehin nur noch in ausgeprägt patriarchalen Gesellschaften ein gesellschaftlicher Makel.
5. Und schließlich bestünde das Risiko, mit Hilfe dieser Methoden genetische Risiken für Krebserkrankungen an die nachfolgende Generation weiter zu geben [9–11].

Da es einem schwerwiegenden Eingriff in die Selbstbestimmung von Patientinnen entspräche, wenn ihnen solche Techniken vorenthalten werden würden, müssen diese Gründe sehr sorgfältig auf ihre Stichhaltigkeit hin geprüft werden. Dies soll im Folgenden geschehen.

Zu 1: Das erste Argument hinterfragt die Bedingung der Freiwilligkeit, ein für Selbstbestimmung notwendiges Kriterium. Wenn Selbstbestimmung – so lautet das Argument – gar nicht möglich ist, muss sie auch nicht berücksichtigt werden. In der Tat befinden sich Patientinnen, die sich auf Grund einer schweren Erkrankung, zumeist einer Krebserkrankung, einer Operation, Radio- oder Chemotherapie unterziehen müssen, in einer psychischen Ausnahmesituation. Im Rahmen der Behandlung der lebensbedrohlichen Erkrankung müssen oft sehr komplexe Entscheidungen von großer Reichweite gefällt werden. Die Größe der Belastung ist jedoch kein angemessener Maßstab für die Fähigkeit der Patientin, frei zu entscheiden. Vielmehr muss umgekehrt argumentiert werden, dass derart gravierende Entscheidungen, die wesentliche Aspekte des individuellen Lebensverlaufs und individueller Vorstellungen guten Lebens betreffen, nur der betroffenen Person selbst zustehen. Entscheidungen über die eigene Fertilität und damit über die zukünftige Familienplanung gehören unzweifelhaft in jenen Bereich, der als höchstpersönlich zu charakterisieren ist. Sie haben „identitätsstiftende Bedeutung" [12]. Diese stehen nur der Patientin zu und müssen durch eine entsprechende Aufklärung möglich gemacht werden. Abhängig von der Risikobereitschaft der Patientin und ihrer weiteren Lebensplanung wird sie sich unter Umständen für oder gegen ein bestimmtes Vorgehen entscheiden. Ohnehin macht ein nicht unbeträchtlicher Teil der Krebspatientinnen Therapie-Entscheidungen davon abhängig, welchen Einfluss die Therapie auf ihre zukünftige Fortpflanzungsfähigkeit nimmt [13]. Diese Frauen könnten sich also in Unkenntnis der Möglichkeit einer fertilitätserhaltenden Behandlung einer in ihren Augen fälschlicherweise weniger fertilitätseinschränkenden, aber auch weniger effektiven Therapie unterziehen und damit unnötigerweise schlechtere Heilungsaussichten akzeptieren. Die vermeintliche Schonung der Patientin hat dann einen realen Schaden zur Folge.

Zu 2: Ist es aber nicht gerechtfertigt, der Patientin die Information vorzuenthalten, um sie zu schonen und ihr in einer ohnehin schon sehr belastenden Situation eine schwierige Entscheidung zu ersparen? Immerhin stünde es der Patientin offen, nach Abschluss der Krebsbehandlung ein Kind zu adoptieren. Hier wird der Nutzen eines Angebots fertilitätserhaltender Therapien gegen seinen Schaden – in Gestalt einer Überforderung der Patientin – und gegen alternative Formen der Familiengründung abgewogen. Um dieses Argument zu bewerten, muss untersucht werden, ob die Technik des Fertilitätserhalts einen wesentlichen Nutzen verspricht, sodass die damit verbundenen Belastungen durch das zusätzliche Entscheidungsproblem gerechtfertigt sein können. Zugleich muss geprüft werden, ob Adoption tatsächlich eine realistische Alternative ist.

Dieses Argument beruht auf einer Abwägung zwischen den ethischen Prinzipien des Wohltuns und der Selbstbestimmung. Dabei sollte die Sicht der betroffenen Patienten den Ausschlag geben, denn sie können selbst am besten beurteilen, ob ein Vorenthalten von Information über fertilitätserhaltende Maßnahmen aus Gründen der Schonung sinnvoll ist. In einer Befragung von 149 Krebspatienten im Alter von 18–45 Jahren äußerten 74% nach abgeschlossener Therapie, sie hätten schon zum Zeitpunkt der Diagnose den Wunsch gehabt, einmal Kinder zu bekommen [14]. In einem systematischen Review von 36 quantitativen und qualitativen Studien mit Krebspatienten zeigten Taylor und Ott überdies, dass die Mehrheit über Methoden des Fertilitätserhalts informiert werden *wollen*, unabhängig davon, ob ihnen diese Methoden tatsächlich angeboten worden waren oder nicht [2]. Offenbar wird die Belastung mit dem zusätzlichen Entscheidungsproblem durch den möglichen Gewinn der erhaltenen Fruchtbarkeit aufgewogen. Eine Familie zu gründen und Kinder zu haben hat für die meisten Menschen einen so großen Wert, dass sie bereit sind, dafür eine Reihe von Nachteilen – im Alltag etwa finanzielle Einbußen oder geringere berufliche Flexibilität – in Kauf zu nehmen. Die große individuelle und soziale Bedeutung der Fortpflanzung erklärt auch die nicht unbeträchtliche Zahl der Paare, die bei bestehender Infertilität die Mühen einer *In-vitro*-Fertilisation auf sich nehmen (im Jahr 2014 waren das in Deutschland 52.988 Frauen).[1] Auch diesen Personen wird oft kritisch entgegen gehalten, ihnen stünde alternativ beispielsweise die Möglichkeit zur Adoption zur Verfügung. 2014 konnten in Deutschland aber beispielsweise lediglich 1.439 Kinder im Alter von bis zu drei Jahren adoptiert werden [Statistisches Bundesamt 2011, 5].[2] Im Vergleich dazu wurden in diesem Jahr 11.875 Kinder mit Hilfe von IVF geboren.[3] Ein erzwungenes Ausweichen aller Personen mit eingeschränkter Fertilität auf Adoption würde schon rein praktisch darauf hinauslaufen, der überwiegenden Mehrzahl

---

1 Deutsches IVF-Register, Jahrbuch 2014, S. 10, http://www.deutsches-ivf-register.de/perch/resources/downloads/dir-2014-d-1.pdf, aufgerufen am 18. 04. 2016.
2 Statistisches Bundesamt: Statistiken der Kinder- und Jugendhilfe. Adoptionen 2014, S. 5, https://www.destatis.de/DE/Publikationen/Thematisch/Soziales/KinderJugendhilfe/Adoptionen5225201147004.pdf?__blob=publicationFile, aufgerufen am 18. 04. 2016.
3 Deutsches IVF-Register, Jahrbuch 2014, S. 33, http://www.deutsches-ivf-register.de/perch/resources/downloads/dir-2014-d-1.pdf, aufgerufen am 18. 04. 2016.

der Menschen mit Kinderwunsch die Befriedigung ihres Wunsches vorzuenthalten. Mit Blick auf die Nutzen-Schaden-Bilanz eines Angebots fertilitätserhaltender Maßnahmen muss also festgehalten werden: Weder wünscht die Mehrheit der Krebspatienten, von solchen Angeboten verschont zu werden, noch stehen ihnen tatsächlich ausreichend realistische Alternativen zur Verfügung.

Zu 3: Kinderwunschpaare halten oft auch deshalb die Adoption für weniger erstrebenswert, weil sie die genetische Verwandtschaft mit dem Kind für wichtig erachten. Nicht zuletzt schätzen sie die Erfahrung der Schwangerschaft als besondere Phase der Beziehung zum Kind. Dies wird allerdings gelegentlich aus ethischer Perspektive als eine unangemessene Überbewertung der biologischen bzw. körperlichen Beziehung zum Kind bewertet. Wichtiger sei – so lautet das Argument – die soziale Elternschaft, d. h. die gelebte Verantwortungsbeziehung zum Kind. Diese könne man auch zu einem Kind haben, mit dem man nicht biologisch verwandt sei. Tatsächlich ist soziale Verantwortungsbeziehung das wesentliche Element der Eltern-Kind-Beziehung. Allerdings heißt das nicht, dass die genetische und die körperliche, in der Schwangerschaft entstehende Beziehung zum Kind bedeutungslos sind, insbesondere auch für das Kind selbst. Genetische Verwandtschaft ist ein wichtiges Element der personalen Identität und beeinflusst nicht nur das Verständnis des Individuums von seiner Herkunft und Abstammung, sondern auch von seinem Wesen und seiner Zugehörigkeit. Nicht ohne Grund empfinden viele Menschen, die nach anonymer Samenspende gezeugt wurden und erst später im Leben von diesem Faktum Kenntnis erhielten, diese Information „as an unwelcome shock that challenged a previously-held sense of personal identity, resulting in a sense of genetic discontinuity, and difficulty in assimilating their new identity as being" [15]. Wenn also durch das Angebot fertilitätserhaltender Methoden zumindest implizit der Eindruck erzeugt wird, die biologische Verwandtschaft zum Kind könne wichtig sein, dann entspricht dies jedenfalls den individuellen Erfahrungen und den Erwartungen vieler Menschen an Familienbeziehungen. Werden Patientinnen bei der Beratung zugleich über alternative Möglichkeiten wie die Adoption aufgeklärt, kann überdies deutlich gemacht werden, dass auch andere Formen von Elternschaft möglich und gesellschaftlich akzeptiert sind.

Zu 4: Einige Kritiker moderner fertilitätserhaltender Techniken sind der Ansicht, damit werde insbesondere auf Frauen ein unangemessener Druck ausgeübt, Kinder zu bekommen. Auch in diesem Fall wird die Freiwilligkeit der Entscheidung der Patientin als bedroht angesehen. Wenn solche Methoden angeboten würden, werde damit unterstellt, Frauen könnten nur als Mütter als vollwertige Mitglieder der Gesellschaft gelten. Dies verstärke überkommene patriarchale Gesellschaftsstrukturen. Es sei aber eine Errungenschaft der Frauenemanzipation, dass Frauen heutzutage trotz Kinderlosigkeit ein erfülltes Leben haben könnten. In der Tat darf nicht außer Acht gelassen werden, dass ein solcher Eindruck entstehen kann, wenn man den Aufwand für eine fertilitätserhaltende Therapie bedenkt. Insbesondere bei sehr jungen Frauen oder gar Jugendlichen, die möglicherweise noch keine klaren Zukunftspläne entwickelt haben, könnte dadurch die Freiheit der Entscheidung eingeschränkt sein. Eine solche Erwartungshaltung mag also unterschwellig eine gewisse Wirkung entfalten. Allerdings darf nicht übersehen werden, dass ohnehin die übergroße Mehrheit der Bevölkerung – Frauen in einem noch etwas höheren Prozentsatz als Männer – der Ansicht ist, es sei wichtig oder sogar sehr wichtig, eigene Kinder zu haben. So jedenfalls äußerten sich im Jahr 2012 in einer repräsentativen Studie des Bundesinstituts für Bevölkerungsforschung 85% der befragten Personen im Alter zwischen 20 und 39 Jahren.[4] Auf der anderen Seite stimmten auch 59% der Befragten der Aussage zu: „Heutzutage ist es etwas ganz Normales, keine Kinder zu haben".[5] Die Autoren der Studie interpretieren dieses Ergebnis so, dass bei jungen Menschen der Kinderwunsch einen sehr hohen Stellenwert habe, dass kinderlos zu bleiben aber kein Makel mehr sei, sondern als Phänomen des Alltags akzeptiert werde. Diese Ergebnisse sprechen für die individuelle Bedeutung der Möglichkeit der Fortpflanzung auf der einen und die Freiheit, sich auch gegen Kinder entscheiden zu können, auf der anderen Seite. Wer Patientinnen, die vom Verlust der Fortpflanzungsfähigkeit bedroht sind, Techniken des Fertilitätserhalts anbietet, kann also mit großer Wahrscheinlichkeit davon ausgehen, damit einem wichtigen individuellen Wunsch zu entsprechen, und muss sich tendenziell eher nicht sorgen, dadurch einen unangemessenen gesellschaftlichen Druck an die Patientin weiterzugeben.

Zu 5: Ein letzter Einwand lautet, es könnte mit Hilfe dieser Methoden das genetische Risiko für eine Krebserkrankung an die nächste Generation weiter gegeben werden. Selbstbestimmung dürfe dann nicht gewährt werden, wenn das zukünftige Kind in Folge einer solchen Entscheidung Schaden nehme. Krebserkrankungen, die verhältnismäßig früh, d. h. noch im reproduktiven Alter der Frau auftreten, sind tatsächlich in höherem Maße genetisch bedingt. Die entsprechenden Anlagen, wie etwa eine Mutation des *BRCA1*-Gens, können weitervererbt werden, wenn eigene Eizellen für die Fortpflanzung verwendet werden. Dieses Risiko muss bei der Entscheidung Berücksichtigung finden. Allerdings lässt sich ein pauschales Vorenthalten fertilitätserhaltender Methoden damit nicht begründen. Bei der Mehrheit der Krebserkrankungen auch im jungen Alter konte eine genetische Komponente bisher nicht nachgewiesen werden. Ein Fortpflanzungsverbot für Frauen mit einem nachgewiesenen genetischen Krebsrisiko lässt sich ebenfalls ethisch nicht begründen. Dies wäre nicht nur ein gravierender Eingriff in die grundgesetzlich geschützte Freiheit der Fortpflanzung, sondern könnte sich auch diskriminierend gegenüber Menschen mit vererblichen Erkrankungen auswirken. Das Recht des zukünftigen Kindes, vor

---

4 Das Bundesinstitut für Bevölkerungsforschung befragte 5000 zufällig ausgewählte Personen. Bundesinstitut für Bevölkerungsforschung: Familienleitbilder. Vorstellungen. Meinungen. Erwartungen (2013) S. 11, http://www.bib-demografie.de/SharedDocs/Publikationen/DE/ Broschueren/familien_leitbilder_2013.pdf?__blob=publicationFile&v=7, aufgerufen am 18. 04. 2016.
5 Ibid., S. 13.

Schäden durch medizinische Eingriffe so weit wie möglich geschützt zu werden, reicht jedenfalls nicht so weit, Paaren, die eine genetische Belastung haben, pauschal die Fortpflanzung zu untersagen. Auch steht es den Frauen offen, im Fall einer späteren Schwangerschaft Pränataldiagnostik (bzw. bei entsprechend schwerwiegenden Erkrankungen auch Präimplantationsdiagnostik) in Anspruch zu nehmen und ggf. einen Schwangerschaftsabbruch durchführen zu lassen. Dies setzt allerdings voraus, dass entsprechende Angebote von einer sorgfältigen Aufklärung der Frau begleitet werden.

Keiner der genannten grundsätzlichen Einwände kann also als ausreichend angesehen werden: Fertilitätserhaltende Maßnahmen *dürfen* aus ethischer Perspektive angeboten werden. Einige gewichtige ethische Gründe sprechen sogar dafür, dass sie angeboten werden *müssen* und dass der Verzicht auf ein solches Angebot besonders rechtfertigungsbedürftig ist [16]. Die Fortpflanzungsfreiheit stellt ein hohes Gut dar [17]. Dabei handelt es sich laut Allgemeiner Erklärung der Menschenrechte von 1948 um ein Menschenrecht, das allen „heiratsfähigen Männern und Frauen" zusteht (Art. 16). Kinder zu haben ist für viele Menschen ein wesentlicher Aspekt des guten Lebens, es gibt dem eigenen Leben einen Sinn und ist Ausdruck gesellschaftlicher Verantwortung. An der Verwirklichung dieses Ziels dürfen fortpflanzungswillige Personen deshalb nur aus gewichtigen Gründen gehindert werden. Sofern sich jedoch die Technik des Fertilitätserhalts als wirksam und sicher sowohl für die betroffene Frau wie auch das zu zeugende Kind erwiesen hat, sind solche Gründe nicht erkennbar. Das bedeutet im Umkehrschluss, dass den betroffenen Frauen diese Option grundsätzlich eröffnet werden *muss*, mindestens jedenfalls insofern, als ihnen *Informationen* über solche Methoden des Erhalts der Fortpflanzungsfähigkeit nicht vorenthalten werden dürfen. Denn sonst würde ihnen die Chance genommen, ein Leben nach den für sie wichtigen Wertmaßstäben zu führen und Erfüllung im sinnstiftenden Akt der Fortpflanzung zu finden. Anders ausgedrückt würde sich eine mangelnde Aufklärung über die Option des Fertilitätserhalts als substantielle Beschränkung der Freiheit der Fortpflanzung der betroffenen Frau auswirken. Dies gilt auch, wenn sich die Möglichkeit der Fortpflanzung erst Jahre später, nach Beendigung der fertilitätsgefährdenden Behandlung und ggf. Ausheilung der Grunderkrankung ergibt.

Dabei ist es für die ethische Bewertung unmaßgeblich, dass es sich nicht um natürliche, d. h. technisch unbeeinflusste Fortpflanzung handelt. Natürlichkeit ist in diesem Zusammenhang kein Wert an sich, den es zu schützen gilt. Natürlichkeitsvorstellungen bieten aber wichtige Orientierung bei der Wahl der therapeutischen Ziele, z. B. weil sie für die betroffene Patientin einen Wert darstellen. So kann beispielsweise die Idee der körperlichen Integrität, verstanden als Zustand möglichst optimaler, natürlicherweise vorhandener physiologischer Funktionen, als Maßstab für das Ziel medizinischer Behandlung dienen. Solche Vorstellungen fließen z. B. ein in Entscheidungen darüber, welchen Maßnahmen ggf. der Vorzug zu geben ist, etwa indem bevorzugt Ovarialgewebe eingefroren wird, weil nach Reimplantation die normale Funktionsfähigkeit des Eierstocks wiederherstellbar wäre und dies der Frau die Möglichkeit einer verhältnismäßig natürlichen Schwangerschaft ohne In-vitro-Fertilisation eröffnete. Das Ziel des Erhalts oder der Wiederherstellung der körperlichen Integrität bedeutet auch, die teils dramatischen Nebenwirkungen einer onkologischen Behandlung so weit wie möglich zu mildern. Angestrebt wird dabei die *restitutio ad integrum*, wobei es für die ethische Bewertung unerheblich ist, ob es sich um die Funktion von Körper- oder Keimzellen, von Muskel-, Darm- oder Eierstockgewebe handelt. Die Therapie sollte in jedem Fall so gestaltet sein, dass prinzipiell vermeidbare Nebenwirkungen und Folgen unabhängig davon, ob sie schon im Verlauf der Krankheit oder erst Jahre danach auftreten, auch vermieden werden. Selbstverständlich spielt auch die Erfolgschance eines Verfahrens eine Rolle bei der Entscheidung. So wird die Kryokonservierung von Ovarialgewebe und die *In-vitro*-Maturation von Ooozyten bisher als experimentelle Technik angesehen [18]. In einer Befragung von 144 Frauen mit Krebserkrankung entschieden sich diese jedoch unabhängig vom Fortpflanzungswunsch für unterschiedliche Verfahren, sodass eine generelle Vorhersage, welches Verfahren für welche Situation am besten geeignet ist, nicht möglich ist [19]. Die Autoren dieser Studie betonen auf der Grundlage ihrer empirischen Daten die Notwendigkeit, Frauen über alle vorhandenen Optionen aufzuklären.

Zusammenfassend lässt sich also festhalten, dass keine ethischen Argumente grundsätzlich gegen die Durchführung fertilitätserhaltender Therapien sprechen, dass vielmehr der hohe Wert der Fortpflanzung und der körperlichen Integrität im Allgemeinen sowie die Pflicht der Medizin, vermeidbare Nebenwirkungen und Funktionseinbußen auch tatsächlich zu vermeiden, als gewichtige Argumente zu bewerten sind, allen Frauen, die fertilitätsbedrohende medizinische Behandlung erhalten sollen, solche Methoden anzubieten oder sie zumindest über diese Möglichkeit zu informieren.

4.10.2 Wie sollte das Angebot fertilitätserhaltender Maßnahmen aus ethischer Perspektive ausgestaltet sein?

Angesichts des hohen Rangs der Fortpflanzung für die individuelle Lebensgestaltung kann die Entscheidung über die Durchführung solcher Techniken nur von der betroffenen Frau selbst getroffen werden. Die selbstbestimmte Entscheidung als Ausdruck von Patientenautonomie wird in der medizinischen Praxis in Form der informierten Einwilligung realisiert. Jede informierte Einwilligung setzt voraus, dass die betroffene Person ausreichende Informationen über die Vor-und Nachteile der Behandlung und ihre Alternativen erhalten und verstanden hat; sie sollte ihre Entscheidung frei und ohne äußeren Zwang treffen können und die für die Entscheidung nötige Entscheidungskompetenz bzw. Einwilligungsfähigkeit aufweisen.

Die Aufklärung über die Vor- und Nachteile fertilitätserhaltender Methoden ist komplex, weil sie Entscheidungen von großer Reichweite betrifft. Sich die Frage zu stellen, ob man später Kinder haben möchte, ist angesichts einer lebensbedrohlichen Erkrankung möglicherweise wenig naheliegend und kann in einer ohnehin schwierigen Situation eine zusätzliche psychische Belastung erzeugen. Empirische Erhebungen zeigen aber übereinstimmend, dass die Patienten solchen Entscheidungen dennoch nicht ausweichen wollen. Über ein so bedeutsames und symbolisch aufgeladenes Ziel wie eine zukünftige Schwangerschaft zu reden kann zusätzliche Kräfte der Patientin mobilisieren und ihr signalisieren, dass nicht nur ein wie immer geartetes Überleben der Krebserkrankung, sondern auch die Rückkehr in die Normalität möglich ist. Dem Überlebenswillen wird damit ein realistisches und motivierendes Ziel geboten.

Allerdings wird die Entscheidung über fertilitätserhaltende Maßnahmen dadurch erschwert, dass die Entscheidungen in der Regel unter hohem Zeitdruck getroffen werden müssen, damit die onkologische Behandlung ohne wesentliche Verzögerung durchgeführt werden kann. Dies verlangt einerseits viel von der Patientin, die sich in kurzer Zeit einer Reihe von fundamentalen Fragen ihrer Lebensgestaltung stellen muss. Es setzt aber andererseits auch hohe Ansprüche an das behandelnde therapeutische Team. Dieses muss entsprechend professionell vorbereitet sein und das heißt: Fertilitätserhaltende und onkologische Therapien müssen organisatorisch Hand in Hand gehen. Fertilitätserhaltende Maßnahmen müssen deshalb von vornherein in den Ablauf der Behandlung eingeplant sein und etwa im Rahmen von Tumorboards systematisch angesprochen werden. Die psychischen Belastungen, die mit dem Angebot einhergehen, müssen aufgefangen werden; so sollte etwa in jedem Fall eine psychologische Beratung angeboten werden. Hilfreich ist es auch, Patientenselbsthilfegruppen in die Informationsarbeit einzubeziehen und ganz allgemein die Öffentlichkeit über solche Therapieangebote aufzuklären. Eine weitere wesentliche Bedingung angemessener Information über die Vor- und Nachteile des Fertilitätserhalts sind gute Studien über die Langzeitfolgen. Wie viele Frauen und welche Patientengruppen profitieren tatsächlich langfristig von einer solchen Maßnahme? Welches Risiko stellt eine spätere Schwangerschaft für ein Tumorrezidiv dar? Solche und ähnliche Fragen können vermutlich erst in Zukunft auf der Basis guter Daten über Langzeitverläufe befriedigend beantwortet werden. Das Angebot solcher Therapien sollte deshalb möglichst im Rahmen von Verlaufsstudien erfolgen, um die Datenlage für die Entscheidung der Patientin zu verbessern.

In der Entscheidungssituation muss etwaigen Versuchen von Angehörigen oder Ehepartnern, auf die Patientin Druck in die eine oder andere Richtung auszuüben, durch entsprechende Hilfsangebote, etwa Gespräche unter vier Augen, vorsichtig entgegengewirkt werden. Die Entscheidung der Frau sollte frei und ohne Zwang fallen können. Dabei darf allerdings nicht übersehen werden, dass Fortpflanzungsentscheidungen natürlicherweise im Verbund mit dem Lebenspartner – so vorhanden – getroffen und verantwortet werden [17]. Ein junges Paar entdeckt womöglich erst bei einer solchen dramatischen Lebensentscheidung, dass ihre jeweiligen Vorstellungen von einem zukünftigen Familienleben auseinanderklaffen. In der Regel werden jedoch der Partner oder etwa die Eltern der Patientin bei der Suche nach der richtigen

Entscheidung hilfreich sein. Dies gilt es einzuschätzen, wenn die informierte Einwilligung der ethischen Anforderung der Freiwilligkeit genügen soll.

Eine besondere Herausforderung stellt es dar, wenn sich die Frage des Fertilitätserhalts bei einer noch minderjährigen Patientin stellt.[6] Die informierte Einwilligung setzt die Einwilligungsfähigkeit der betroffenen Person voraus, also ihre Fähigkeit, Wesen, Tragweite und Bedeutung der Maßnahme zu verstehen und ihren Willen danach zu bestimmen. Bei über 18-Jährigen kann diese Fähigkeit in der Regel vorausgesetzt werden; Ausnahmen sind gegeben, wenn beispielsweise eine schwere Depression mit entsprechender Antriebshemmung vorliegt. Bei unter 18-Jährigen darf allerdings nicht pauschal Einwilligungsunfähigkeit vorausgesetzt werden [20]. Zwar wird man in aller Regel zusätzlich zur Einwilligung der Jugendlichen auch die Einwilligung der Sorgeberechtigten einholen. Doch darf im Konfliktfall die Meinung der Jugendlichen nicht einfach übergangen werden. Kinder und Jugendliche haben laut Kinderrechtskonvention das Recht, bei allen sie betreffenden Maßnahmen gehört zu werden; ihre Meinung muss angemessen berücksichtigt werden [21, 22]. Bei Jugendlichen ab dem Alter von 12 bis 14 Jahren kann überdies in manchen Fällen schon von – ethisch bindender – Selbstbestimmungs- und Einwilligungsfähigkeit ausgegangen werden, etwa wenn Gynäkologen jungen Mädchen auf deren Wunsch hin ohne Einwilligung der Eltern Kontrazeptiva verschreiben. Die Einwilligungsfähigkeit muss also in jedem Fall einzeln geprüft werden. Irreversible Entscheidungen über die Fortpflanzungsfähigkeit werden ohnehin rechtlich als höchstpersönlich, d. h. den Wesenskern der Persönlichkeit betreffend, eingestuft und müssen grundsätzlich den Betroffenen selbst vorbehalten bleiben. Ausnahmen können allenfalls dann gemacht werden, wenn höherrangige Gründe des Kindeswohls dagegen sprechen [23]. Dies muss allerdings im Einzelfall sorgfältig begründet werden. Jugendlichen Patientinnen ist also im Regelfall der Vorrang bei der Entscheidung über fertilitätserhaltende Maßnahmen einzuräumen. Dabei ist aber normalerweise davon auszugehen, dass die sorgeberechtigten Eltern die Patientin dabei nach Kräften unterstützen werden.

Techniken wie die Kryokonservierung von Eizellen oder Ovarialgewebe ziehen eine Reihe von Folgefragen nach sich, die hier nur angerissen werden können. Ungeklärt ist bislang, ob die Kosten für die Kryokonservierung von den Krankenkassen übernommen werden oder nicht. Für eine solche Erstattung spricht, dass es sich dabei um die Wiederherstellung einer wichtigen körperlichen Funktion und Korrektur einer unerwünschten Nebenwirkung der onkologischen Therapie handelt. Solange diese Leistung nicht von der Krankenkasse erbracht wird, muss die betroffene Frau über die finanziellen Konsequenzen einer Langzeit-Kryokonservierung aufgeklärt werden. Das Problem der zukünftigen Verwendung der Keimzellen sollte ebenfalls schon zu Beginn angesprochen werden. Welche Aufbewahrungsdauer wird angestrebt? Was

---

6 Der Fertilitätserhalt bei präpubertären Minderjährigen wird bislang noch als experimentell eingestuft und wird deshalb hier nicht behandelt.

wird mit den Eizellen geschehen, wenn die Patientin sie nicht weiter verwenden will oder die Kosten für die Aufbewahrung nicht länger aufgebracht werden können? Nach Embryonenschutzgesetz dürfen Eizellen derzeit weder anderen Frauen noch für die Forschung gespendet werden, sie müssen verworfen werden.

Gesellschaftlich umstritten ist, ob für die Wiedereinpflanzung von Eizellen bzw. Ovarialgewebe ein Höchstalter der Frau rechtlich vorgegeben werden soll. Eine Erhebung von Stephanie Bernstein unter deutschen Reproduktionsmedizinern zum Thema „Kryokonservierung von Eizellen bei gesunden Frauen" ergab, dass sich 55,1% (n=75) Prozent für eine solche rechtliche Vorgabe aussprechen [24].[7] Das Spektrum der genannten Altersgrenzen reichte von 40 bis 60 Jahren. Argumentiert wird mit dem körperlichen Risiko für die Frau und den Folgen für das Kind, wenn dessen Mutter im fortgeschrittenen Alter ist. Allerdings zeigt sich bei genauerer Untersuchung, dass diese Annahmen empirisch schlecht gestützt sind und teils auf stereotypen bis diskriminierenden Altersbildern beruhen. Auch Gründe der Geschlechtergleichheit sprechen gegen ein starres Höchstalter für die Reimplantation bei der Frau.[8] Solche Fragen müssen in Zukunft gesellschaftlich diskutiert werden, sollte die Technik der Kryokonservierung von Eizellen oder Ovarialgewebe weite Anwendung finden.

4.10.3 Literatur

[1] Simon A, Nauck F (2013): Patientenautonomie in der klinischen Praxis. In: Patientenautonomie. Theoretische Grundlagen, praktische Anwendungen, hrsg.v. Wiesemann C, Simon A; Mentis, Münster, 167–179.
[2] Taylor JF, Ott M (2014): Fertility Preservation After a Childhood Cancer Diagnosis: A Systematic Review of Adolescents' and Young Adults', Parents', and Providers' Knowledge, Beliefs, and Attitudes. Journal of Adolescent Health, 54:S48–S49.
[3] The Ethics Committee of the American Society for Reproductive Medicine. Fertility preservation and reproduction in patients facing gonadotoxic therapies: a committee opinion (2013) https://www.asrm.org/uploadedFiles/ASRM_Content/News_and_Publications/Ethics_Committee_Reports_and_Statements/FertilityPreservation.pdf.
[4] Loren AW, Mangu PB, Beck LN, Brennan L, Magdalinski AJ, Partridge AH, Quinn G, Wallace HW, Oktay K (2013): Fertility Preservation for Patients With Cancer: American Society of Clinical Oncology - Clinical Practice Guideline Update. Journal of Clinical Oncology, 31:2500–2510.
[5] Bittner U, Müller O (2010): Technisierung der Lebensführung. Zur ethischen Legitimität des Einfrierens von Eizellen bei gesunden Frauen als Instrument der Familienplanung. Jahrbuch für Wissenschaft und Ethik, De Gruyter, Berlin, 23–45.

---

7 Die Studie wurde 2011 unter Reproduktionsmedizinern und -innen in Deutschland durchgeführt. 105 reproduktionsmedizinische Zentren, die im Bundesverband reproduktionsmedizinischer Zentren e.V. (BRZ) zu diesem Zeitpunkt registriert waren, wurden angeschrieben. Die Rücklaufquote belief sich auf 51,8%. Bei 264 angeschriebenen Personen beträgt die Gesamtzahl der Befragten n = 136.
8 Für eine ausführliche Analyse dieser Argumente siehe [24].

[6]   Harwood K (2009): Egg freezing: a breakthrough for reproductive autonomy? Bioethics, 23:39–46.
[7]   Shkedi-Rafid S, Hashiloni-Dolev Y (2012): Egg freezing for non-medical uses: the lack of a relational approach to autonomy in the new Israeli policy and in academic discussion. J Med Ethics 38:154–157.
[8]   Bernstein S, Wiesemann C (2014): Should Postponing Motherhood via ‚Social Freezing' Be Legally Banned? An Ethical Analysis. Laws, 3:282–300.
[9]   Asch A (2010): The Lessons of Oncofertility for Assisted Reproduction. In: Oncofertility. Ethical, Legal, Social, and Medical Perspectives, hrsg.v. Woodruff TK, Zoloth L, Camp-Engelstein L, Rodriguez S; Springer, New York, 181–186.
[10] McLeod C (2010): Morally Justifying Oncofertility Research. In: Oncofertility. Ethical, Legal, Social, and Medical Perspectives, hrsg.v. Woodruff TK, Zoloth L, Camp-Engelstein L, Rodriguez S; Springer, New York, 187–194.
[11] Petropanagos A (2010): Reproductive ‚Choice' and Egg Freezing. In: Oncofertility. Ethical, Legal, Social, and Medical Perspectives, hrsg.v. Woodruff TK, Zoloth L, Camp-Engelstein L, Rodriguez S; Springer, New York, 223–236.
[12] Priaulx N (2008): Rethinking progenitive conflict: why reproductive autonomy matters. Med Law Rev 16:169–200.
[13] Partridge AH, Gelber S, Peppercorn J, et al. (2004) Web-based survey of fertility issues in young women with breast cancer. J Clin Oncol 22:4174–4183.
[14] Geue K, Richter D, Schmidt R, Sender A, Siedentopf F, Brähler E, Stöbel-Richter Y (2014): The Desire for Children and Fertility Issues Among Young German Cancer Survivors. Journal of Adolescent Health, 54:527–535.
[15] Blyth E, Crawshaw M, Frith L, Jones C (2012): Donor-conceived people's views and experiences of their genetic origins: a critical analysis of the research evidence. Journal of Law and Medicine, 19:769-789, pp. 15–22.
[16] McDougall R (2015): The Ethics of Fertility Preservation for Paediatric Cancer Patients: From Offer to Rebuttable Presumption. Bioethics, 29:639–645.
[17] Beier K, Wiesemann C (2013): Reproduktive Autonomie in der liberalen Demokratie – eine ethische Analyse. In: Patientenautonomie.Theoretische Grundlagen, praktische Anwendungen, hrsg.v. Wiesemann C, Simon A; Mentis, Münster, 205–221.
[18] Practice Committee of the American Society for Reproductive Medicine (2013): Fertility preservation in patients undergoing gonadotoxic therapy or gonadectomy: a committee opinion. Fertil Steril 100:p1214–1223.
[19] von Wolff M, Giesecke D, Germeyer A, Lawrenz B, Henes M, Nawroth F, Friebel S, Rohde A, Giesecke P, Denschlag D (2016): Characteristics and attitudes of women in relation to chosen fertility preservation techniques: a prospective, multicenter questionnaire-based study with 144 participants. European Journal of Obstetrics, Gynecology and Reproductive Biology, epub, doi:10.1016/j.ejogrb.2016.01.027.
[20] Wiesemann C (2013): Die Autonomie des Patienten in der modernen Medizin. In: Patientenautonomie.Theoretische Grundlagen, praktische Anwendungen, hrsg.v. Wiesemann C, Simon A; Mentis, Münster, 13–26.
[21] Dörries A (2013): Zustimmung und Veto. Aspekte der Selbstbestimmung im Kindesalter. In: Patientenautonomie.Theoretische Grundlagen, praktische Anwendungen, hrsg.v. Wiesemann C, Simon A; Mentis, Münster, 180–189.
[22] Wiesemann C (2015): Ethik in der Kinderheilkunde und Jugendmedizin. In: Praxisbuch Ethik in der Medizin, hrsg.v. Marckmann G; MWV Medizinisch Wissenschaftliche Verlagsgesellschaft, Berlin, 313–325.

[23] Dettenborn H (2010): Kindeswohl und Kindeswille. Psychologische und rechtliche Aspekte. Ernst Reinhardt, München.

[24] Bernstein S (2016): Zwischen Technikglaube und Selbstbestimmung – Einfrieren von Eizellen gesunder Frauen in der ethischen Debatte. Diss. med. Universitätsmedizin Göttingen, http://hdl.handle.net/11858/00-1735-0000-0028-8822-F, aufgerufen am 08.05.2017.

Vera Kreuzer

5 Weiterführende Informationen

Wissen und Technik im Forschungsbereich der Fertiliätsprotektion, des Fertilitätserhaltes und der reproduktionsmedizinischen Möglichkeiten erweitern sich rasant. Die Empfehlungen zum Vorgehen werden daher stets angepasst und ergänzt. Umfassende Informationen zum Stand der Forschung und der aktuellen Empfehlungen finden Sie hier:
Leitlinien (www.awmf.org)
– „Beeinträchtigung der Gonadenfunktion nach Chemo- und Strahlentherapie im Kindes- und Jugendalter: Risiken, Diagnostik, Prophylaxe- und Behandlungsmöglichkeiten" (S1, Leitlinie 3/2015), www.awmf.org/leitlinien/detail/ll/025-034.html.
– „Fertilitätserhaltung bei onkologischen Therapien" (S2k-Leitlinie, Fertigstellung für 05/2017 geplant)
– „Nachsorge von krebskranken Kindern, Jugendlichen und jungen Erwachsenen – Erkennen, Vermeiden und Behandeln von Spätfolgen" (S1-Leitlinie, 6/2013) www.awmf.org/leitlinien/detail/ll/025-003.html.

Empfehlungen wissenschaftlicher Gesellschaften
– ASCO-Guideline (letztes Update 2013) http://www.asco.org/practice-guidelines/quality-guidelines/guidelines/patient-and-survivor-care#/9661
– *Ferti*Protekt, www.fertiprotekt.de
– International Society For Fertility Preservation http://www.isfp-fertility.orgmembers-only/scientific-articles/fertility-preservation-in-women/

Informationen für Patientinnen (Auswahl)
– Patientennavigator (Englisch) zu den Möglichkeiten der Fertlitäspretektion bei Krebserkrankungen: http://preservefertility.northwestern.edu/
– Englischsprachige Informationsseite für Patientinnen http://www.cancer.net/navigating-cancer-care/dating-sex-and-reproduction/fertility-concerns-and-preservation-women
– *Ferti*Protekt, www.fertiprotekt.de
– www.myoncofertlity.org
– Ratgeber der Stiftung Deutsche Krebshilfe „Kinderwunsch und Krebs" (Blauer Ratgeber)
– Krebsinformationsdienst   https://www.krebsinformationsdienst.de/leben/kinderwunsch/kinderwunsch-adressen.php

Wissenschaftliche Artikel (Auswahl)
– "Fertility preservation in women with breast cancer undergoing adjuvant chemotherapy: a systematic review." Cruz MR et al. Fertil Steril; 2010

DOI 10.1515/9783110422634-009

- "Cancer, fertility preservation, and future pregnancy: a comprehensive review." Mathews ML et al. Obstet Gynecol Intl; 2012
- "Fertility preservation during cancer treatment: clinical guidelines." Rodriguez-Wallberg KA, Oktay K; Cancer Manag Res; 2014
- "Fertility preservation in patients undergoing gonadotoxic therapy or gonadectomy: A committee opinion" Fertility and Sterility; 2013
- „Cancer and fertility preservation: international recommendations from an expert meeting." Lambertini M et al. BMC Med. 2016

Register

Abdominalhoden 64
Abrufraten 50
Addiction Severity Index, Siehe ASI
Adoption 57
AFC 30
Agonistenprotokoll, flare-up 120
Agonisten-Protokoll 120
Akrosom 53
Alkoholbezogene entwicklungsneurologische
    Störung, Siehe ARND
Alkoholbezogene Geburtsdefekte, Siehe ARBD
Alkylantien 49
altruistischer Basis 75
Amenorrhö, transienten 60
AMG 66, 102
AMH 30, 34
Androprotect 65
Antagonistenprotokoll 120
Antagonisten-Protokoll
– modifiziert 120
antibody cocktail, see antibody mixture
Anti-Müller-Hormon 188
Anti-Müller-Hormon (AMH) 60
Anti-Müller-Hormon(AMH)-Wert, antraler
    Follikelcount 29
Antiphospholipid-Antikörper XIX, 187
Aromatasehemmer 121
Arzneimittelgesetz 54
Arzneimittel- und Wirkstoffherstellungs-
    verordnung 54, 102
Asherman-Syndrom 73
Aspekte, sexualmedizinischer 50
ASRM 92
Aufklärung 50
Autonomie 75
Azoospermie 49

Belastung, psychische 61
Beratungsbedarf 10
Berufsrecht 102
Bestrahlung 49
Bevölkerungspyramide 79
Blutungsrisiko 31
Borderlinetumoren 70
Bürgerlichen Gesetzbuch (BGB) 102
Bürgerliches Gesetzbuch 73

Chemotherapie 49
Child Behavior Checklist, Siehe CBCL
Chromopertubation 38
chromosomale Defekte 54
Collagenase 34
Cyclophosphamid 188

Deutschem IVF-Register (DIR) 6
Deutschen IVF-Registers (DIR) 27
Dialektisch-Behavioralen Therapie, Siehe DBT
Dimethylsulfoxid 33
Dimethylsulfoxid (DMSO) 19
DNA-Fragmentation 53

Effektivität
– Erhöhung 124
Eiskristallen 19
Eizellspende 69
Ejakulation, retrograden 48
Ejakulatqualität 48
Embryonenschutzgesetz 69, 73, 101
Endometriose 70
Entlastung, psychischen 51
Entwicklung, sozio-emotionale 71
Erektionsstörungen 50
ESHRE 92
Estradiolspiegel 121
Estradiolwerte
– Senkung 121
Ethikvotum 66
Ethylenglykol 19, 33

Fehlgeburten 56
Fertilisationsversagen 122
Fertilitätserhalt
– Leitlinie 118
– Methoden 119
fertilitätsprotektive Maßnahme 118
Fertilitätsprotektive Maßnahme
– Beratung 119
– Implementierung 119
Fertilitätsprotektive Maßnahmen
– Kombination 124
Fertilitätsverlust 117
FertiPROTEKT 13, 25, 29, 31, 92
FERTIPROTEKT 44
Fetal Alcohol Behavior Scale, Siehe FABS

DOI 10.1515/9783110422634-010

Fetale Alkoholeffekte, Siehe FAE
Fetale Alkoholsyndrom, Siehe FAS
Flagella 53
Flare up 62
Follikelcount, antrale 34
Follikelpunktion 120
Fortpflanzungsmedizingesetz 76
friendly ovarian stimulation 193
FSH 57, 60

Geburtsdefekten 54
Glycerol 19
GnRH 44, 57
GnRH-Agonist-Trigger Ovulationsinduktion 121
GnRH-a 44, 191
GnRHant 44
Gonadendysgenesie 64
Gonadotropine 120
Gonadotropin-Releasing-Hormon-Analoga 191
Gonadotropin-Releasinghormon (GnRH-a) 124
Grafting 48
Grundgesetz 101

Herkunft, genetische 71
Hodenbiopsie 50
Hodenektopie 64
Hodengewebe, Grafting
Hodenkrebs 48
Hodentumoren
Hodgkin-Lymphome 47
hormonelle Stimulation
– Sicherheit 121
Hymenalsaumes 61
Hypogonadismus 51
hypogonadotropen Hypogonadismus 57
Hysterektomie 98
Hysteroskopie 38

ICSI 50
IgG-fusion protein, see Fc-fusion
Immunsuppression 99
Infektionsdiagnostik 54
Infertilität 47, 117
Internationale Klassifikation
    der Funktionsfähigkeit, Behinderung
    und Gesundheit, Siehe ICF
in-vitro-Maturation 5, 122
In-vitro-Maturation (IVM) 122
In-vitro-Spermatogenese

Keimbahnstammzellen 65
Keimzelltransplantation
Kind
– Gesundheit 119
Kinderwunsch
– Verschiebung 117
Kindeswohl 71
Klinefelter 64
Kontamination 123
Kostenübernahme 16, 22
Krebsneuerkrankungen 47
Kryobänke 13
Kryokonservierung
– Embryonen 122
– Oozyten 122
– Ovargewebe 123
Kryokonservierungstechnik
– Vitrifikation 120
Kryoprotektiva 51
Kryoprotektivums 33
Kryospermakonservierung

Lagerungszeit 11
Langzeit-Überleben
– Verbesserung 117
Langzeitüberlebend
– Lebensqualität 117
Laparoskopie
– Ovargewebe 123
Latenzphase 119
Lebensqualität
– Verbesserung 118
Leihmütter 75
Leihmutterschaft 69
Letaldosis 3
LH 57, 60
Life History Screen, Siehe LHS
Low Response 89
Low-Response 70
Lutealphasenprotokoll 25
Luteolyse 120

Mammakarzinom 2
– Hormon-Rezeptor-positiv 118
– Kinderwunsch 119
Männer 47
Mayer-Rokitansky-Küster-Hauser(MRKH)-
    Syndrom 98
Mayer-Rokitansky-Küster-Hauser-Syndrom 73

meiotische Spindel 19
Menarche 57
Metastasierung, gonadalen 56
Metastasierung, ovariellen 34
Missbildungsraten 121
Mitochondrien 53
Motivational Interviewing, Siehe MI
Motivierende Gesprächsführung, Siehe MI

Nachsorgeuntersuchung 60
Nekrozoospermie 50
Neurobehavioral Disorder associated with
    Prenatal Alcohol Exposure, Siehe ND-PAE
Neurobehavioral Screening Test, Siehe NST
Non-Hodgkin-Lymphome 47

off-label-use 121
Oligoasthenozoospermie 50
Onco-TESE 50
Onkologen 51
Oozyte
– vitrifiziert 122
Orgasmusstörungen 50
Östradiol 60
Ovargewebe
– Histologie 123
– Kontamination 123
Ovarialkortex 28
ovarielles Hyperstimulationssyndrom 193
Ovarientransposition 4
Ovaropexie 61

partielles Fetales Alkoholsyndrom, Siehe pFAS
Paul-Ehrlich-Institut 54
prämatures ovarielles Versagens
– chemotherapie-induziert 123
präpubertär 29, 30
premature ovarian failure, POF 3
Primordialfollikel 34
Progesteron 60
Propandiol 19, 33
Pubertas praecox 57
Pubertas tarda 57
Pubertätsentwicklung 60

Qualitätssicherungsanforderungen 54

Random-Start 24
recovery rate 53

reduzierte ovarielle Reserve 187
Reproduktionsmedizin 119
Re-Transplantat
– Lebensdauer 123
Retransplantation 37, 40
Re-Transplantation
– orthotop 123
Retransplantatio, orthotrope 37
Rezidiv 39, 40
Rezidivfreiheit 37
Rezidivrisiko 30
Rheumatoide Arthritis 192

Schwangerschaft 119
Schwangerschaftsabbrüchen 56
SLE, Siehe
slow freezing 26
Slow Freezing 19, 86
Slow-Freezing 5, 32
Social Freezing 85
Spermache 64
Spermatogenese 49
Spermatogenesezellen 64
Spermatogonien 49
Spermatozyten 49
Spermien, epididymaler 50
Spermienextraktion (TESE), testikulären 48
Stammzellen, permatogonialen 64
Stammzellen, spermatogoniale 65
Stammzelltransplantation 57
Sterilisationsdosis 3
Stimulationsbeginn
– zyklusunabhängig 120
Stimulationsphase
– Verkürzung 122
Stimulationsprotokoll
– Zyklustag 120
Stimulationsprotokolle 22
Stimulationszyklus
– konsekutiv 120
straws 51
Stromkoagulation 31
Sucrose 33
Surrogacy 72
Systemischer Lupus erythematodes
– SLE 187

Tamoxifen 121
Tannerstadien 60

testikulären Spermienextraktion (TESE)
    TPG-Gewebeverordnung 101
Trägersystem 19
Transplantation, heterotopen 38
Transplantationsgesetz 54, 101
Transposition 61
Transtheoretischen Modell, Siehe TTM
Turner-Syndrom 70

Überlebensrate 119
Überlebensraten 48
Überstimulation 23
Überstimulationssyndrom
– ovariell 121
Unfruchtbarkeit

– krebsbedingt 117
Uterustransplantationen 99

venöser Zugang, Siehe Flexüle
Verhaltensstörung aufgrund pränataler
    Schädigung durch Alkohol, Siehe VS-PAE
Vitrifikation 5, 19, 32, 51

Xenografting 66
Xenotransplantation 41
xenotransplantiertem 40

Zeitfenster 29
Zürcher Ressourcenmodell, Siehe ZRM